U0414784

国家重点研发计划项目

病媒生物基因鉴定技术

主编 郭天宇 孙立新 张永江

科学出版社
北京

内 容 简 介

本书全面介绍了基因鉴定技术原理及方法，基因鉴定技术发展简史，病媒生物基因鉴定的目的、意义及具体基因鉴定技术、方法、体系，介绍了病媒生物基因鉴定数据库系统和基因鉴定在病媒生物领域中的应用，详细阐述了鼠形动物、蚊类、蜱类、蝇类等的常见种类、危害、鉴定方法和意义，各类病媒生物基因鉴定技术及应用，并详细列出了基因鉴定数据。

本书适合从事病媒生物监测与鉴定的专业技术人员阅读，既可作为国境口岸卫生检疫人员和疾病预防控制等相关领域专业技术人员的工具书，也可作为医学院校相关专业的参考用书。

图书在版编目（CIP）数据

病媒生物基因鉴定技术 / 郭天宇, 孙立新, 张永江主编. — 北京：科学出版社, 2022.8
 ISBN 978-7-03-072751-0

Ⅰ. ①病⋯ Ⅱ. ①郭⋯ ②孙⋯ ③张⋯ Ⅲ. ①疾病—传染媒介—基因—鉴定 Ⅳ. ① R185

中国版本图书馆 CIP 数据核字（2022）第 128846 号

责任编辑：李 玫 / 责任校对：张 娟
责任印制：赵 博 / 封面设计：龙 岩

版权所有，违者必究，未经本社许可，数字图书馆不得使用

科 学 出 版 社 出版
北京东黄城根北街 16 号
邮政编码：100717
http://www.sciencep.com

北京画中画印刷有限公司 印刷
科学出版社发行 各地新华书店经销
*

2022 年 8 月第 一 版 开本：787×1092 1/16
2022 年 8 月第一次印刷 印张：16
字数：356 000

定价：158.00 元
（如有印装质量问题，我社负责调换）

主编简介

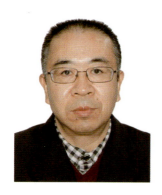

郭天宇 研究员，博士，于中国检验检疫科学研究院卫生检验与检疫研究所负责外来媒介生物学实验室工作。中华预防医学会媒介生物学分会委员、国家卫生有害生物控制标准委员会委员、全国口岸医学媒介生物应急监控技术协作专家组成员、全国卫生有害生物控制协会专家组成员。主要从事鼠类生态与防治研究，先后主持、参与国家科技部质检公益项目、NQI项目和生物安全专项多项。获军队科技进步二等奖1项、三等奖2项，北京市科学技术二等奖1项，质检总局科技兴检二等奖1项；获授权实用新型专利11项，发明专利2项；参与制定国家标准11项，行业标准10项；发表论文157篇。

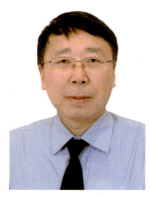

孙立新 主任技师，博士，江苏国际旅行卫生保健中心（南京海关口岸门诊部）南京海关卫生检疫中心实验室主任。江苏省医学会热带病与寄生虫分会委员、江苏省预防医学会消毒与媒介生物防制专业委员会委员、江苏省预防医学会微生物检验专业委员会委员。主要从事口岸病媒生物监测与虫媒病检测工作，主持、参加科技部重大专项、NQI项目和质检总局科研项目多项。获教育部科学技术奖一等奖1项、质检总局科技兴检二等奖3项；获授权实用新型专利10项，发明专利2项；参与制定行业标准5项；发表论文50多篇。

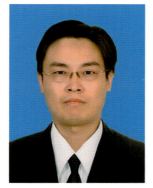

张永江 研究员，博士，中国检验检疫科学研究院植物检验与检疫研究所副主任。有害生物检测监测首席专家，享受国务院特殊津贴。全国植物检疫标准化技术委员会副秘书长、全国生物芯片标准化技术委员会委员、中国植物保护学会植物检疫学分会副主任委员、中国植物病理学会理事等。主要从事有害生物风险分析、病原生物检测监测、技术标准制定及疫情监测防控工作。主持、参加NQI等国家重点研发计划项目、质检公益性行业科研项目、质检总局项目等20余项。获国家科技进步二等奖1项，质检总局科技奖一等奖1项、二等奖4项，省部级科学技术三等奖3项；获国家发明专利30余项；参与制定国家标准24项，行业标准13项；发表论文70余篇。

编著者名单

主　编　郭天宇　孙立新　张永江

副主编　杨庆贵　张晓晨　郭惠琳

编著者　（以姓氏笔画为序）

　　　　　　王　刚　杭州国际旅行卫生保健中心（杭州海关口岸门诊部）

　　　　　　王　翔　上海理工大学

　　　　　　王　颖　烟台国际旅行卫生保健中心（烟台海关口岸门诊部）

　　　　　　孙立新　江苏国际旅行卫生保健中心（南京海关口岸门诊部）

　　　　　　苏小建　江苏国际旅行卫生保健中心（南京海关口岸门诊部）

　　　　　　杨庆贵　江苏国际旅行卫生保健中心（南京海关口岸门诊部）

　　　　　　吴瑜凡　华东理工大学

　　　　　　何　江　江苏国际旅行卫生保健中心（南京海关口岸门诊部）

　　　　　　张永江　中国检验检疫科学研究院

　　　　　　张晓晨　汕头国际旅行卫生保健中心（汕头海关口岸门诊部）

　　　　　　胡双双　江苏国际旅行卫生保健中心（南京海关口岸门诊部）

　　　　　　耿合员　江苏国际旅行卫生保健中心（南京海关口岸门诊部）

　　　　　　聂国嫒　江苏国际旅行卫生保健中心（南京海关口岸门诊部）

　　　　　　郭天宇　中国检验检疫科学研究院

　　　　　　郭惠琳　中国海关科学技术研究中心

　　　　　　陶　莉　南京中医药大学

　　　　　　滕新栋　青岛国际旅行卫生保健中心（青岛海关口岸门诊部）

序

病媒生物因其在虫媒病发生、传播和流行上的重要作用，始终是全球虫媒病防控所关注的重点。由于病媒生物种类繁多，所传播的虫媒传染病也复杂多样，对病媒生物进行准确鉴定和监测是虫媒病防控的基础和关键。长期以来，最常用的病媒生物分类方法是利用形态学上的差异来进行分类鉴定。此法具有操作相对简单、对设备要求低等特点，但也易受检测人员的经验、标本鉴定特征完整性及处于不同发育阶段等因素的限制，易造成人为错误，影响鉴定结果，而且有些物种间的形态差异很小，这些都给基于形态特征的分类方法提出了挑战。以 DNA 条形码技术为代表的物种基因鉴定技术方法能根据遗传特征的差异实现物种鉴定，具有简便易行、快速准确且不受发育状态和标本保存情况的限制等优势，弥补了形态学鉴定方法的不足，在病媒生物分类鉴定中发挥越来越重要的作用。

《病媒生物基因鉴定技术》的作者团队成员多数为口岸病媒生物监测专家组成员，此次专门对已经开展的病媒生物基因鉴定工作进行总结，在继承以往研究成果的基础上整理更新了病媒生物基因鉴定相关内容，特别是专门在书中详细列出了常见鼠形动物、蚊、蜱、蝇基因鉴定参考序列等信息，使之具有非常实用的工具价值。正如编者所述，"本书既包含了国内外病媒生物基因鉴定技术的研究进展和最新动态，也涉及了这些基因鉴定技术的一些基础知识，特别适合从事病媒生物监测与鉴定的专业技术人员阅读。本书既可作为国境口岸卫生检疫人员和疾病预防控制等相关领域专业技术人员的工具书，也可作为医学院校相关专业的参考用书。"在此，我郑重地向各位同道推荐此书，相信它一定会在我国病媒生物防控中发挥积极作用。

鲁亮

媒介实验室副主任　研究员
中国疾病预防控制中心传染病预防控制所
2022 年 4 月

前 言

病媒生物指能通过生物和（或）机械方式将寄生虫、细菌、病毒等病原体从传染源或环境传播给人类的生物，是多种传染病的传播媒介。常见的病媒生物包括节肢动物中的蚊、蝇、蠓、蜱、螨、蚤、白蛉、虱子、蚋、蠓、虻和啮齿动物的鼠类等。在《中华人民共和国国境卫生检疫法》规定的3种检疫传染病中，鼠疫和黄热病是由病媒生物传播的。我国法定的40种传染病中，鼠疫、疟疾、登革热等由病媒生物传播的疾病达13种。目前，全球病媒传播疾病占全部传染病的17%以上，每年导致70多万人死亡，仅疟疾在全球估计造成2.19亿例病例，每年导致40多万人死亡，且大多数为5岁以下儿童；至少129个国家39亿多人存在感染登革热风险，每年估计发生9600万有症状病例和4万例死亡。

随着国际交通、贸易和旅游业的迅速发展，病媒生物及其携带的病原体可借助出入境交通工具、集装箱、货物等在世界传播，使原本局限于一定地域范围内的虫媒传染病易于突破国境或自然地理界限，在全球范围内广泛传播与流行，对输入国的卫生安全造成巨大威胁。为防止具有流行病学意义的病媒生物传入、传出，促进我国对外贸易的健康持续发展，保护人们身体健康，根据世界卫生组织《国际卫生条例》《中华人民共和国国境卫生检疫法》及其实施细则的相关规定，检验检疫工作人员在开展检疫查验、卫生监督工作的过程中，必须对国境口岸截获的各种病媒生物进行种属鉴定，而成功鉴定和描述这些生物必须依赖于分类工作者丰富的专业知识和准确的鉴定能力。目前，有关种类形态学鉴别的工具书已趋完善，但在进行种属鉴定的过程中，经常会遇到近缘种生物形态相近、标志性鉴定部位缺失或不完整、非成虫阶段样品等情况，加之口岸截获的病媒生物在捕获、保藏及运输过程中均可因各种因素导致形态的不完整，是分类工作者无法准确完成鉴定工作的另一障碍。此时传统的形态学鉴定方法很难开展，迫切需要新的鉴定方法，弥补形态鉴定方法的不足。近年来发展的基因鉴定技术是一种可以快速、准确识别病媒生物的基因检测技术，基因鉴定技术拓展了病媒生物鉴定手段，现已广泛应用于病媒生物鉴定，病媒生物基因鉴定方法可以与形态特征鉴定方法相辅相成，能更好地完成病媒生物种属鉴定工作。为此，编者组织从事病媒生物监测与鉴定的科技工作者，广泛收集相关资料，编撰了《病媒生物基因鉴定技术》一书。

本书既包含了国内外病媒生物基因鉴定技术的研究进展和最新动态，也涉及了这些基因鉴定技术的一些基础知识，特别适合从事病媒生物监测与鉴定的专业技术人员阅读。本书既可作为国境口岸卫生检疫人员和疾病预防控制等相关领域专业技术人员的工具书，也可作为医学院校相关专业的参考用书。全书分为总论与各论两部分，共7章，其中总论包括绪论、病媒生物基因鉴定技术、病媒生物基因鉴定体系，各论包括鼠形动物、蚊类、蜱类、蝇类4章，分别从种类、危害、鉴定方法和意义、基因鉴定技术及应用等方面进行具体阐述，并详细列出了这些病媒生物常见种的基因鉴定数据。为方便读者查阅国内外有关文献，除书后附有参考文献外，专业术语（特别是病媒生物种类）之后均附有英文或拉丁文。

  本书是全体编者同心协力、辛勤劳动的结晶，同时各位编者分别对其所编写的内容负责。本书的编写得到中国检验检疫科学研究院、中国疾病预防控制中心、中国海关科学技术研究中心、中华人民共和国南京海关、中华人民共和国汕头海关、中华人民共和国杭州海关、中华人民共和国青岛海关、南京中医药大学、华东理工大学、上海理工大学等单位的大力支持，得到国家重点研发计划项目（项目编号：2016YFF0203202）和海关总署科研项目（项目编号：2020HK132）的资助支持，同时也得到许多国内同行专家、教授、学者及广大同仁的关心和帮助，在此一并谨致谢忱。

  本书全体编写人员在编写过程中，力求体现系统性、准确性和实用性。尽管作者花费了很大精力和大量时间对书稿内容进行反复查对修改，力求完美，但限于作者水平和资料取舍及写作风格的不同，书中若存在不足之处，希望前辈、专家和同行批评指正，以便再版时进一步充实和完善。

郭天宇 研究员

中国检验检疫科学研究院

2022年3月12日

目 录

第一篇 总 论

第一章 绪论 ······ 1
    第一节 基因鉴定技术概述 ······ 1
    第二节 病媒生物基因鉴定的目的及意义 ······ 11

第二章 病媒生物基因鉴定技术 ······ 13
    第一节 样本收集及 DNA 提取 ······ 13
    第二节 PCR 扩增及 DNA 序列获取 ······ 19
    第三节 数据分析与鉴定方法 ······ 27

第三章 病媒生物基因鉴定体系 ······ 34
    第一节 病媒生物基因鉴定序列筛选 ······ 34
    第二节 应用 CO Ⅰ 鉴定 ······ 39
    第三节 转录组测序鉴定技术 ······ 42
    第四节 病媒生物基因鉴定数据库系统 ······ 49

第二篇 各 论

第四章 鼠形动物 ······ 58
    第一节 鼠形动物种类、危害、鉴定方法和意义 ······ 58
    第二节 鼠形动物基因鉴定技术及应用 ······ 59
    第三节 常见鼠形动物及其基因鉴定数据 ······ 79

第五章 蚊类 ······ 84
    第一节 概述 ······ 84
    第二节 蚊的种类、危害、鉴定方法和意义 ······ 85
    第三节 蚊类基因鉴定技术及应用 ······ 86
    第四节 常见蚊类基因鉴定数据 ······ 96

第六章 蜱类 ······ 182
    第一节 概述 ······ 182

第二节　蜱类危害、鉴定方法和意义··183
　　第三节　蜱类基因鉴定技术及应用··191
　　第四节　常见蜱类基因鉴定···194

第七章　蝇类···212
　　第一节　蝇类种类、危害、鉴定方法和意义···212
　　第二节　蝇类基因鉴定技术及应用··216
　　第三节　常见蝇类基因鉴定数据··218

参考文献···239

第一篇 总 论

第一章 绪 论

第一节 基因鉴定技术概述

一、病媒生物鉴定方法

病媒生物是指能直接或间接传播疾病，危害、威胁人类健康的生物。广义的病媒生物包括脊椎动物和无脊椎动物，脊椎动物媒介主要是鼠形动物，属哺乳纲啮齿目动物；无脊椎动物媒介主要是昆虫纲的蚊、蝇、蟑螂、蚤、蠓等和蛛形纲的蜱、螨等。

病媒生物的种类繁多，形态多样。全世界已知的鼠有1700多种，我国有鼠200余种，其中能够对人类造成危害的约有60种。昆虫纲中的已知昆虫有100多万种，约占整个动物界的3/4，而且还在不断发现新的昆虫，其中部分种类能传播疾病，危害人畜健康。病媒生物鉴定对于了解病媒生物种群、分布、生物习性，以及制订和实施有针对性的防制措施十分重要。

病媒生物鉴定方法经历了形态学鉴定、细胞水平鉴定、生化分析鉴定、免疫学方法鉴定、基因检测鉴定等几个阶段。近年来，随着生物技术的不断发展，病媒生物鉴定方法也不断更新，基因检测鉴定方法在物种鉴定和溯源中起重要作用。

（一）形态学鉴定

形态学鉴定是指通过肉眼或借助仪器对生物外表形态如外观、体型、体色、结构等特性或者解剖特征进行鉴别。这种方法具有操作简单、方便直观、需要仪器少、文献资料多、鉴定周期短、不破坏标本等特点，只要保持昆虫标本的完整性，不同的人可进行多次重复的观察，必要时可与模式标本比对，以减少鉴定的误差。但是，形态学鉴定依赖于生物的外表形态特征，受标本和鉴定者诸多因素的影响，也存在局限性，表现为以下几点。

（1）样本外表形态特征的可塑性和遗传可变性导致生物个体差异而出现鉴定结果的不准确性。

（2）许多生物存在隐存分类单元，它们的外表形态特征区别不明显，难以通过外表形态特征区别隐存单元。

（3）许多生物属变态昆虫，不同的发育阶段具有不同的外表形态，某些发育阶段无特异的外表形态特征，故无法用于种属鉴定。

（4）成功鉴定和描述生物必须依赖于分类工作者丰富的专业知识和准确的鉴定能力，但形态学鉴定本身的局限性使得分类学者特别偏向某一领域，如昆虫、脊椎动物、线虫等，且目前从事专业分类鉴定工作的人员逐年稀少，专业工作者退休之后，他们积累的丰富经验和知识也随之流失，负责分类工作的队伍不断缩减，使得生物鉴定也面临巨大的挑战。

（5）鉴定一个物种可能涉及该物种的许多特征部位，任何一个部位的缺失或不完整都可能使得鉴定工作无法进行，因此生物在捕获、保藏或运输途中导致形态的不完整是分类工作者无法完成鉴定工作的另一障碍。因而迫切需要发展其他的鉴定方法，与形态学鉴定相辅相成，共同做好生物鉴定工作。

（二）细胞水平鉴定

细胞水平鉴定以生物体内染色体数目、形态等特征作为鉴定要点。染色体是遗传物质的载体，染色体变异会导致生物体发生遗传变异。一个物种的核型特征即染色体数目、形态是相对稳定的，可作为一种遗传标记来测定，但这类标记的数目很局限，同时操作时技术要求较高，不适宜普遍操作。

细胞水平用于种属鉴定在实验中经常联合使用两种方法：染色体分析是区分物种的最佳方法；同工酶电泳也是一种较好的诊断检测方法，且比染色体分析快。采用染色体染色技术就是使用特异性分子探针组合与某条染色单体杂交，从而识别特定的某条配对染色体并判断其种属特异性。

（三）生化分析鉴定

生化分析鉴定以生物体内的某些生化性状（血型、血清蛋白及同工酶）作为遗传标记，主要是通过对血浆和血细胞中可溶性蛋白和同工酶中氨基酸变化的检测，为生物种内遗传变异和种间亲缘关系提供有用信息。生化标记检测所用的蛋白质电泳具有经济、方便的特点，且标记本身的多态性比形态标记和细胞标记丰富，已被广泛应用于物种起源与分类研究中。但是，检测的标记（蛋白质和同工酶）不是遗传物质本身，而是基因的表达产物，受环境和发育状况的影响较大，决定了这种标记具有一定的局限性。

（1）蛋白质的主要变异体种类少。

（2）酶蛋白易于变性降解，分析所用的样本必须新鲜，因此，受分析材料采集的时间、空间限制，此类遗传标记的发展和应用也是有限的。

（四）免疫学方法鉴定

免疫学方法鉴定的原理：物种存在种属特异性抗体和抗原，不同物种抗体和抗原之间相互作用发生凝聚反应，其反应存在特异性，据此可以鉴定不同的物种。

对于组织碎屑等用形态学无法辨认的检材，免疫学方法鉴定有较好的效果。

免疫学方法鉴定的缺点是无法获得足够多种类动物的特异性抗体或抗原，特别是对于一些野生物种。另外，亲缘关系近的种属间常存在交叉反应，容易造成误判。

细胞、生化、免疫水平物种鉴定常用方法见表1-1。

表 1-1　细胞、生化、免疫水平物种鉴定常用的方法

标准	方法	参考文献
核型	染色体铺展显带	Rothfels, Siminovitch, 1958 Rooney, Czepulkowski, 1986
同工酶分析	琼脂凝胶电泳	Hay, 1992
细胞表面抗原	免疫组织化学	Hay, 1992; Burchell et al, 1983, 1987
细胞骨架	特异角蛋白抗体的免疫组织化学	Lane, 1982; Moll et al, 1982

（五）基因检测鉴定

核酸作为生物遗传信息的主要载体，生物的生理、分化、形态、习性演变等无不以之为基础，因此用基因（DNA）来进行分类学研究，更能从根本上反映物种的差异，且不受发育阶段的限制，仅需少许组织样本即可，即使样本腐烂或残缺，理论上只要能提取到足够的 DNA 即可实现分类鉴定。

二、基因鉴定技术及其原理

基因鉴定就是通过一定的方法检测出物种个体间或种群间 DNA 片段上的差异，从而达到鉴定物种的目的。基因鉴定优点较多：不受环境或其他因素影响、多态性较高、能提供完整的遗传信息等。

目前常用的基因鉴定技术如下：限制性酶切片段长度多态性、随机引物扩增多态性 DNA、扩增片段长度多态性、微卫星 DNA、DNA 序列分析、DNA 条形码。

（一）限制性酶切片段长度多态性

限制性酶切片段长度多态性（restriction fragment length polymorphism，RFLP）技术于 1980 年由人类遗传学家 Bostein 提出。它是第一代 DNA 分子标记技术。Donis-Keller 利用此技术于 1987 年构建成第一张人的遗传图谱。DNA 分子水平上的多态性检测技术是进行基因组研究的基础。RFLP 已被广泛用于基因组遗传图谱构建、基因定位，以及生物进化和分类的研究。RFLP 的原理：不同品种（个体）基因组的限制性内切酶的酶切位点碱基发生突变，或酶切位点之间发生了碱基的插入、缺失，导致酶切片段大小发生了变化，这种变化可以通过特定探针杂交进行检测，从而可比较不同品种（个体）的 DNA 水平的差异（即多态性），多个探针的比较可以确立生物的进化和分类关系。所用的探针为来源于同种或不同种基因组 DNA 的克隆，位于染色体的不同位点，从而可以作为一种分子标记，构建分子图谱。

当某个性状（基因）与某个（些）分子标记协同分离时，表明这个性状（基因）与分子标记连锁。分子标记与性状之间交换值的大小即表示目标基因与分子标记之间的距离，从而可将基因定位于分子图谱上。分子标记克隆在质粒上，可以繁殖及保存。不同限制性内切酶切割基因组 DNA 后，所切的片段类型不一样，因此，可将限制性内切酶与分子标记

组成不同组合进行研究。常用的限制性内切酶一般是 *Hind* Ⅲ、*BamH* Ⅰ、*EcoR* Ⅰ、*EcoR* Ⅴ、*Xba* Ⅰ，而分子标记则有几个甚至上千个。分子标记越多，则所构建的图谱就越饱和。构建饱和图谱是 RFLP 研究的主要目标之一。

不同种生物之间的基因存在差异，同一种生物群体内个体之间也存在差异。生物群体中个体间差异的产生，一方面是由于营养、气候和疾病等，另一方面主要是由于遗传因素。若单纯以表型分类不能区分同一种生物的单个性状、单个基因，甚至单个碱基之间的差异，借助 RFLP 技术就可以对这种差异进行研究。

1. RFLP 技术的优点

（1）RFLP 揭示的是 DNA 水平自然变异，其标记数目几乎是无限的。

（2）大部分标记为共显性：表现 RFLP 的位点一般是单一序列，每个位点通常有两个等位基因（共显性）。遵循孟德尔遗传，因而 RFLP 标记图也可用传统的基因标图方法来构建。

（3）生育期任何时间都可预测，不受环境影响：DNA 分子水平标记没有发育阶段或器官的特异性，不受环境条件及基因相互作用的影响。

2. RFLP 对技术要求较高，在操作时必须注意以下事项

（1）作为检测对象的 DNA 分子必须保持大分子，在抽提 DNA 的过程中避免人为地将 DNA 分子机械性切割成小片段的 DNA，否则最终显示的 RFLP 图谱可能是一种假象。

（2）在用限制性内切酶消化大分子 DNA 时，要使 DNA 被完全消化，否则所得的结果也不可靠。

（二）随机引物扩增多态性 DNA

随机引物扩增多态性 DNA（random amplified polymorphism DNA，RAPD）标记是由美国的 Williams 和 Welsh 等于 1990 年利用聚合酶链式反应（PCR）技术发展起来的一种 DNA 多态性标记。它利用随机引物对目的基因组 DNA 进行 PCR 扩增，产物经电泳分离后显色，分析扩增产物 DNA 片段的多态性，RAPD 可以反映目的基因组相应片段由于碱基缺失、插入、突变和重排等所引发的 DNA 多态性。

由于随机引物在较低的复性温度下能与基因组 DNA 非特异性地结合，当相邻两个引物间的 DNA 小于 2000bp 时，就能够得到扩增产物。与 RFLP 相比，RAPD 具有很多优点。

（1）不需要了解研究对象基因组的任何序列，只需很少纯度不高的模板，就可以检测出大量的信息。

（2）无须专门设计 RAW 反应引物，随机设计长度为 8～10 个碱基的核苷酸序列就可应用。

（3）操作简便，不涉及分子杂交、放射自显影等技术。

（4）只需要很少的 DNA 样本。

（5）不受环境、发育、数量性状遗传等的影响，能够客观地提示供试材料之间 DNA 的差异。可以检测出 RFLP 标记不能检测的重复顺序区。

当然，RAPD 技术有一定的局限性，它呈显性遗传标记（极少数共显性），不能有效区分杂合子和纯合子；易受反应条件的影响，某些情况下，重复性较差，可靠性较低，对

反应的微小变化十分敏感，如聚合酶的来源、DNA 不同提取方法、Mg^{2+} 浓度等，都需要严格控制。

（三）扩增片段长度多态性

扩增片段长度多态性（amplified fragment length polymorphism，AFLP）是 1993 年荷兰科学家 Zabeau 和 Vos 发展起来的一种检测 DNA 多态性的新方法。AFLP 是 RFLP 与 PCR 相结合的产物，其原理是先利用限制性内切酶水解基因组 DNA 产生不同大小的 DNA 片段，再使双链人工接头的酶切片段相连接，作为扩增反应的模板 DNA，然后以人工接头的互补链为引物进行预扩增，最后在接头互补链的基础上添加 1~3 个选择性核苷酸作引物对模板 DNA 基因再进行选择性扩增，通过聚丙烯酰胺凝胶电泳分离检测获得的 DNA 扩增片段，根据扩增片段长度的不同检测出多态性。

引物由三部分组成：与人工接头互补的核心碱基序列、限制性内切酶识别序列、引物 3′端的选择碱基序列（1~10bp）。接头与接头相邻的酶切片段的几个碱基序列为结合位点。

该技术的独特之处在于所用的专用引物在不知道 DNA 信息的前提下就可对酶切片段进行 PCR 扩增。为使酶切浓度大小分布均匀，一般采用两个限制性内切酶，一个酶为多切点，另一个酶切点数较少，因而 AFLP 分析产生的主要是由两个酶共同酶切的片段。AFLP 结合了 RFLP 和 RAPD 两种技术的优点，具有分辨率高、稳定性好、效率高的优点。但它的技术费用较高，对 DNA 的纯度和内切酶的质量要求也很高。

尽管 AFLP 技术诞生时间较短，但其可称为分子标记技术的又一次重大突破，被认为是一种十分理想、有效的分子标记技术。

（四）微卫星 DNA

微卫星 DNA（microsatellite DNA）是 1981 年 Marshfield 医学研究基金会的 James 和俄勒冈健康科学大学的 Wis 等首次分离出来的一种比小卫星 DNA 具有更短重复单元的卫星 DNA，被称为微卫星 DNA，又被称为短串联重复（short tandem repeat，STR）或简单重复序列（simple sequence repeat，SSR），每单元长度为 1~6bp。根据重复单元的构成与分布，微卫星 DNA 序列被分为 3 种类型：单一型、复合型和间断型。

微卫星 DNA 符合孟德尔遗传模式，共显性表达，广泛分布于真核生物的基因组中，包括编码区和非编码区。研究表明，可能是 DNA 复制过程中的"链滑"现象造成微卫星 DNA 多态性信息容量较高。微卫星 DNA 以其种类多、分布广、突变率低、高度多态性、高信息含量、高杂合度和检测方便快捷的特点广泛应用于基因作图、个体识别、群体遗传学和种属鉴定等，是目前遗传分析中最常用的分子标记。Widdig 等利用 15 个微卫星位点明确了 91 只雌性恒河猴的亲缘关系；Silk 等将来自人类的 14 个微卫星位点在狒狒中扩增，并据此成功判定了 286 只子代的父系亲属。

（五）DNA 序列分析

DNA 序列分析就是应用测序技术获得 DNA 序列，对其进行生物信息学分析，鉴定物种是将获得的 DNA 序列与基因数据库中基因序列进行比对，根据其与已知物种的基因序列相似度和同源性比较，进行物种鉴定。也可以将获得的 DNA 序列与基因数据库中的序列进行比对，对物种进行系统发育分析。

目前通过核酸序列分析进行物种鉴定主要是基于线粒体DNA（mitochondrial DNA，mtDNA）。mtDNA是母系遗传，高拷贝，进化速度快，以碱基替换为主（转换、颠换），插入、缺失及重排较少，群体内变异大，无组织特异性。利用PCR技术和DNA测序法分析mtDNA多态区域是目前物种鉴定最为有效的方法，其中细胞色素b基因（Cytb）和D-环高变区（D-loop HVⅠ）是目前常用的标记。这种鉴定方法需要一个包含尽可能多的动植物物种数据的mtDNA基因文库来进行比对，以达到鉴定目的。对于一些质量较差的样本，如陈旧和严重降解样本、骨碎片和毛干等，不易获得满足检测所需的核DNA，由于mtDNA在每个细胞中具有高拷贝数的特性，mtDNA几乎成为物种鉴定的唯一模板来源。因此，利用mtDNA对各种样本进行物种鉴定是目前物种鉴定研究与应用的方向。

近年来，mtDNA序列分析已越来越多地用于动物种类的鉴别。2002年，杨光等用mtDNA D-loop和Cytb基因序列鉴定了一头小布氏鲸标本；2003年，刘超等利用复合扩增mtDNA D-loop HVⅠ和Cytb片段进行测序分析，同步进行物种鉴定和个体识别；2004年，杨小军等成功利用mtDNA、Cytb和12S rRNA基因对无法进行形态特征鉴别的、来源于海关查获的动物样本进行了物种鉴定；2004年，白丽萍等用1对Cytb通用引物PCR扩增了人和19种动物共171例样本，经过测序、比对，证明了人与不同种动物的Cytb基因序列存在差异，达到物种鉴定的目的。2006年，刘辉利用mtDNA、Cytb和12S rRNA成功鉴定了猴骨样本；2006年，王闯利用包括人在内的17种动物样本，讨论了复合扩增mtDNA D-loop HVⅠ、HVⅡ和Cytb片段可以进行物种鉴定；2006年，田力建立了一个可以明确区分人与其他常见动物样本的mtDNA荧光标记复合扩增检测体系；2006年，柳燕等通过对生物检材种属来源的探讨，证明了mtDNA对痕量、降解的物证检材鉴定有更高的灵敏度，同时证明Cytb可以鉴定检材的确切种属来源，这在打击珍稀濒危野生动物盗猎、非法贸易的物种鉴定等方面具有应用意义。2007年，马牧用Cytb作为分子标记，从分子生物学的角度对未知的鲸类骨骼样品进行了物种鉴定。这都说明了线粒体基因的序列分析在物种鉴定运用中的科学有效性。

（六）DNA条形码

DNA条形码（DNA barcoding）是指生物体内能够代表该物种的、标准的、有足够变异的、易扩增且相对较短的DNA片段。2003年加拿大圭尔夫大学教授Hebert等首次提出了DNA条形码的概念：利用有足够变异且容易扩增的相对较短的标准DNA片段，在种内的特异性与种间的多样性中建立的一种新的生物身份识别系统，从而实现了对物种的快速、准确识别和鉴定，可用于鉴定物种及研究物种间亲缘关系。

目前，DNA条形码主要以动物mtDNA细胞色素c氧化酶亚基Ⅰ（cytochrome C oxidase subunitⅠ，COⅠ）作为分子标记进行物种鉴定。Hebert等对动物界（除刺胞动物门）11个门13 320个物种的COⅠ基因进行分析，并建立了相应物种的数据库，为DNA条形码技术的发展奠定了基础。选择它作为条形码的基因主要是因为它不仅具有mtDNA的性质（母系遗传、高拷贝、进化速度快等），同时具备以下自身特性。

（1）动物生命大部分阶段都有CO Ⅰ基因。

（2）CO Ⅰ基因拥有蛋白质编码基因所共有的特征，即密码子第三位碱基不受自然选择压力的影响，可以自由变异。

（3）在能够保证足够变异的同时又很容易被通用引物扩增。

（4）目前研究表明，CO Ⅰ基因序列本身很少存在插入和缺失，即使有也分布于3′端，对结果影响不大。

现有研究表明，CO Ⅰ基因是鱼类（Savolainen et al, 2005；Ward et al, 2005）、昆虫（Smith et al, 2005；Ahrens et al, 2007；Elias et al, 2007；张媛等，2011）和鸟类（Hebert et al, 2004；Tavares, Baker, 2008）等动物分类与鉴别的理想DNA条形码。对于植物而言，线粒体基因进化速率较慢，不宜用作条形码，主要应用叶绿体基因和核糖体DNA的内转录间隔区（ITS）等开展DNA条形码研究（Kress et al, 2005；Sass et al, 2007；Hollingsworth et al, 2009）。

DNA条形码技术操作简单，主要步骤包括提取DNA、通用引物PCR扩增目的片段、产物纯化、测序及序列分析，将所有序列两两比较并计算差异值，根据差异值确定物种间的关系。DNA条形码技术能够充分利用分子生物学和因特网技术，完成物种区别、鉴定及一些传统形态学鉴定手段无法完成的工作，如卵和幼体的鉴定、部分组织的鉴定、动植物寄生物的鉴定，还能很快鉴定新种，并有可能解决形态学手段难以攻克的隐存种问题，重建物种和高级阶元的演化关系或者根据动物肠道包含物或排泄物分析来解决食物链问题，其将对保护生物学的发展起重要作用。目前广泛应用于鼠类、蚊虫、蝇类、蜱的物种鉴别中。

（七）转录组测序

随着测序技术应用的普及，以转录组测序为代表的基因研究逐渐成为病媒生物的重要研究手段之一（Wheat et al, 2011）。目前常规意义上的转录组测序是指基于Illumina等短读长平台对样本mRNA的序列获取，结果分析包含不同基因mRNA的数量、类型与表达量等信息。基于转录组数据库的比较能够解析目标物种在包括不同发育阶段、生理反应、胁迫应答等条件差异下参与的基因及其可能的作用机制。基于不同时空与发育胁迫下的病媒生物比较转录组分析在病媒生物吸血分子研究、消化代谢与免疫及抗药性机制等方面的研究取得了大量进展，为深入理解其生理生态基因表达调控机制提供了证据支持（Liu et al, 2018；Sun et al, 2017；Yan et al, 2018；Zhou et al, 2018）。近年来，将深度RNA测序的转录组学技术用于鉴定按蚊属的亲缘复合体屡有报道。来自美国波士顿学院的研究团队就报道了将此技术用于冈比亚按蚊亲缘复合体的精准鉴定的研究（Jenkins et al, 2015）。

三、基因鉴定技术发展

随着生命遗传物质的破解，越来越多的分类学家开始关注物种遗传物质间的差异，并以此探讨物种的亲缘关系。DNA为生命的遗传物质，动物的生理、形态、习性、分化演变等均以DNA为基础，而基于DNA的研究能够更加准确地鉴定物种。因此，用DNA来进行分类学研究，可从根本上反映物种的分类和进化关系。动物的遗传物质包括细胞核基因组和线粒体基因组两部分。现以鼠类为例，对其在分类学研究中线粒体基因组和核基因组的相关靶标基因进行归纳，并对靶标基因在鼠类分类中的应用与进展进行综述。

（一）线粒体基因组相关靶标基因

20世纪60年代，Margit M.K. Nass 和 Sylvan Nass 首次利用电子显微镜直接观察到线粒体内细丝状的DNA。线粒体DNA（mtDNA）是真核细胞中分子量较小而又较易纯化的复制单位。1981年，Anderson等首次完成人类线粒体全基因测序，其全长16 569bp。脊椎动物线粒体基因组由编码区和非编码区（调控区D-loop区和L-链复制起始区）组成。编码区内含有37个基因，其中包括2个rRNA基因（16S rDNA和12S rDNA）、22个tRNA基因和13个蛋白质编码基因。13个蛋白质编码基因由1个细胞色素b（Cytb）基因、3个细胞色素c氧化酶亚基（cytochrome c oxidase subunit Ⅰ、Ⅱ、Ⅲ，CO Ⅰ、CO Ⅱ、CO Ⅲ）基因、2个ATP酶复合体亚基（ATPase6 和 ATPase8）基因及7个NADH脱氢酶亚基（ND1～ND6和ND4L）基因组成。

1. 线粒体蛋白编码基因　Zardoya 和 Meyer 对19种亲缘关系明确的脊椎动物线粒体基因中的13个蛋白质编码基因进行分析，发现ND2、ND4、ND5、Cytb 和 CO Ⅰ 进化较快，有良好的系统发育信息，可较好地反映物种的进化历史；CO Ⅱ、CO Ⅲ、ND1 和 ND6 进化较慢，有一定的系统发育信息；而ATPase6、ATPase8、ND4L 和 ND3 进化最慢，无法很好地提供系统发育信息。线粒体蛋白质编码基因进化较快，是解决科、属和种等较低分类阶元的有力标记，其中对 Cytb 和 CO Ⅰ 的研究最为广泛。Cytb 基因是线粒体13个蛋白质编码基因中研究最透彻的基因，位于mtDNA的H链，编码以铁卟啉为辅基的色蛋白。鼠类Cytb 基因全长约1143 bp，进化速率适中，在物种的分类鉴定中准确性较高。Elrod 等测定了美国阿肯色州阿萨克山脉的囊鼠肝细胞 mtDNA Cytb 基因序列，并由此序列结合头颅形态学分析确定了该种群的进化地位。Hoofer 等报道，Cytb 基因的一段有效序列对于姬鼠属（*Apodemus*）的遗传多样性、分类学研究十分有效，并通过此方法鉴定了乌克兰分布的4种姬鼠属物种；Nicolas 等利用 Cytb 基因研究西非柔毛鼠属（*Praomys*）2个姊妹种的塞内加尔柔毛鼠（*P. tullbergi*）和猪吻柔毛鼠（*P. rostratus*）的物种发生。根据 Cytb 基因全序列在鼠种间的多态性，建立江苏口岸常见鼠类 Cytb 基因的基因数据库和进化树，探讨基于 Cytb 基因的分子鉴定方法，为口岸常见鼠类的分子鉴定奠定了基础。

CO Ⅰ 基因是线粒体编码的3种细胞色素氧化酶亚基之一，其分子量最大、功能结构域保守，其序列不仅可以区分分化时间较远的种类，而且存在足够的变异，可区分亲缘关系很近的种类并应用于不同分类阶元层次上的分子系统学研究。Hebert 等对不同类群动物的 mtDNA CO Ⅰ 的碱基序列和氨基酸序列进行分析后，认为该序列可作为动物物种鉴定的核心序列，提出利用该序列作为物种的 DNA 条形码进行生物学鉴定，其应用包括鉴定脊索动物门（Chordata）中的各种鼠类。Robins 等通过对博物馆标本等的测序比较，评估了基于 mtDNA CO Ⅰ 的条形码技术在鼠类鉴定中的准确性，其鉴定结果具有较高的一致性，并在此基础上尝试使用约200bp的 CO Ⅰ 对考古标本进行鉴定，亦获得一定的准确性。马英等将 DNA 条形码技术应用于青海省小型兽类及其寄生蚤的鉴定，方便快速地鉴定出青海省柴达木盆地中的鼠科（Muridae）、仓鼠科（Cricetidae）、跳鼠科（Dipodidae）和鼠兔科（Ochotonidae）等鼠类。

2. 线粒体非蛋白质编码基因　线粒体非蛋白质编码基因包括 rRNA 基因、tRNA 基因和复制控制区（D-loop 区和 L- 链复制起始区）。其中的 tRNA 基因大部分分散在 rRNA 基因和蛋白质编码基因周围，其片段较短，很少应用于分类学研究。16S rDNA 和 12S rDNA 参与合成线粒体自身的核糖体，分别约占整个 mtDNA 的 1/10 和 1/16。相对于线粒体的蛋白质编码基因，16S rDNA 非常保守，可以解决高阶元的分类地位，但很少单独运用于鼠类分类学研究；12S rDNA 通常用来解决中间阶元的分类地位。Nedbal 等通过 12S rDNA 探讨非洲豪猪（Old World phiomorph）和南美豪猪（New World caviomorph）鼠类的系统发生关系。D-loop 区位于 H 链，不编码蛋白质，其在线粒体基因组中进化速度最快，碱基替换率比其他区域高 5～10 倍。目前动物线粒体 DNA 控制区基因是动物种群遗传学、分子生态学和系统地理学研究中非常有效和灵敏的遗传标记之一。杨路存比较了 4 种鼢鼠（Myosplax）的 D-loop 遗传多态性，并以此探讨了几种鼢鼠的遗传关系和起源。

（二）核基因组相关靶标基因

目前人们已在小鼠基因组中发现 8500 多个基因，已定位 6400 多个，其中以非特异性蛋白相关基因最多（1006 个），酶类基因次之（832 个）。这些基因在不同鼠类中常为同源基因，是鼠类分类学研究中良好的靶标基因，其中以光间受体视黄类物质结合蛋白（IRBP）基因的研究最为广泛。IRBP 是一种只在脊椎动物视网膜的光间受体基质中发现，由光受体细胞合成并分泌的较大的单亚基糖酯类蛋白。IRBP 基因是一个无重复序列的单拷贝编码基因，是目前所知的最大外显子之一，许多系统发育的研究中均将其作为解决较高阶元系统发育问题的分子标记，其已成为啮齿动物系统发育研究中一个重要的核基因分子标记。IRBP 基因应用于低分类阶元较少，Fan 等将其应用于林跳鼠科（Zapodidae）亚种间的系统发育分析。虽然鼠类核基因组的同源性基因数量众多，但目前应用于分类学研究的较少。较常见的有免疫系统和内分泌系统的相关基因等。甲状腺素运载蛋白内含子 1（TTR）为内分泌系统相关基因，Walton 等将其运用于探讨非洲地区来自滨鼠科（Bathyergidae）、岩鼠科（Petromuridae）、蔗鼠科（Thryonomyidae）和豪猪科（Hystricidae）4 科 12 种豪猪（Old World hystricognath rodents）的系统进化关系。人类重组激活基因 1（RAG1）也是免疫系统的相关基因，是一个单拷贝基因，长约 3120bp。Frippiat 等运用其外显子基因分析脊椎动物的系统发生学。Murphy 等运用其中更短的保守序列分析哺乳动物更深层次的系统发育问题。Toll 样受体 4（Tlr4）和 Toll 样受体 7（Tlr7）编码基因是免疫系统的相关基因，Fornůsková 等发现鼠亚科 23 种鼠的 Tlr4 和 Tlr7 基因分别有 92% 和 100% 的位点进化遵循正向达尔文选择，可清楚地区分 Rattini 和 Murini 两个分化支。

（三）多个靶标基因的联合应用

随着测序技术的飞速发展，现在很容易获得单个基因乃至全基因组序列，GenBank 中的基因序列数据与日俱增，将多个靶标基因序列联合应用于鼠类分类学的研究日益增多。在线粒体基因组内的联合分析中，Riddle 利用 mtDNA 的 CO Ⅲ 和 Cytb 基因研究小囊鼠属

（*Perognathus*）、刚毛囊鼠属（*Chaetodipus*）及食蝗鼠中蝗鼠属（*Onychomys*）的系统发育关系。Robins 等综合评价了基于 mtDNA Cytb、mtDNA CO Ⅰ 和 D-loop 的系统发育分析在家鼠属（*Rattus*）鉴定中的可靠性，系统探讨 mtDNA 在鼠类分类鉴定中的应用，提示基于 DNA 的分子鉴定在分辨隐含种等方面具有更高的准确性。Andersen 和 Light 将 mtDNA CO Ⅲ、Cytb 和 ND2 基因序列的系统进化信息与分子系统地理学研究结果相结合，重新修正了硬毛小囊鼠的 4 个亚种。在核基因组内的联合分析中，Steppan 等通过联合 c-myc 和 Rag1 2 个核基因约 4500bp 的序列信息来探讨啮齿目松鼠科分类学研究，并推测其与鼯鼠科（Petauristidae）的进化关系。Blanga-Kanfi 等将 α2B 肾上腺素能受体（alpha 2B adrenergic receptor，ADRA2B）、大麻素受体 1（cannabinoid receptor1，CB1）、生长激素受体（growth hormone receptor，GHR）、重组激活基因 2（recombination activating gene 2，Rag2）、血管假性血友病相关基因（von Willebrand factor，vWF）和 IRBP 6 个核基因联合建立一个较大的蛋白质编码基因数据集，对目前啮齿目分类中的所有亚目和超家族进行分类学研究，其分类结果得到了进化关系的支持。当然，基因序列的联合分析不仅限于线粒体基因组内或核基因组内的靶标基因，常常还会将 2 种进化模式不同的基因组序列信息相结合。Montgelard 等综合 2 个线粒体基因（Cytb 和 12S rRNA）、2 个核外显子基因（IRBP 和 vWF）和 4 个内含子基因（stem cell factor-MGF、protein kinase C-PRKC、β-spectrin non erythrocytic 1-SPTBN 和 thyrothropin-THY）共 8 个靶标基因约 7600bp 的片段，对啮齿目超家族的系统发育分析呈现出较高分类阶元的 2 个分支。Mercer 和 Roth 通过比较包含 2 个 mtDNA 基因（12S rDNA 和 16S rDNA）和 1 个核基因（IRBP）的 2275bp 基因序列信息，分析松鼠科中各个属的进化关系，其结论优于先前的研究结果。Michaux 等利用 2 个核基因位点 LCAT 和 vWF 对鼠科（Muridae）的 14 个亚科及跳鼠科亚科的系统关系和演化关系进行研究，结果显示鼠科的 14 个亚科分化成 5 个明显的谱系，进一步分析支持 5 个明显的谱系均起源于亚洲。Percequillo 等利用 *Cytb* 基因和 *IRBP* 基因对巴西大西洋森林中的啮齿动物进行研究，发现了啮齿目仓鼠科棉鼠亚科（Sigmodontinae）稻鼠族（Oryzomyini）下的一个新属和一些新物种。Rowe 等综合线粒体 D-loop 基因和 9 个核基因分析澳大利亚和新几内亚家鼠属的系统发育关系。Neumann 等通过线粒体基因组的 Cytb、12S rRNA 基因和核基因组 vWF 基因探讨仓鼠亚科的系统发育关系，并进一步推断其分布区系和历史演化。Lecompte 等通过对 mtDNA Cytb 和 2 个核基因（IRBP 和 GHR）的联合分析探讨非洲鼠亚科的系统发育关系。Pagès 等通过一种生物信息学方法，依靠 mtDNA 的 *CO Ⅱ*、*Cytb* 和 *IRBP* 核基因本身的序列信息来界定 Rattini tribe 的物种界限，为鼠类分子鉴定的可靠性提供了有力依据。

物种的分类学研究已从宏观的形态分类进入微观的分子分类时代，并发展出一系列的分子鉴定方法。测序技术不断成熟，各种靶标基因脱颖而出逐渐取代 RFLP、RAPD 等技术成为研究物种起源与进化等问题的有力工具。选择合适的靶标基因对于鼠类的分类学研究至关重要。核基因组承受的选择压力较强，其进化速率往往较线粒体基因慢，因此，在鼠类核基因组中选择的靶标基因常应用于较高分类阶元的分类学研究。线粒体基因组是独立于核基因组之外的遗传基因,其进化速度更快,更适合低分类阶元的研究,分析其碱基的改变可得出种群的进化史。其基于分子钟理论,便于推断物种进化。mtDNA 遵循母系遗传,因此,在有性繁殖过程中并不通过重组产生混杂的遗传信息,简化了核酸分析结果对物种分类地位的解释,并且 mtDNA 具有基因排列紧密、无组织特异性及高拷贝性等遗传特征。该自身优势使线粒体基因组在鼠类分类学研究中有不可替代的地位。由于不同基因在进化中所承受的选择压力不同,其进化速度也有所不同。大多数研究者仅选择部分基因片段对鼠类进行分类学研究。如果基因序列较短,用不同方法构建进化树时会出现分歧,并且不同基因片段之间的比较也会出现不一致。因此,单个靶标基因的系统发育信号较为片面,可能导致物种的分类学研究偏离实际。物种是生物分类学的基本单位,是互交繁殖的相同生物形成的自然群体,与其他相似群体在生殖上相互隔离,因此,物种的基因组是相对独立而封闭的,但物种杂交和基因渗透现象在脊椎动物中不断被发现。伴随人类活动在世界范围广泛分布的家鼠复合组(*Rattus rattus* species group)成员间已证实存在杂交和基因渗透。物种间发生过杂交或基因渗透的靶标基因常导致分类学研究出现误判。线粒体遗传系统与细胞核遗传系统间亦存在遗传物质交流,该过程通过 RNA 介导。RNA 分子经过类似反转录病毒的侵染方式而整合到核基因组。细胞核基因组中,与线粒体基因组相似的核插入序列以假基因形式存在。假基因在不同物种中的丰富度不尽相同,但同样可用通用引物扩增,有时甚至比 mtDNA 更易与通用引物结合。假基因与其对应的 mtDNA 有较高的同源性,但进化模式不同,进化程度也不同,易干扰线粒体基因组靶标基因的系统发育分析。虽然可通过一些方法鉴别假基因,但采用多个靶标基因的进化分析相对于单基因而言可更好地减少误差,更接近物种真实的进化顺序。靶标基因仅是物种基因组的一小部分,无法完全取代一个物种,对于靶标基因的选择,目前仍没有充分的理论依据。基于 DNA 的分子鉴定可分辨物种,无法描述或提供序列以外的任何信息;基于 DNA 序列信息虽可模拟重建物种的进化关系,但仍需要传统形态学和考古学等研究进行论证。基因数据信息如同一柄双刃剑,其为科学研究提供了有力工具,使基于形态研究为主的传统分类学研究深入到精细的分子水平;同时又易使分类学研究误入歧途。因此,在应用靶标基因研究鼠的分类与鉴定时,要同时分析不连锁的多个靶标基因,且紧密结合鼠类的形态学、考古学、行为学、生态学与地理学等方面的资料综合分析。

第二节 病媒生物基因鉴定的目的及意义

应用基因鉴定技术对病媒生物进行鉴定的方法拓展了病媒生物鉴定手段,其是一种可以快速、准确识别病媒生物的基因检测技术,现已广泛应用于病媒生物鉴定。

病媒生物基因鉴定可以弥补形态学鉴定存在的缺陷,如样本外表形态特征的可塑性和遗传可变性导致生物个体差异而出现鉴定结果的不准确性;难以通过外表形态特征区别隐存单元;许多生物属变态昆虫,不同的发育阶段具有不同的外表形态,某些发育阶段无特异的外表形态特征,故无法用于种属鉴定;成功鉴定和描述生物必须依赖于分类工作者丰富的专业知识和准确的鉴定能力，但形态学鉴定本身的局限性使得分类学者特别偏向于某一领域，如昆虫、脊椎动物、线虫等，且目前从事专业分类鉴定工作的人员逐年稀少，专业工作者退休之后，他们积累的丰富经验和知识也随之流失，分类工作队伍不断缩减，使得生物鉴定也面临巨大的挑战；鉴定一个物种可能涉及该物种的许多特征部位，任何一个部位的缺失或不完整都可能使得鉴定工作无法进行，因此生物在捕获、保存或运输途中导致形态的不完整是分类工作者无法完成鉴定工作的另一障碍。

综上，发展病媒生物基因鉴定方法，与形态特征相辅相成，可以更好地做好病媒生物鉴定工作。

第二章 病媒生物基因鉴定技术

第一节 样本收集及 DNA 提取

病媒生物的基因鉴定研究成功与否很大程度上取决于样本的采集和 DNA 的提取，在实际鉴定工作中应对所有样本编以详细明确的标识。此外，提取样本时应注意保护 DNA，导致 DNA 降解的因素有核酸酶、化学试剂、pH、机械振动、过热和强光等。

一、样本采集、运输和保存

本章重点介绍鼠、蚊、蝇、蜚蠊、蜱、螨、蠓和蚤八大媒介生物的样本采集、运输和保存，其中鼠类属于哺乳动物纲，蚊、蝇、蜚蠊、蚤和蠓类属于节肢动物门昆虫纲，蜱类和螨属于节肢动物门蛛形纲，哺乳动物纲的样本采集与昆虫纲、蛛形纲的不尽相同，下面将分开表述。

（一）样本的采集

1. 鼠形动物样品采集　对于新鲜鼠形动物标本，取肝脏提取 DNA 效果最优；对于风干标本，取鼠皮张样品可以提取到高质量的 DNA；对于腐败标本，取鼠尾骨提取 DNA 效果最好。

取黄豆粒大小的鼠形动物肝脏组织，加缓冲液研磨，再加入蛋白酶 K，56℃水浴消化过夜，离心取上清液作为待提取样本备用。对由于高度腐烂或干瘪变形导致肝脏组织难以分离的鼠形动物，也可取其他部位的肌肉组织或鼠尾骨、鼠皮再进行后续研磨消化。

2. 蚊、蝇、蜚蠊的样品采集　对于蚊、蝇、蜚蠊这类样本，可选取单根虫足或虫体一侧多根虫足进行研磨，加入缓冲液进行研磨后再加入蛋白酶 K，56℃水浴消化 3h，作为待提取样本备用。

3. 蜱、螨、蠓、蚤的样品采集　对于蜱、蠓、蚤这类体型很小的媒介生物，应在光学显微镜下挑出单只虫体加入缓冲液进行研磨，再加入蛋白酶 K，56℃水浴消化 3 h，作为待提取样本备用；对于螨类这种体型更小的生物，也可将同一生境下的多只虫体进行混合研磨，以保证后续扩增测序效果。

（二）样品的运输和保存

应将样本置于生物安全运送箱中，在低温冷藏条件下运送样本。待提取样本可于

4℃条件下短期（24h 之内）保存，若超过 24h，应将样本置于 -20℃或更低的温度下保存。

二、DNA 提取

DNA 的提取在病媒生物的基因鉴定中非常关键，DNA 的有效提取要求样本中的 DNA 尽可能少降解，但在实际鉴定工作中采集的样本由于风干、腐烂或发霉等原因会不可避免造成 DNA 不同程度的降解，所以高效提取 DNA 至关重要。

DNA 的提取一般包括破碎细胞释放核酸、DNA 的分离和纯化、DNA 的浓缩、沉淀与洗涤等基本步骤，采用不同的提取方法，操作步骤略有不同，两种常用方法为 Chelex 100 法、离心吸附柱法，若采用其他提取方法，也应严格按照各类提取试剂说明进行操作。

（一）Chelex 100 法

1. 将病媒生物组织样本加入蛋白酶 K，56℃水浴消化后，将样本悬浊液涡旋混匀放入沸水中 8min，再次混匀后高速离心 3min。

2. 取上清液用氯仿：异戊醇（24：1）混合液抽提 2～3 次，加入 2 倍体积的无水乙醇使 DNA 沉淀，用 70% 乙醇洗涤晾干后加入 50μl TE 缓冲液溶解 DNA。

（二）离心吸附柱法

1. 将媒介生物组织样本加入蛋白酶 K，56℃水浴消化后，将样本悬浊液涡旋混匀 15s，加入 200μl 的缓冲液 AL 于样本中，再涡旋混匀 15s，加入 200μl 的无水乙醇，再次涡旋混匀。

2. 将混匀液加到套有 2ml 收集管的离心吸附柱内，转速不少于 8000 转/分，离心 1min，丢弃滤液和收集管。

3. 将离心吸附柱放入一个新的 2ml 的收集管内，加入 500μl 清洗液 AW1，转速不少于 8000 转/分，离心 1min，丢弃滤液和收集管。

4. 将离心吸附柱放入一个新的 2ml 的收集管内，加入 500μl 清洗液 AW2，转速不少于 13 300 转/分，离心 3min，丢弃滤液和收集管。

5. 将离心吸附柱放入一个新的 2ml 的收集管内，转速不少于 13 300 转/分，离心 1min，丢弃滤液和收集管。

6. 将离心吸附柱移入一个新的 1.5ml 的 EP 管中，加入 200μl 的洗脱液 AE，室温孵育 1min，转速不少于 8000 转/分，离心 1min。

7. 收集 EP 管中的样本 DNA。

（三）磁珠法

以下步骤为磁珠法提取核酸的手工操作，也可使用全自动磁珠法核酸提取仪代替手工操作。

1. 将媒介生物组织样本加入蛋白酶 K，56℃水浴消化后，将样本悬浊液涡旋混匀 15s，取样本悬浊液加到 1.5ml EP 管中，加入裂解液，混合均匀。

2. 在 EP 管中加入振荡混匀的磁珠结合液，颠倒混匀，等待 5min。将 EP 管置于磁力架上进行磁分离，弃废液（吸净管盖及管底残液）。

3. 加入洗涤液Ⅰ，点振数次（若有团状或丝状物可增加点振次数及力度），然后磁分离，吸净管盖及管底的残液。

4. 加入洗涤液Ⅱ，点振数次（若有团状或丝状物可增加点振次数及力度），然后磁分离，吸净管盖及管底的残液。

5. 重复步骤4. 一次；室温下开盖干燥。

6. 加入洗脱液，并置于磁力架上进行磁分离，小心吸取上清液至新的EP管中，进行下游实验。

（四）鼠形动物陈旧样品DNA提取方法

1. 从鼠形动物陈旧动物皮张标本中提取DNA　皮张是鼠形动物遗留的主要组织，从鼠形动物皮张标本中提取DNA，广泛应用于科研领域，但鼠形动物皮张标本直接暴露于空气中，DNA很容易降解，从而增加了DNA提取的难度，需对传统的方法进行改进，才能成功地从鼠形动物皮张标本中提取出目的DNA。

（1）通过酶法提取陈旧鼠形动物皮张标本中的DNA：皮张中含有较多的胶原蛋白，极大地干扰了DNA的提取，因此在提取的过程中要除去过多的胶原蛋白，高浓度的胶原酶可以水解胶原蛋白。

具体方法：先将标本置于Eppendorf管中，加入1ml的10mmol/L Tris-HCl、0.2mol/L EDTA和50 mmol/L NaCl浸泡液，在4℃下浸泡标本过夜，待标本软化后，倒掉浸泡液，并将泡软的标本用剪刀剪成1mm^{3}以下的碎片，再加入1ml含有0.1%胶原酶和1%胰蛋白酶的PBS液，在37℃孵育标本4h，低速离心10 min，倒掉上清液。在沉淀中加入1ml含有1% SDS和100μg/ml蛋白酶K的STE缓冲液，56℃温育5h后，再加入100μg蛋白酶K，转移到37℃温箱中继续孵育48～72h，高速离心10min，取上清液，再用酚-氯仿抽提法对样本进行DNA提取。通过验证，可以获得10bp到1kb以上的DNA片段，利用线粒体DNA细胞色素b通用引物扩增出片段长度在300bp左右的DNA片段。本方法采用含高浓度EDTA的浸泡液，抑制了DNA酶的活性，有效地防止了DNA降解。史燕等在此方法基础上采用Na_2HPO_4缓冲液来除去部分铬离子对鞣制皮张的影响，以降低其对DNA提取的影响，从而改善DNA提取效果，成功地从鞣制皮革中提取到大量的DNA。但本方法的缺点是实验周期较长且步骤烦琐。

（2）通过阴离子交换树脂法提取陈旧皮张标本中的DNA：Chelex 100（螯合树脂）是一种由苯乙烯-二乙烯基苯共聚物所构成的化学阳离子交换树脂，它表面有成对的亚氨基二乙酸盐离子，该离子可以螯合多价金属离子。在提取DNA的过程中，组织中的某些金属离子具有催化的作用，导致DNA的降解，利用Chelex 100在高温条件下螯合对DNA降解具有催化作用的金属离子来阻止DNA的降解，可以从微量样品中得到较高分子量的DNA。饶刚等根据蛋白酶K有两个Ca^{2+}的结合位点，通过将前处理过程中消化液的组分进行调整，以钙盐代替钠盐，从而减少了消化时间，离心后，将上清液用酚-氯仿-异戊醇混合液抽提，然后用无水乙醇沉淀。对于陈旧的样本，由于DNA的降解及表面的固缩，能否最大化地获得皮张中的 DNA 是至关重要的。李爱强等通过实验比较 Chelex 100 法、碱性裂解法和试剂盒法,结果表明 Chelex 100 法几乎能将样品中的 DNA 全部提取出来。Triton X-100 是一种较强的非离子表面活性剂,低浓度 Triton X-100 可以增加细胞膜的通透性,并且不会使其变性,其疏水端能插入到膜脂内,将膜脂和膜蛋白分开,其亲水端能与膜蛋白结合,从而使膜蛋白发生溶解且不对 PCR 产生抑制作用。对于长期暴露于空气中的组织,很重要的一步在于如何消化已经严重变性固缩的细胞膜及核膜蛋白,而 Triton X-100 可以达到较好的消化细胞体及蛋白质的目的。Vock 等应用 Triton X-100 一步法提取组织内的 DNA,使得操作步骤简单化且同时可以有效降低样本 DNA 的损失及外源性污染的产生。在此基础上,朱英等应用 1% 的 Triton X-100 与 5% 的 Chelex 100 从灼烧组织中提取 DNA,再经 QIAquick PCR 纯化试剂盒纯化,从而得到了非常好的 DNA 模板片段,并且操作步骤简单,同时可有效地降低样本 DNA 的损失和外源性污染的产生。

(3) 通过磁珠法提取陈旧皮张标本中的 DNA:磁珠法利用磁性硅胶对 DNA 的特异性吸附性能,当用细胞裂解液裂解细胞后,细胞中游离出来的 DNA 分子被吸附到磁性颗粒表面,而蛋白质等分子不被吸附。在磁场作用下,磁性颗粒与液体分开,回收颗粒,再用纯水或 TE 洗脱附着的 DNA。磁珠法不需要离心,操作简单,而且在同一个反应管内提取,没有样品的损失,适于自动化提取。郑秀芬等利用 Chelex 100 法提取 DNA 后用磁珠法进行纯化,成功地从烧焦的肌肉中提取到 DNA,且得到的 DNA 溶液不含色素、纯度高。凌洁和秦岭等使用磁珠法自动化提取 DNA,自动化的操作方式避免了人为操作可能出现的偏差。

2. 从标本毛发中提取 DNA　对于从自然环境中获得的标本来说,由于毛发角质蛋白的刚性作用,其具有易获得、降解率低、不易腐坏等特点,但同时也加大了从毛发中提取 DNA 的难度。Higuchi 等研究显示,从毛发的根部可以部分获得细胞核和线粒体 DNA,从毛干部分则只能提取到线粒体 DNA。并通过 PCR 反应,验证了毛发中可以提取出 DNA 并能进一步进行分析研究。

(1) 通过 Chelex 100 法提取毛发中的 DNA:目前,已有多位学者从毛发中成功提取到 DNA。徐艳春等把在冷冻条件下保存了 4 个月的毛发作为实验材料,加入 5% Chelex 100 100μl 和 10g/L 的蛋白酶 K 2μl,置于 56℃恒温水浴 8～10h 后,取出煮沸 8min,离心取上清液提取 DNA,证明 Chelex 100 能在微量材料中提取到 DNA,并用提取到的 DNA 成功地对动物的性别进行了鉴定,从而证实了毛发能作为 PCR 扩增材料。

(2) 利用酚 - 氯仿抽提法提取毛发中的 DNA:吴云良等对加入 0.5ml TEN、2% SDS、40mmol/L DTT、15μl 蛋白酶 K 的酚 - 氯仿抽提法和经过裂解后再 100℃煮沸 10min 的水煮抽提法进行比较,提取的 DNA 经 PCR 扩增后和 PAGE 检测,表明两种方法均能提取出 DNA。王继英等结合酚 - 氯仿抽提法从耳组织和血液中提取基因组 DNA 的经验,利用改进的酚 - 氯仿抽提法从猪的毛囊组织中快速(全过程 3h 左右)提取到了不仅质量高而且总量多的基因组 DNA。白康和赵春江等在此基础上加以改进,利用 PCR 仪,加入裂解液(PCR 缓冲液、$MgCl_2$ 溶液和蛋白酶 K),在 PCR 仪上设置一个循环程序：65℃ 30min，95℃ 15min，4℃ 10min，经离心的上清液作为 PCR 模板。此法采用的较高消化温度（65℃）可使蛋白酶 K 在较短时间内高效地消化毛囊中的蛋白质，使细胞释出 DNA，并有效地起到保护 DNA、防止 DNA 降解的作用，此法简单快捷。

（3）半自动化法提取毛发中的 DNA：近期 Bekaert 等在提取 DNA 的实验设计中使用两个新的线粒体控制区，一个长 1260bp 的扩增子和两个加尾的独立扩增子（HV1 和 HV2；650bp 和 350bp）。验证半自动提取犬的毛发线粒体 DNA 的分析方法。结果证明，使用此方法可以使样品降解损失最小，从而很容易地从犬毛中提取到线粒体 DNA，并能使 DNA 提取的成功率达到 95% 以上。然而，这些提取毛发 DNA 的方法大多以新鲜带有毛囊的毛根部提取效果较好，对脱落和动物细小绒毛的提取效果较差。

3. 从动物骨骼中提取 DNA　骨和牙齿是动物最坚硬的组织，内部有较少量的体液和酶，当其他软组织严重腐败时，存在于骨骼中的细胞在机体死后的自降过程相对缓慢。但由于骨骼组织较硬，故提取时要先将其锯成骨粉备用，对于小的动物骨骼，可以在液氮中进行研磨。

（1）Chelex 100 法提取骨骼中的 DNA：陈旧骨骼的有机质大多分化消失，骨骼中的钙等无机质含量较高，故用 Chelex 100 法提取骨骼 DNA 效果较好。方慧等用 Chelex 100 加蛋白酶 K 的方法提取骨骼 DNA，所用骨粉量仅为 2mg，且所检样品均获得清晰谱带，证明该方法灵敏度及阳性率均较高。特别是对 30 年左右的陈旧骨骼阳性检出率较高，但缺点是杂带较多。

（2）磁珠法提取骨骼中的 DNA：磁珠法适用范围较广，常虹等对小蠹科昆虫的 4 种 DNA 提取方法的研究表明，仅磁珠法适合多年保存标本 DNA 的提取。且相对于其他方法的费时、步骤烦琐、使用有机溶剂、有损操作者健康等缺点，磁珠法则具有对标本的需求量少，无须特殊试验设备，对实验者身体无伤害，过程简单、快速等特点。十六烷基三甲基溴化铵（CTAB）是一种非离子型化合物，具有很强的消化能力，作为裂解骨细胞提取缓冲液中的主要成分，其可充分将骨细胞膜破坏，使之释放 DNA。赵兴春等用 CTAB 裂解骨组织细胞释放 DNA 后，再用磁性树脂进行纯化，提高了单位体积内 DNA 的含量。而吴元明等利用磁珠法，成功地从 46 年前的骨骼中提取到 DNA。

（3）硅珠法提取骨骼中的 DNA：硫氰酸胍是高性能的蛋白变性剂，可以使蛋白质与 DNA 充分分离，在高浓度的硫氰酸胍存在的条件下，DNA 能够被二氧化硅特异性地吸附，而当条件消失后，DNA 又可以从二氧化硅上解离出来，采用的细胞破碎条件比较激烈和充分，在硅珠吸附前高速离心，可以将不溶的物质去除，吸附后的漂洗过程则可将溶解的 PCR 抑制剂洗去。因此，该法提取 DNA 的灵敏度比较高、速度快且不会受检材条件的影响。王林生和周如华等采用硅珠法，提取出了足够量的 DNA，并成功进行 PCR 扩增。

（4）压力循环仪提取骨骼中的 DNA：压力循环技术（pressure cycling technology，PCT）是近年来兴起的一种生物大分子的提取制备新技术。该技术是将样本置于压力脉冲管后在压力循环仪中反复进行短时高压与常压的交替作用，利用压力循环达到破碎细胞、释放生物大分子的目的。苑美青等将骨粉经骨骼裂解液、蛋白酶 K 和 DTT 共同作用后，温浴消化 1h，并在压力循环仪中采用 35kpsi（1kpsi=6.895MPa）高压作用 10s 与常压作用 10s 交替处理 30 个循环，离心取上清液后经 PCR 纯化试剂盒回收，通过荧光定量 PCR 计算出每个样本所提取的 DNA 浓度，表明通过压力循环技术能使 DNA 从致密的骨骼组织中直接释放出来，省去了较长时间的脱钙和消化步骤，方法快速有效且 DNA 提取率较高。

（5）其他提取方法：Ca^{2+}、Mg^{2+} 为细胞之间及细胞与基质间发生黏合的媒介。Crainic 等的研究表明，脱钙的好坏对骨骼 DNA 分析的影响很大，不脱钙，直接消化效果不好，脱钙后则有助于细胞间的分散，使骨粉变得黏稠细腻。张杰等运用传统的有机法经过脱钙后结合 Microcon 100 纯化柱提取骨骼 DNA，取得了很好的效果。

4. 陈旧血液中 DNA 的提取　对于一些较为珍贵的血液标本，需要建基因库长期保存，并对一些特殊标本进行后续的研究。例如，肿瘤患者血中的游离 DNA 片段水平较健康人高，可以作为肿瘤患者检查的特异性指标，而这些血液标本有时需要在收集到足够的量后才开始提取 DNA。血液中有核细胞较少，DNA 的含量较低，长期保存的血液样品中 DNA 的含量也会降低，需通过合适的方法才能提取到较高质量和较多数量的 DNA，以便进行后续研究。刘正旺等用存放在 -20℃保存 $1\sim2$ 年的血液标本，对提取陈旧血液中 DNA 的 3 种方法进行了评估，结果表明，改良的酚 - 氯仿抽提法提取的基因组效率最高，试剂盒法次之，SDS 法较差。通过延长平衡酚和氯仿的作用时间，可以获得质量和总量均较高的 DNA，提取效率最高，故酚 - 氯仿抽提法适用于大规模的血液标本和珍稀标本的建库及长期保存。

5. 腐烂组织中 DNA 的提取　某些标本经历长年的化学、物理和生物降解，已经开始腐败，只有极少量的 DNA 能够保存下来，不宜提取，对于这类样本的 DNA，提取方法研究较少。王亚丽用 TIANGEN 微量样品 DNA 提取试剂盒从腐肉中提取 DNA，将提取出的 DNA 扩增后经电泳检测，可以扩增出 400bp 左右的 DNA 片段，但条带较暗，测序结果不理想。刘淑芳等运用 Chelex 100 联合 DNA-IQ 磁珠法、有机法联合 QIAquick PCR 纯化试剂盒法对高度腐败组织进行 DNA 提取，并比较两种方法 DNA 提取的检测成功率。研究表明，Chelex 100 联合 DNA-IQ 磁珠法用于腐败组织及痕量组织 DNA 的提取一般可取得满意的结果，但对于高度腐败的组织，由于受大量碎片 DNA 的影响，其 PCR 扩增效果不佳。而有机法与 QIAquick PCR 纯化试剂盒同时使用，提取 DNA 的成功率高达 91.7%。当用 Chelex 100 联合 DNA-IQ 磁珠法提取 DNA 效果不佳时，可以选用有机法联合 QIAquick PCR 纯化试剂盒提取高度腐败组织的 DNA。

三、生物安全与个人防护

对病媒生物进行基因鉴定时，实验室应采取二级生物安全防护。

（一）个人防护要求

实验室人员应穿专用工作服，戴口罩、帽子和手套。

1. 口罩　应使用医用外科口罩或医用防护口罩。医用外科口罩应在使用 2～4h 后丢弃，不得重复使用，不得与他人共用。医用防护口罩应在使用 4～6h 后丢弃，如口罩受到传染性物质飞溅或弄湿，在严格洗手后，戴上清洁手套，及时更换口罩。

2. 帽子　实验室工作人员进入实验室前应穿戴工作帽或一次性工作帽。

3. 工作服　实验室工作人员进入实验室前应穿戴工作服。

4. 手套　手套为一次性乳胶手套，必要时戴两副，外层手套应根据需要及时更换。

（二）个人防护用品穿戴程序

1. 进入更衣室，脱掉自己的外套、换鞋、换工作服。

2. 依次戴上帽子、口罩，戴一次性乳胶手套。必要时戴两副手套、戴防护镜。

3. 走出更衣室，通过缓冲区，进入污染区。

（三）个人防护用品脱卸程序

1. 完成实验后，离开实验室前，先用 75% 乙醇消毒手套。

2. 脱掉手套（如戴双层手套，则先脱外层），摘掉防护镜（必要时所戴），摘掉一次性口罩、帽子，将脱掉的物品放入医用垃圾桶内。脱掉工作服，洗手，进入更衣室。

3. 进入更衣室后，如戴双层手套，脱掉内层手套，换鞋，用专用消毒液彻底清洗和消毒双手，注意用流动水冲洗，离开更衣室。注意将脱掉的手套放入医用垃圾桶内。

第二节　PCR 扩增及 DNA 序列获取

聚合酶链反应（polymerase chain reaction，PCR）是一种体外靶向扩增目标 DNA 的方法，又称为 DNA 体外扩增技术。该技术最早是由美国科学家 Kary Mullis 等于 1985 年发明的一项在生命科学领域具有里程碑意义的分子生物学专利技术。该技术在生物体外，于短时间内即可将极微量的靶 DNA 序列扩增成百上千万倍，极大地丰富了实验研究所需的遗传材料，在提高对基因操作效率的同时，也极大地提高了实验操作的灵活性。该技术容易掌握、操作简便，结果可靠，是目前基因分析与研究比较常用的一种技术手段。PCR 技术以其特异性强、扩增效率高、忠实性好三大突出特点，对现代生命科学研究多个领域产生了深远影响，同时也打开了现代分子生物学领域的大门。基于 PCR 这一革命性技术，Kary Mullis 也因此获得了 1993 年的诺贝尔化学奖。

一、PCR 基本原理

PCR 是在生物体外选择性扩增目标 DNA 的方法。PCR 的基本工作原理是以目标 DNA 分子作为模板，以一对寡核苷酸为引物对，在 DNA 聚合酶作用下，按照碱基配对原则（A-T、G-C），通过半保留的合成机制从引物开始合成与模板 DNA 互补的 DNA 链（图 2-1）。

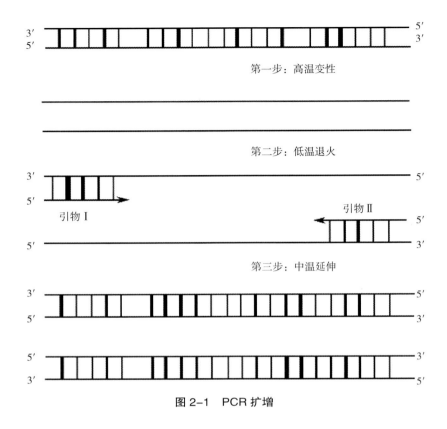

图 2-1　PCR 扩增

PCR 的反应过程包括如下 3 个基本步骤。

（1）高温变性：当加热至 90～95℃时，模板 DNA 的双螺旋结构打开，氢键断裂，形成两条互补的单链。

（2）低温退火：当温度骤降至 25～65℃时，引物此时与互补的单链 DNA 结合形成局部的双链，成为 DNA 复制的起点。

（3）中温延伸：在温度为 70～75℃时，在适宜的 Mg^{2+} 浓度条件下，4 种脱氧核糖核苷三磷酸（dATP、dGTP、dTTP、dCTP）底物在 DNA 聚合酶作用下，引物按照碱基互补配对原则从 5′→3′方向延伸，合成与模板 DNA 互补的 DNA 链。

模板 DNA 经过高温变性、低温退火、中温延伸 3 个步骤后完成 PCR 的一次循环扩增，合成了两条与亲代 DNA 完全相同的 DNA 双链。每经过一次循环，目标 DNA 的拷贝数就会增加 1 倍，经过 30～35 个循环，目标 DNA 理论上可达到数百万倍的扩增。

二、PCR 反应成分及反应体系

PCR 反应的基本成分体系包括以下 5 种：模板（template）、特异性引物对（specific primer pair）、4 种脱氧核苷三磷酸（dNTP）、DNA 聚合酶（DNA polymerase）、PCR 缓冲液（PCR buffer）。

（一）模板

用于 PCR 的模板即靶序列可以是基因组 DNA、质粒、噬菌体等，也可以是 cDNA、mRNA 等。DNA 模板对质量、纯度、浓度等要求不高，经常规分子生物学方法制备提取的基因组均可用来作为 PCR 模板，但样品中的有些成分（如血液抗凝剂肝素钠等）能够影响 PCR 的扩增效率。引物对在模板 DNA 上的结合位点之间的长度决定了 PCR 结果片段的大小。实验表明，模板 DNA 长度在 1kb 左右是较理想的扩增跨度，超过 3kb 后无法获得有效的 PCR 扩增，即便有效扩增也难以获得一致的靶片段。

（二）特异性引物对

1. PCR 引物　是指与靶 DNA 序列两端互补的经人工合成的寡核苷酸序列短片段。引物的设计对 PCR 扩增至关重要，引物太短，DNA 溶解温度（melting temperature，T_m）值过低，都容易发生非特异性 PCR 扩增。在设计引物时，引物长度一般建议 18～28bp，4 种碱基要均匀，GG 含量应在 40%～60%，两个引物的 T_m 值一般在 55～65℃，且 T_m 值相差不宜大于 5℃，避免出现重复或自身互补的序列造成发夹结构或引物二聚体的发生，引物的 3′端碱基以 G 或 C 为优，避免出现 NNGC 或 NNCG 的碱基序列。

2. 简并引物（degenerate primer）　在引物设计中，很多情况下要用到简并引物，即根据含有简并密码子的一段氨基酸序列设计合成的，彼此之间只有一个或少数几个核苷酸差异的，由多种寡核苷酸短片段组成的混合物。使用简并引物进行 PCR 反应，其最适反应条件往往是靠经验确定，尤其是变性温度，应避免引物与模板发生错配。热启动法（hot-start method）是目前常用的 PCR 法，即将 PCR 反应混合物先加热到 72℃，然后再加入 Taq DNA 聚合酶，能够有效克服错配现象，增加 PCR 扩增产物的特异性。

3. 巢式引物（nested primer）　为了尽可能增强扩增的特异性，减少非靶序列的扩增，目前已经发展出一种使用巢式引物的策略。巢式引物即按照第一次 PCR 反应所得 DNA 产物的内部序列设计的第二对 PCR 引物对。巢式引物能够极大增强 PCR 的特异性，使靶 DNA 片段得到高效扩增。

（三）脱氧核苷三磷酸

标准的 PCR 反应体系中应含有 4 种等物质的量浓度的脱氧核苷三磷酸，即 dATP、dGTP、dTTP 和 dCTP。在常规 PCR 反应中，每种脱氧核苷三磷酸的浓度一般在 200～250μmol/L，在 25μl PCR 反应体系中，可以合成约 3.5μg 的目的产物。dNTP 浓度不能过高，高浓度的 dNTP（＞4mmol/L）反而对 PCR 反应有抑制作用。目前，已有商品化的 dNTP，其原液中已经去除了可能抑制 PCR 反应的磷酸盐成分，且 pH 为 8.1，为防止反复冻融时损坏分子结构，建议购买后分装成小份，冻存使用。

（四）DNA 聚合酶

依赖于 DNA 的 DNA 聚合酶，即能够根据 DNA 模板合成互补链的 DNA 聚合酶。分子生物学技术中常用的 DNA 聚合酶包括大肠埃希菌 DNA 聚合酶 I 的 Klenow 大片段酶、T4 DNA 聚合酶、T7 DNA 聚合酶等。这些酶的共同特点是能够催化脱氧核苷酸三磷酸（dNTP）按照 5′→3′的方向连续地加到双链 DNA 分子引物链的 3′-OH 端，催化 DNA 的合成且不发生解离。*Taq* DNA 聚合酶是从嗜热古细菌 *T. aquaticus* 中最早分离到的酶，也是目前最常用的 DNA 聚合酶。*Taq* DNA 聚合酶热稳定性较好，实验证实，在 97.5℃、95℃、92.5℃条件下，*Taq* DNA 聚合酶的半衰期分别为 5min、40min 和 130min。值得注意的是，*Taq* DNA 聚合酶没有 3′→5′ 外切酶活性，在 PCR 扩增过程中存在 dNTP 错误掺入的可能，*Taq* DNA 聚合酶的错配率约为 2/10 000，因此在利用 PCR 产物进行序列分析时需要引起注意。目前，随着生物技术的快速发展，市场上出现了高保真、高扩增速率（每秒可扩增 200～500 bp）及高热稳定性的 DNA 聚合酶，为扩增较长目的片段提供了多种选择。

（五）PCR 缓冲液

PCR 反应过程中，要维持整个反应体系的稳定必须要有 PCR 缓冲液。1×PCR 缓冲液通常包含 10mmol/L 的 Tris-HCl（pH 8.3）、50 mmol/L 的 KCl、1.5 mmol/L 的 $MgCl_2$、100μg/ml 的明胶、引物对各 0.2～5μmol/L、4 种 dNTP（dATP、dGTP、dTTP、dCTP）各 200μmol/L、*Taq* DNA 聚合酶 1～2U、微量 DNA 模板 0.1μg（一般需要 10^2～10^5 拷贝的 DNA），根据反应体系补足 ddH_2O 至终体积。须特别说明的是，所有热稳定性的 DNA 聚合酶都需要有游离的二价阳离子存在，*Taq* DNA 聚合酶是 Mg^{2+} 依赖性酶，对 Mg^{2+} 的浓度条件要求较高，一般 Mg^{2+} 浓度在 0.5～2.5 mmol/L，其最佳浓度要结合不同的引物与模板在具体实验中确定。

三、PCR 扩增程序

（一）反应体系

通常标准的 PCR 反应体积在 20～100μl。以常用的 50μl 反应体积为例，在 0.5ml 无菌 PCR 管中，依次加入下列试剂：10× PCR 缓冲液［含 50mmol/L Tris-HCl（pH 8.0）、25mmol/L KCl、0.1mmol/L EDTA、1mmol/L DTT、0.05% Tween®20、0.05% Nonidet®P-40、50% 甘油］5μl，2mmol/L dNTP 5μl，引物对（10μmol/L）各 1.5μl，模板 DNA 共 2μl，*Taq* DNA 聚合酶（1U/μl）1μl，补加 ddH_2O 至 50μl。

目前，市场上的 PCR 仪器均设计了热盖，使反应过程中 PCR 管内温度更加均匀，避免了在加热过程中反应液挥发至管盖的冷凝现象。

（二）反应程序

1. PCR 的循环程序依据设计的循环参数进行扩增，一般按照下面 3 个步骤进行扩增。

（1）高温变性 90～95℃，15～45s。

（2）低温退火 50～60℃，30～60s。

（3）中温延伸 68～74℃，45～60s。

（1）→（3）反复循环 30～35 次，在末次循环结束后，延伸温度再延长 7～10min。

2. 在一步法 RT-PCR 扩增中，考虑到以 RNA 为模板的反转录反应，在设计扩增程序时一般按照以下几个步骤扩增。

（1）反转录反应 42～50℃，10～15min。

（2）RNA 酶灭活 92～95℃，3～5min。

（3）高温变性 90～95℃，15～45s。
（4）低温退火 50～60℃，30～60s。
（5）中温延伸 68～74℃，45～60s。
（3）→（5）反复循环30～35次，在末次循环结束后，延伸温度再延长7～10min。

取扩增后的 PCR 产物 2～5μl，加入适量上样缓冲液，置于琼脂糖凝胶电泳中进行电泳分析。

四、PCR 产物检测与纯化

目前，针对 PCR 扩增产物分析的方法包括核酸序列分析法、凝胶电泳分析法、酶切图谱分析法、单核苷酸多态性分析法、探针杂交法、毛细管电泳分析法等，其中凝胶电泳分析法是目前多数实验室检测 PCR 扩增产物最简便也是最常用的技术方法。本节重点介绍凝胶电泳分析法。

凝胶电泳（gel electrophoresis），是根据在电场作用下，不同带电荷的颗粒或分子在通过凝胶支持介质时迁移速度存在差异这一物理现象发展而来的一种分离、纯化、鉴定核酸或蛋白质生物大分子的分子生物学技术，主要包括聚丙烯酰胺凝胶电泳和琼脂糖凝胶电泳两大类型。凝胶电泳目前已发展成为研究核酸与蛋白质相互作用，分析鉴定重组 DNA 分子，质粒 DNA 分子及限制性片段的分离、鉴定与纯化，构建 DNA 限制性图谱，测定 DNA 分型及核苷酸序列等研究的重要技术手段，在现代分子生物学及基因工程研究中扮演着重要角色。

（一）琼脂糖凝胶电泳

琼脂糖凝胶电泳是实验室检测 PCR 扩增产物最常用的技术方法之一。不同浓度的琼脂糖凝胶可以分离大小不同的 DNA 片段，实际操作中可以根据不同目的的电泳配制不同浓度的琼脂糖凝胶。琼脂糖凝胶浓度与分离 DNA 大小的关系如表 2-1。

表 2-1 琼脂糖凝胶浓度与分离 DNA 片段大小的关系

琼脂糖浓度（%）	最佳线性 DNA 分辨范围（bp）
2.0	50～2000
1.5	200～3000
1.2	400～7000
1.0	500～10 000
0.7	800～12 000
0.5	1000～30 000

核酸凝胶电泳结果的检测方法有银染色法、溴化乙锭染色法及核素放射自显影法等，其中溴化乙锭染色法是比较常用的 PCR 检测方法。溴化乙锭（ethidium bromide，EB）是

一种化学荧光剂，EB 分子能够插入 DNA 双螺旋结构的两个碱基之间，并在紫外光激发下发出肉眼可见的橙红色的荧光络合物，十分便于观察，而且检测灵敏度极高，1μg/ml 的 EB 可检出 10ng 甚至浓度更低的 DNA 产物。使用 EB 具有一定的缺陷，如 EB 所产生的荧光长时间暴露于紫外光下时容易被淬灭，污染一些化学物质也容易导致荧光猝灭。同时，EB 是一种化学致癌剂，高温条件下容易挥发，在使用时应尽量避免与皮肤的直接接触。在实验室中应设有专门的 PCR 产物分析区，避免与其他区域产生交叉污染，对 EB 污染物及含有 EB 的凝胶要做无害化处理。

（二）聚丙烯酰胺凝胶电泳

与琼脂糖凝胶电泳相比，聚丙烯酰胺凝胶电泳具有突出的优点：首先，聚丙烯酰胺凝胶电泳能够装载远大于琼脂糖凝胶电泳的 DNA 量，而且分辨率较高，能够分辨相差 1 bp 的 DNA 分子；其次，聚丙烯酰胺凝胶电泳纯化 PCR 扩增产物得到的纯度很高，尤其在银染色法中，其具有远高于琼脂糖 EB 染色法的灵敏度，而且可避免 EB 荧光衰减不易长期保存的缺点。聚丙烯酰胺凝胶电泳法多适用于多重 PCR 反应、PCR 扩增指纹图谱分析、PCR 产物酶切分析及利用限制性片段长度多态性进行基因分型的分析等。不同浓度的聚丙烯酰胺凝胶电泳所分离 DNA 片段大小的范围见表 2-2。

表 2-2　聚丙烯酰胺浓度与分离 DNA 片段大小的关系

聚丙烯酰胺浓度（%）	最佳线性 DNA 分辨范围（bp）
3.5	1000～2000
5	80～500
8	60～400
12	40～200
15	25～150
20	6～100

（三）毛细管电泳

毛细管电泳（capillary electrophoresis，CE），又称高效毛细管电泳（high performance capillary electrophoresis，HPCE），是一类以毛细管为分离通道、以高压直流电场为驱动力、以自由溶液或凝胶为介质的新型液相分离技术。其基本装置是一根充满电泳缓冲液的毛细管和与毛细管两端相连的两个小瓶，微量样品从毛细管的一端通过"压力"或"电迁移"进入毛细管。电泳时，与高压电源连接的两个电极分别浸入毛细管两端小瓶的缓冲液中，样品朝与自身所带电荷极性相反的电极方向泳动，各组分因其分子大小、所带电荷数、等电点等性质的不同而迁移速率不同，依次移动至毛细管输出端附近的光检测器，检测并记录吸光度，在屏幕上以时间为横坐标，以吸光度为纵坐标，将各组分以吸收峰的形式动态直观地记录下来。该技术具有高效、快速、微量、多模式、经济和自动化程度高的优点，广泛应用于小分子、多肽及蛋白质的分离分析研究，同时在核酸分离方面显示出巨大的潜力。

五、序列测定及质量评估

DNA序列测定是对DNA分子中核苷酸的序列进行测定，是获取基因组信息的重要技术手段之一。1990年启动的规模宏大的人类基因组计划（human genome project，HGP）就是通过绘制遗传连锁图谱、序列图谱、转录图谱等达到破译人类遗传信息的最终目的，其中序列测定就是最主要的任务之一。此外，DNA探针的制备、基因的分离定位、基因工程载体的构建、基因的合成等实验室常用分子生物学技术方法都与序列测定密切相关。

DNA序列测定的技术基础是在具有高分辨率变性聚丙烯酰胺凝胶电泳技术的基础上发展来的。变性聚丙烯酰胺凝胶电泳能够分离差别很小的单链寡核苷酸片段，而且能对长达500 bp的单链寡核苷酸中一个核苷酸的差异进行精准分辨。对于待测的DNA片段，在实际操作中首先使其转变成一系列具有放射性核素标记的单链，它们具有固定的起点，另一端由于待测的DNA片段长度不一，形成一系列仅相差一个碱基的连续末端。无论是酶促合成测序法还是化学合成测序法，确定DNA序列中每个脱氧核苷酸序列的关键是在4个独立反应中所产生的终止于不同位置的A、G、T、C碱基。4种反应体系的寡核苷酸产物经变性后在聚丙烯酰胺凝胶电泳中上样于相邻加样孔，在电泳作用中都能被逐一分辨开来，4种末端寡核苷酸通过放射自显影而显现出"梯形"图谱，从而可以直接读出DNA的核苷酸序列。

（一）一代测序技术

1. Sanger双脱氧核苷酸终止法　自从Sanger等（1977年）引入双脱氧核苷三磷酸（ddNTP）作为反应链的终止剂后，DNA测序技术得到了快速发展。Sanger双脱氧核苷酸终止法的基本原理是在酶促测序反应体系中，先利用一个寡核苷酸引物片段来启动DNA的合成，该寡核苷酸引物与模板链特定序列碱基互补，在DNA酶促反应合成体系中，除了包含DNA模板链、4种脱氧核苷三磷酸（dNTP）、DNA聚合酶和引物外，还加入了一种反应终止剂ddNTP。ddNTP与dNTP不同，它在脱氧核糖的3′端不含有羟基（—OH）。当ddNTP在DNA聚合酶的作用下通过其5′-三磷酸基团结合到正在延伸的DNA链中时，由于其不含有3′-OH，不能同后续加入的dNTP形成磷酸二酯键，导致合成的终止。

上述4组独立的酶反应体系中所含有的共同成分包括DNA聚合酶、4种dNTP（4种dNTP中有一种被标记为^{32}P或^{35}S）、引物、DNA模板。唯一不同的是，在每个组分中分别加入少量的不同种的ddNTP，即在ddGTP终止反应管中加入ddGTP、在ddATP终止反应管中加入ddATP、在ddCTP终止反应管中加入ddCTP，在ddTTP终止反应管中加入ddTTP。在DNA合成过程中，少量的ddNTP与dNTP竞争性地渗入新合成的DNA链中，产生了带有随机性的终止位点长度不一的DNA片段。以此，在4个反应体系中，合成的DNA片段具有相同的5′端，但是3′端各不相同。例如，在A管反应体系中，由于加入的是少量的ddATP，新合成的DNA片段的3′端以A碱基结尾；在T管反应体系中，由于加入的是少量的ddTTP，新合成的DNA片段的3′端以T碱基结尾；在C管反应体系中，由于加入的是少量的ddCTP，新合成的DNA片段的3′端以C碱基结尾；在G管反应体系中，由于加入的是少量的ddGTP，新合成的DNA片段的3'端以G碱基结尾。将反应产物加样于测序凝胶中若干相邻的泳道上，通过可区分相差仅一个核苷酸的高分辨率聚丙烯酰胺凝胶电泳并结合放射自显影，便可直接从凝胶图谱上读出待测的DNA序列。

2. Maxam-Gilbert化学修饰测序法　Maxam和Gilbert于1977年建立了一种以化学修饰为基础的DNA序列分析法，称为Maxam-Gilbert化学修饰或化学裂解测序法。该方法的基本原理如下：对待测的DNA首先进行单侧末端的放射性核素标记，将其分成4~5个反应体系，然后用不同的化学试剂进行处理，使每个反应体系中的DNA片段分别在某一类或某一种碱基处断裂。通过控制化学反应的进程，使得每个DNA分子仅在一个位置裂解，从而得到一系列大小不同的DNA片段，通过高分辨率聚丙烯酰胺凝胶电泳并经过放射自显影得到凝胶梯形图谱，通过该图谱即可直接读出DNA序列。

（二）二代测序技术

二代测序也称为下一代测序（next generation sequencing，NGS），下一代测序的概念是相对一代测序而言的，是基于PCR和基因芯片发展而来的DNA测序技术，其核心思路是边合成边测序（sequencing by synthesis），在DNA复制过程中通过捕捉新合成的碱基所携带的特殊标记（一般为荧光分子标记）来确定DNA序列。二代测序技术具有通量高、成本低的优势，现有的技术平台主要包括Roche 454 FLX、Illumina Miseq/Hiseq、ABI SOLiD等，下文分别简要介绍。

1. 454 FLX测序原理　是在DNA聚合酶、ATP硫酸化酶、荧光素酶和双磷酸酶的作用下，将每一个dNTP的聚合与一次化学发光信号的释放偶联起来，通过检测化学发光信号的有无和强度，达到实时检测DNA序列的目的。测序反应以磁珠上大量扩增的ssDNA（单链DNA）为模板，每次反应加入一种dNTP进行合成反应，如果这种dNTP能与待测序列配对，则会在合成后释放焦磷酸基团，释放的焦磷酸基团会与反应体系中的ATP硫酸化酶反应形成ATP，生成的ATP和荧光素酶共同氧化反应体系中的荧光素分子并发出荧光，由CCD照相机记录，经过计算机分析转换为测序结果。每种dNTP在反应中产生的荧光颜色不同，因此可以根据荧光的颜色来确定被测分子的序列。反应结束后，游离的dNTP会在双磷酸酶的作用下降解为ATP导致荧光猝灭，从而使反应体系再生。

2. Miseq/Hiseq测序原理　是基于可逆终止的荧光标记dNTP，边合成边测序，主要包含样本准备、桥式PCR和测序3个步骤。首先提取样本基因组中的DNA，用超声波将其随机打断，使用Klenow酶在3'端加一个A碱基，再添加序列已知的接头，形成DNA文库，完成样本准备工作。桥式PCR在流动池（flow cell）中完成，它的通道表面附有DNA引物，能够与接头互补配对，将DNA片段固定在通道表面，通过聚合酶生成杂交片段的互补片段，然后加入NaOH溶液后，双链分子变性，原始模板链被流动池中的液体洗去，加入中性液体用于中和碱溶液，剩下的单链拷贝链另一端的接头就会与通道表面的引物结合，形成单链桥，通过变性，DNA分子线性化，变为两个单链拷贝，它们又分别与自己配对的引物结合，重复这个循环，同时形成数百万的簇，在这个过程中，所有的DNA片段都会被克隆扩增。桥式扩增后，反向链会被切断洗去，仅留下正向链。为防止特异性结合重新形成单链桥，3′端被封锁。测序时先在流动池中加入荧光标记的dNTP和酶，由引物起始开始合成子链，但是dNTP存在3′端叠氮基会阻碍子链延伸，这使得每个循环只能测得一个碱基，合成完一个碱基后，流动池中通入液体洗掉多余的dNTP和酶，使用显微镜的激光扫描特征荧光信号。荧光发射波长与信号强度一起决定了碱基的读出，所有的DNA片段的一个碱基会被同时读取。加入化学试剂将叠氮基团与荧光基团切除，然后流动池中再通入荧光标记的dNTP和酶，由引物起始开始合成一个碱基，不断重复这个过程。

3. SOLiD测序原理　以8碱基四色荧光标记寡核苷酸的连续连接合成为基础，可对单拷贝DNA片段进行大规模扩增和高通量并行测序，测序流程包括文库制备、PCR扩增、微珠沉积、连接测序。文库制备是将基因组DNA打断，两头加接头，形成文库。PCR扩增是在油水混合乳液中进行，其特点是可以形成数目庞大的独立反应空间以进行DNA扩增，反应结束后可形成表面固定有拷贝数目巨大的同源DNA模板的扩增产物的磁珠，PCR完成后变性模板，富集带有延伸模板的磁珠，与玻片共价结合。最后进行连接测序，采用双碱基编码原理，两个碱基确定一个荧光信号，相当于一次能决定两个碱基，因此该测序方法也被称为两碱基测序法。

（三）三代测序技术

三代测序技术是指单分子测序技术，DNA测序时不需要进行PCR扩增，可以实现对每一条DNA分子的单独测序，其特点是测得的DNA序列片段长度非常长，其平均长度能达到10 000bp。三代测序无须扩增，不会人为引入突变，可测取富含AT或GC的区域，高度重复序列、回文序列，不会产生GC的较大偏差，通过reads的自我矫正，30×以上准确率能够达到99.999%，可直接测取甲基化信息，同步进行表观遗传学性别识别。目前主流三代测序平台有Oxford Nanopore、Pacific Biosciences（PacBio）和Single Molecule Real-Time（SMRT）Sequencing。

第三节　数据分析与鉴定方法

一、基因序列分析方法

（一）生物信息数据库

随着生命科学技术的飞速发展，基于因特网的生物信息呈现几何式增长。生物信息资源的获取与分析严重依赖公共数据库。本节主要介绍目前常用的三大主要生物信息学数据库，分别是美国国立生物技术信息中心（National Center of Biotechnology Information，NCBI）的GenBank数据库、欧洲生物信息学研究所（European Bioinformatics Institute，EBI）的DNA数据库和日本DNA数据库（DNA Database of Japan，DDBJ）。其中，NCBI中的GenBank数据库包含了海量的基因组信息数据，EBI中也有一个DNA数据库——the European Molecular Biology Laboratory database（EMBL）。这三大主要的生物信息数据每天更新并共享相关数据，研究人员均可免费下载所需生物信息数据，主要数据库情况见表2-3。

表 2-3　生物信息数据库网址及相关信息

数据库名称	情况说明	统一资源定位器（uniform resource locator, URL）
GenBank	更新维护 GenBank 数据库信息	http：//www.ncbi.nlm.nih.gov/
DDBJ	关联日本信息生物学中心	http：//www.ddbj.nig.ac.jp/
EBI	更新并维护 EMBL 数据库信息	http：//www.ebi.ac.uk/

除了 EBI、GenBank、DDBJ 三大数据库外，存储基因组和蛋白质序列的生物信息数据库还包括提供人类基因组和其他基因组注释的数据库 Golden Path、提供参考生物信息和相关文献资料的数据库 PubMed、提供序列获取的数据库 SRS、提供蛋白质及其大分子结构信息的结构数据库 ExPASy 等。

（二）GenBank 数据库

GenBank 数据库收录了截至目前绝大部分已知公开的基因和蛋白质序列信息，其数据库异常庞大，而且其数据信息量呈爆炸式增长。GenBank 不仅存储了序列信息，而且还存储了相应的生物学注释及参考文献，可以完全免费从 NCBI 上获取详细生物信息。

1. GenBank 数据库种类　GenBank 中的数据信息量是巨大的，如何从海量的数据库中获取所需要的信息是数据分析的关键。下面以获取人冠状病毒（human coronavirus）表面纤突蛋白（spike protein，S）受体结合区（receptor binding domain，RBD）为例进行介绍。RBD 的蛋白质序列和 DNA 序列是以不同的表示形式存储在不同的数据库中的。例如，RBD 可以作为一条基因在 DNA 层面上进行描述（如 non-redundant、dbGSS、dbHTGS、dbSTS、LocusLink 等）；或者作为一个信使 RNA，即 mRNA 在 RNA 层面上进行描述（如 dbEST、UniGene、LocusLink 等）；或者在蛋白质层面上进行描述（如 non-redundant、SwissProt、PDB、PIR 等）。考虑到 RNA 的不稳定性，通常情况下把 RNA 序列转化成对应的互补 DNA（cDNA）序列，这样每个 cDNA 对应一个 RNA 转录片段收录在一系列数据库中。

2. Reference Sequences（RefSeq）参考序列获取　NCBI 中的 RefSeq 可给出一个对应于某个基因或蛋白质最稳定、最被认可、注释最为全面无冗余的序列。图 2-2 为 RefSeq 搜索框。在 GenBank 中搜索目标基因通常会出现成百上千个目标序列，但是对该目标基因的 RefSeq 记录只有最可靠、最被认可的一条可以代表某个物种代表性序列的标准序列。

（三）序列比对分析

当获得一个基因或蛋白质序列后，面对的一个基本问题是该序列是什么，它是否和其他的蛋白质或基因相关。基因水平的相关性可能预示着两者间的同源性，也提示功能上的相似性。通过序列的比对分析，去寻找分子间共享的模体（motif）或结构域（domain），进而探寻种内及种间蛋白质结构功能相互关系，这是当前生命科学领域研究最重要也是最常用的手段之一。

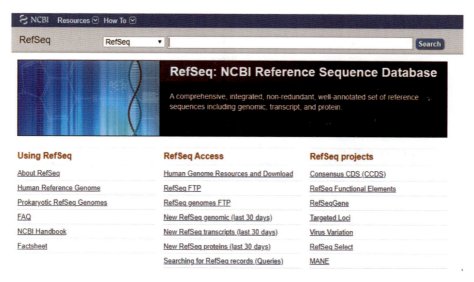

图 2-2　RefSeq 搜索框示例

应该弄清楚 3 个概念：同源性（homology）、相似性（similarity）和一致性（identity）。所谓同源性，是指如果两条序列有一个共同的进化祖先，我们就说两者是同源的。显而易见，从基因进化层面讲，两者之间只有"无关"或"有关"两种情况，不存在介于两者之间的情况。同源性只有"是"或"否"，不存在同源性程度的问题，说不同序列之间具有"很高的同源性"或"很低的同源性"，或是"百分之几的同源性"都是不科学的。相似性是用于描述不同蛋白氨基酸序列或不同核酸序列之间一致性程度的一种术语。同源的氨基酸或核苷酸总是在结构上有显著的相似性，可以用"百分率"或"低水平相似""高水平相似"等带有度量性的用语表述。一致性也有译为"同一性"，是指被比对的两种或多种氨基酸或核苷酸序列之间，在相同位置上具有相同氨基酸序列（或核苷酸序列）的情况。序列一致性的程度通常用被比对的两种序列在同一位置具有共同氨基酸（或核苷酸）的数目占总数的百分比来表示。因此，一致性和相似性是一种描述核苷酸（或氨基酸）序列相关性的量，同源性是序列同源或不同源的一种论断。

（1）序列比对搜索工具 BLAST：BLAST 是 NCBI 中将一个核苷酸序列或氨基酸序列同多种数据库中的其他序列进行比对分析的主要工具，这种搜索将反馈哪些相关的序列在其他物种或同一物种中出现，这意味着每进行一次 BLAST 搜索要进行成百上千万次的比对分析，并将最优化的比对结果进行反馈。BLAST 兼顾了搜索的灵敏度和比对速度，其具体算法不在此赘述（图 2-3）。

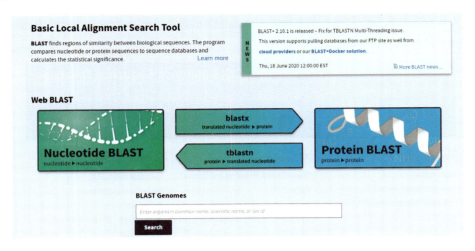

图 2-3 BLAST 搜索框

（2）多序列比对：多序列比对的意义在于，同源的 DNA 或氨基酸序列通常会表现出相似的基因或蛋白质结构，预示着它们具备相似的功能。一个多序列比对就是对一组能够部分或全部对齐的 DNA 或氨基酸序列的比对分析。常用的多序列比对工具有 Clustal W、Clustal X、DNAMAN、DANStar 等。DNAStar 是序列分析的有力工具，在此对其主要功能及作用做详细介绍。DNAStar 包含 EditSeq、GeneQuest、MapDraw、MegAlign、Primer Select、Protean、SeqMan 7 个功能。其中，EditSeq 可用于对 DNA 或氨基酸序列的分析，如寻找开放读码框（open reading frame，ORF）、DNA 序列翻译、遗传密码子的编辑、序列反向互补及反向转换、序列 BLAST 检索、序列信息的查看、序列校读、序列保存和输出（包括 sequence 格式、FASTA 格式）等。GeneQuest 的主要功能包括发现和注释 DNA 序列中的基因及特征，如 ORF、重复序列、拼接点连接、转录子结合位点、限制性内切酶位点等。通过应用"methods"，序列特征可以图形的形式展示出来。同时，GeneQuest 也提供整合的 Entrez 和 BLAST 搜寻功能。

MapDraw 能够根据实验设计制作 6 种类型的酶切图片，从简单的线性酶切图谱到包含注释的环形酶切图谱，在展现限制性酶切位点的同时也能够展示出序列特征。

MegAlign 可以提供六列队（aligment）方法进行 DNA 和氨基酸序列的多序列比对（multiple aligment）分析。多序列比对可以在 MegAlign 的"worktable"进行编辑和查看，根据多序列比对结果可以制作系统进化树（phylogenetic tree analysis）。另外，MegAlign 多序列比对结果的残基替代和序列距离数据可以制成表格，差异和相似性可以通过彩色直方图展示出来。同时，MegAlign 也提供整合的 BLAST 搜寻功能。MegAlign 具体使用功能：①创建队列文件：MegAlign 提供了两种基本的队列算法——多序列比对和配对比对。多序列比对在 worktable 中对所有序列进行比对分析，配对比对可以比较任何 2 个选定的序列的相似性。②点划分方法：使用点划分方法前应先把要比较的序列叠加起来，然后计算匹配不当的数目。同时选定两个序列，从"ALIGN MEMU"中的"One Pairl"里选择"Dot

Plot"打开窗口，单击"OK"键选用默认的参数进行比较，结果会在另一个窗口显示出来。每个匹配都与特定的一组残基有特定的相似性，"Dot Plot"窗口显示为蓝色，左侧末端开始的红色斜线表示两个序列比较的位置。通过双击任意一条蓝色线就会显示所选定的序列的比较结果。③多序列比对：从文件菜单选"OPEN"打开"DNAStar"文件夹的"Demo MegAlign"文件夹，双击打开"Calmodulin Alignment"，通过"VIEW MENU"中的 Sequence Distance 查看序列的相似性和差异性，通过"Residue Substitutions"查看残基的替代数目。④Phylogenetic Tree 功能：通过"VIEW MENU"中的"Phylogenetic Tree"打开进化树窗口，在"cladogram"中，"树枝长短（branch length）"代表祖先的节差异的评估距离。

Protean 的主要功能是使用多种分析方法来预测蛋白质的结构，并将结果以图形化的形式展示出来。预测蛋白质结构的多种方法按照科学概念进行了相应分类。有的概念只有一种方法可供选择，如柔韧性。多数情况下，多个方法可以同时存在于一个概念群中，如用于分析疏水性概念的方法就有多种。Protean 可以输入来自蛋白质数据库中带有注释序列的特点，并允许重新进行注释，该程序同其他 Lasergene 应用程序一样，也提供整合的 BLAST 搜寻功能。同时，Protean 还能够展示如 α 螺旋网、螺旋轮和 β 折叠片等基本二级结构。SeqMan 是多序列比对常用分析功能软件，它不仅能够将成千上百万个序列装配成 contigs，而且具备序列清除功能，可提供完善的输出和编辑功能。contigs 从序列输入开始，默认输入识别格式为文本格式或 DNAStar 序列格式。

（四）系统发育分析

系统发育（phylogeny）源于希腊语"geneia"（表示起源）和"phylon"（表示类别、谱系、种族的含义）。所谓进化理论是指生物群体随着时间的变化而不断发生改变，结果导致其后代在功能和结构上与祖先发生差异，该过程也被定义为生物体系统发育的过程。查尔斯·达尔文早在 1859 年发表的《论依据自然选择即在生存斗争中保存优良族的物种起源》一书中描述到，首先，相对于无进化的存活状态，每个独立的物种都更加倾向于新生。这是因为每时每刻每个生物体都在为生存而进行着反复斗争，该物种如果在复杂多变的自然生存条件下产生对其生存微乎其微的有利改变，那么该物种将有较大的生存可能性并被大自然选择而留存。传统上，物种的系统发育是表示物种进化的主要参考依据，而且是通过比较大量的不同生物体形态学特征来进行宏观上的评估的。

随着现代分子生物学的发展，分子水平上的系统发育更多地被应用于物种系统发育关系的研究，通常利用进化树的形式来分析研究不同物种间的进化关系。常用的分子系统进化树分析软件包括 PUZZLE、PHYLIP、Clustal X、TREEVIEW、LINUX 和 MEGA 等。目前最常用的是 MEGA 和 Clustal X。分析进化树的算法目前主要分为两大类：距离依靠法（distance method）和独立元素法（discrete character method）。距离依靠法包括邻近相连法（neighbor-joining method）和除权配对法（UPGMAM），其系统进化树的结构是由两两 DNA 序列的进化距离决定的，进化树枝的长度代表两两 DNA 序列的进化距离。独立元素法是指系统进化树的拓扑形状是由序列上每个氨基酸或核苷酸的状态决定的（如一条 DNA

序列上可能包含多个限制性酶切位点，这些限制性酶切位点是否存在与碱基的排列状态或存在状态有关，当分析多个 DNA 序列系统进化树时，进化树的结构就由这些碱基的状态来决定）。独立元素法包括最大似然法（maximum likelihood method）和最大简约法（maximum parsimony method）。通常，最大简约法适用于 DNA 序列上的每一个碱基变异率相近，要比对的序列碱基差别较小且碱基数目较多等情况。最大似然法虽然不需要上述诸多条件，但是其运算速度较慢，在比对较长的多序列时，往往耗时过长。

二、物种基因鉴定方法

传统的物种鉴定方法主要依靠形态学观察法，这种方法的缺点是需要经验丰富的专业技术人员，而且对物种标本的完整性要求较高，残缺或缺失主要鉴定特征的标本无法得到准确的鉴定结果。随着分子鉴定技术的发展，依靠传统形态学物种鉴定的方法的弊端越来越突出。本书主要讲述涉及病媒生物的物种分子鉴定技术方法。首先了解病媒生物的概念，病媒生物是指其成体或幼体通过与人类密切接触或通过叮咬，直接或间接地将所携带的病原体传播给人类、牲畜，并导致人、畜产生疾病的动物，常见的病媒生物包括鼠类、蚊类、蝇类、蠓类、蜚蠊、蜱类、螨类和蚤类。这些病媒生物能够携带病毒、传播多种传染病，如鼠疫、登革热、黄热病、寨卡病毒病、乙型脑炎、发热伴血小板减少综合征、流行性出血热、疟疾、包虫病、利什曼病、恰加斯病、基孔肯雅热、西尼罗热、斑氏丝虫病、委内瑞拉马脑炎、莱姆病、克里米亚-刚果出血热、蜱媒脑炎、Q 热、非洲锥虫病等。

（一）DNA 条形码鉴定技术

加拿大学者 Paul Hebert 等早在 2003 年发现，线粒体细胞色素 c 氧化酶亚基 I（CO I）基因片段能够提供一种简便、快速、可信的准确区分物种的分类方法，DNA 条形码的概念之后被提出并被广泛应用和发展。DNA 条形码之所以得到认可并被广泛应用，是因为它是建立在以靶基因扩增和多序列比对分析基础之上的以现代分子生物学技术为手段的新的物种鉴定技术，具体来说，其利用了生物体内能够代表该物种的、有足够变异的、容易扩增且相对较短的、标准的靶 DNA 片段进行物种鉴定，不受物种雌雄个体差异、发育状态差异和形态学特征是否完整等因素影响，操作简便、快速、准确。生物条形码数据库系统（Barcoding of Life Data System，BOLD）是目前国际条形码组织专用的生物物种鉴定数据库及鉴定平台。国际生物条形码联盟（iBOL）在 2010 年由 26 个国家合作成立，该联盟致力于将 DNA 条形码技术发展为国际通用的用于生物物种鉴定的准确、高效的技术方法。到目前为止，iBOL 已经发展为 60 多个国家参与的物种分子鉴定技术平台。BOLD 数据库对 DNA 条形码及凭证标本的筛选有严格的规定，如对靶 DNA 片段大小要求不低于 500bp，须同时提交物种鉴定所用的 PCR 引物对序列、DAN 测序图谱、唯一性标本编号、标本采集详细信息（如采集人姓名、带有 GPS 定位信息的标本采集地点的经纬度）。各国的研究者均可以将鉴定物种信息提交至该数据库，也可以从数据库中比对分析所要鉴定的物种序列。目前，BOLD 数据库已经包含超过 25 万种的 DNA 条形码序列信息，而且数据信息量正在快速增长。此外，DNA 条形码数据库除了 BOLD 外，还可以通过 NCBI 中的 BLAST 搜索工具对靶序列进行序列比对分析，具体操作前文已述。

（二）DNA 条形码物种鉴定步骤

DNA 条形码一般以线粒体细胞色素 c 氧化酶Ⅰ（COⅠ）的 658bp 的靶片段作为标准，该靶片段是能够代表该物种的、有足够变异的、标准的且易扩增的 DNA 片段，通过 PCR 扩增获得该 DNA 片段后，利用 BOLD 数据库或 BLAST 序列比对分析，构建系统进化树，阐明该物种与其他物种的亲缘关系。下文介绍几个关于 DNA 条形码鉴定技术的概念。

1. 凭证标本（voucher specimen）　是指获得 DNA 条形码 DNA 序列的原始标本。凭证标本必须是与分子凭证一一对应的关系，有标本存放、鉴定、采集信息等详细信息的唯一编号，便于日后溯源研究。

2. 分子凭证（molecular voucher）　是指在 PCR 扩增过程中所获得的所有分子实验数据，包括 PCR 产物、凝胶成像图谱、PCR 测序图谱及克隆片段等，分子凭证要求有唯一性编码、保存等详细信息，以便日后溯源。

3. 空白对照（blank control）　可以是未加入任何病媒生物组织的空白的无菌离心管，空白对照参与组织 DNA 提取、PCR 扩增、核酸电泳凝胶成像等整个检测过程。空白对照的目的是作为室内质控参与整个操作过程，以观察整个鉴定过程是否处于正常状态，空白对照组无靶 DNA 片段，说明整个操作可控。

鉴定过程：首先是组织 DNA 的提取，可选用商品化组织 DNA 提取试剂盒或用酚-氯仿抽提法对组织进行核酸提取。PCR 体系通常选择 50μl，扩增条件一般为 95℃预变性 5min；94℃变性 20 s，55℃退火 30 s，72℃延伸 45 s；经过 35 个循环后维持 72℃ 10 min。取 5μl PCR 扩增产物用于电泳分析。PCR 产物检测一般用琼脂糖核酸凝胶电泳分析法，或者采用具有高灵敏度、高分辨率的毛细管电泳分析法。获得目的 DNA 片段后，经过基因测序获得全长靶序列信息，经 NCBI 或 BOLD 数据库序列比对分析构建系统进化树。结果判定：一般以序列相似性或一致性≥99% 作为判定同一种类的标准。序列相似性或一致性大于 98% 且小于 99% 需结合凭证标本综合判断是否为同一物种。序列相似性或一致性≤98% 一般不作为物种判定的标准。此外，当序列比对数据库给出不同结论时，以 BOLD 结果为标准，其他数据库得出的结论可作为参考。

第三章　病媒生物基因鉴定体系

第一节　病媒生物基因鉴定序列筛选

一、重要的病媒生物基因鉴定候选序列

（一）病媒生物基因鉴定序列筛选原则

分类系统（phylogenetic system）是按不同物种进化过程中的亲缘关系进行系统分类的方法。根据系统发育分类建立的物种之间的关系可反映物种进化的规律。系统发育关系可以涉及种、属、科等各个不同的分类阶元。依据形态进行分类占主导地位，但有时仅利用形态特征进行分类有一定的困难。随着DNA测序技术的不断发展，采用基因测序的方法对物种进行分类越来越体现出其特有的优越性。2002年德国进化生物学家Tautz首次提出DNA分类（DNA taxonomy）的概念，以DNA序列为基础建立物种识别体系，利用DNA序列的差异进行种级阶元的分类，并与林奈命名系统对应。因此，DNA条形码的概念应运而生，DNA条形码最早由加拿大学者Hebert提出，即利用一段短的DNA序列作为物种快速鉴定的标记，并以此建立DNA序列和生物物种之间一一对应的关系。理想的DNA序列需要有以下几个特征。

（1）目标DNA片段必须存在于绝大多数物种之中。

（2）目标DNA片段的序列长度控制在目前测序技术可读取的长度范围内。

（3）目标DNA片段应具有足够的遗传变异性和一定的分化度，可以区分不同的物种，同时种内变异小，具有保守性。

（4）具有高度保守的侧翼序列，以便于扩增引物的设计。

DNA条形码一经提出就受到了研究者们的广泛关注，众多研究表明符合标准的基因片段主要集中在线粒体基因组和核糖体RNA基因上，这两种基因的共同点是在每个细胞中都有较高的拷贝数，有利于DNA提取和扩增。

（二）核糖体RNA基因

核糖体是由几十种蛋白质和若干核糖体RNA（ribosomal RNA，rRNA）组成的一个致密的核糖核蛋白颗粒，执行着蛋白质合成的功能。真核生物的核糖体是细胞核内编码核糖体的基因，是一类中度重复的序列，以串联多拷贝的形式组成庞大的多基因家族，呈团块聚集在特异染色体中，每个染色体中有上百个拷贝。每个拷贝由非转录间隔区（nontranscribed spacer，NTS）、外转录间隔区（external transcribed spacer，ETS）、18S rRNA 基因、内转录间隔区1（internal transcribed spacer 1，ITS1）、5.8S rRNA 基因、内转录间隔区2（internal transcribed spacer 2，ITS2）、28S rRNA 基因组成，重复片段之间由基因间隔序列（intergenic spacer，IGS）隔开。18S rRNA、5.8S rRNA 和 28S rRNA 3 种 RNA 基因组成基因编码区（图 3-1）。有研究表明，核糖体 3 个区域（非转录间隔区、转录间隔区和基因编码区）的 DNA 进化速率不同，非转录间隔区进化速度较快，适合于种间关系的研究；转录间隔区为中度保守，适合于推断 5×10^6 年左右的进化事件；基因编码区非常保守，进化速率很慢，适合构建系统树的基部分支，但基因编码区又可分为高度保守区、保守区、可变区和高变区，这些不同的区域适于不同阶元的系统发生学研究。核糖体具有多拷贝性，序列表现出协同演化，种内序列的一致性或相似性远大于种间序列，核糖体 rRNA 基因已成为研究生物进化和系统发育分析的一个非常有用的分子标记。

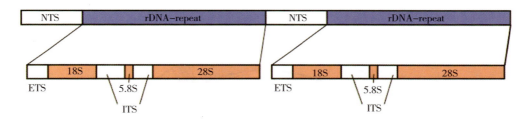

图 3-1　真核生物核糖体结构（引自 https：//enacademic.com）

（三）核糖体中的基因鉴定候选序列

在原核生物中，核糖体 rRNA 基因在种属鉴定中发挥了巨大的作用，原核生物 16S rRNA 基因既有高度保守的序列区域，又有中度保守和高度变化的序列区域，其已成为原核生物种属鉴定的金标准。而在真核生物中，由于核糖体 rRNA 基因的编码区非常保守，进化速率较慢，仅适用于较高阶元的系统发生学研究，对于近缘的种属水平通常难以分辨。而近年来研究发现，核糖体基因的转录间隔区（ITS 序列），特别是 ITS2 序列，受外界环境的影响较小，进化速率相对较高，且在物种间表现出较高的差异性。ITS2 序列作为一种分子标记，在病媒生物尤其是昆虫的种下分类阶元与亲缘种方面已得到广泛应用。

（四）线粒体基因组

线粒体是多数真核细胞内的双膜细胞器，是发生氧化磷酸化和合成三磷酸腺苷（ATP）的主要场所，也被称为细胞内的"能量工厂"。它具有自己的遗传物质和遗传体系，但也受核基因的控制，故线粒体基因组的大小和功能都相对有限。在大多数多细胞生物中，线粒体基因组（mt DNA）是环状、共价闭合、双链 DNA，由 15～42kb 个碱基对组成。线粒体基因组由编码 37 个基因的编码区和 1 个非编码区（D-loop 区）构成。37 个基因的编码包括 13 个蛋白质编码基因、22 个 tRNA 和 2 个核糖体 RNA 基因。其中 13 个蛋白质编码基因由 1 个细胞色素 b 基因（Cytb）、3 个细胞色素 c 氧化酶亚单位（CO Ⅰ、CO Ⅱ、CO Ⅲ）基因、2 个 ATP 酶复合体亚基（ATPase6 和 ATPase8）基因和 7 个 NADH 脱氢酶亚基（ND1～ND6 和 ND4L）基因组成（图 3-2）。

线粒体基因组在系统发育研究中有如下优点。

（1）由于线粒体是母系遗传，进化过程中不受种间杂交的影响，所以其缺少重组。

（2）在大多数动物中，线粒体控制区和蛋白质编码基因的替换速率比核基因的替换速率快。在任何一种生物中，不同分子性状的进化速率差异较大，可用于分析不同分类阶元的系统发生关系。快速进化的分子性状可以解决相对近期分歧的类群，而慢速进化的分子性状可以解决相对早期分歧的类群。

（3）线粒体在细胞内含量丰富，且其分子量相对较小，使得其容易通过扩增获得。由于其优越性，线粒体基因组在种群内的遗传多样性、物种系统发生关系和分歧时间推算、分子系统地理学等研究中具有广泛应用。

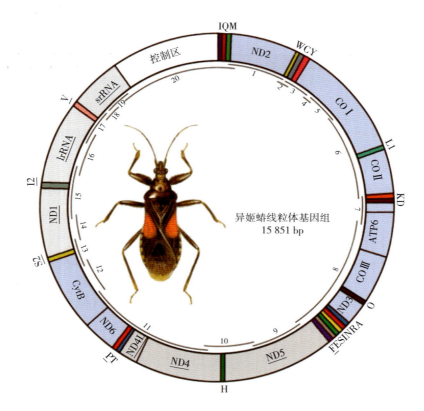

图 3-2　昆虫线粒体基因组（引自 Li et al, 2012）

（五）线粒体基因组中的候选序列研究

线粒体基因组的控制区（D-loop 区），也称为线粒体基因组的非编码 DNA 区域，是位于 tRNA-Pro 和 tRNA-Phe 基因之间的一段长 880～1400bp 的非编码序列，有多个短串联重复序列区域，是线粒体基因组中突变率最高的一段序列。动物的 mtDNA D-loop

区存在着丰富的单核苷酸和序列长度变异，串联重复序列是序列长度变异的主要原因，多数发生在位于线粒体 DNA 控制区的两侧。由于 D-loop 区的高度多态性，D-loop 序列被广泛用于各类动物，如牛、马及病媒生物中的鼠类物种的遗传多样性、系统发育和起源驯化研究。

在线粒体基因组的编码区，研究者对 13 个蛋白质编码基因的进化速率进行了研究，研究发现 ND2、ND4、ND5、Cytb 和 CO Ⅱ 进化速率较快，可以保存更多的系统发育信息，较好地反映物种的进化历史；CO Ⅰ、CO Ⅲ、ND1 和 ND6 进化较慢，可保存一定的系统发育信息；而 ATPase6、ATPase8、ND4L 和 ND3 进化最慢，无法很好地提供系统发育信息。一个序列非常保守的基因在分类学上是没有意义的，反之，一个极端快速进化的基因虽然可以区分近缘物种的分类关系，但由于碱基的二次突变，导致数据信息不能够区分远缘物种的分类关系。另外，基于基因片段长度差异的考虑，900bp 左右最适合现有的扩增及测序技术条件与要求。综合以上信息，线粒体基因组 13 个蛋白质编码基因中只有 CO Ⅰ 和 Cytb 拥有适合的长度和进化速率，二者被作为 DNA 条形码的重要目标片段进行广泛研究。2003 年，Hebert 等对包括脊椎动物和无脊椎动物在内的共计 11 门 13 320 个物种的 CO Ⅰ 基因上游 700bp 的序列进行比较分析后得出以下结论：除腔肠动物外，98% 的物种的种内遗传距离的差异在 0～2%，而种间距离平均可达到 11.3%。据此，Hebert 提出可以用 CO Ⅰ 基因的该区段来代表物种，为 CO Ⅰ 基因作为 DNA 条形码分子标记奠定了研究基础。由于 Cytb 基因的进化速率较 CO Ⅰ 基因快，在很多亲缘关系较近的物种之间（如昆虫中的蚊类），利用 CO Ⅰ 基因往往难以清晰分辨，而 Cytb 基因则体现出其独特的优势，因此在亚种、姊妹种或不同地理种群间的分子溯源中广泛应用。

综合以上信息，ITS2、D-loop、CO Ⅰ 和 Cytb 基因是目前研究较多的适用于病媒生物基因鉴定的候选序列，分别存在于核糖体 DNA 和线粒体基因组上。各候选序列都形成了较为成熟的鉴定体系，在病媒生物基因鉴定中得到广泛应用。

二、病媒生物基因鉴定序列（CO Ⅰ、Cytb、D-loop、ITS2 等）

（一）CO Ⅰ 基因

CO Ⅰ 基因作为物种鉴定的目标基因是由加拿大学者 Hebert 首次提出的，它是编码线粒体中 3 种细胞色素氧化酶亚基之一，其分子量最大、功能结构域保守。CO Ⅰ 基因的 C 端（COOH-terminal）进化速率远快于内环区（internal loop，Ⅰ）、外环区（external loop，E）、跨膜螺旋区（transmembrane helices）和 N 端（NH_2 terminal），其中间区域（central region，M5～M8）进化速率最低，也是其重要的功能区域。CO Ⅰ 基因中同时存在较快和较慢进化的密码子位点，以及保守区域和突变区域，使得 CO Ⅰ 的序列结构特征在保证足够变异的同时又有一定的保守性，很容易被通用引物扩增，因此 CO Ⅰ 基因被作为研究 DNA 条形码的理想片段。对大量动物类群的研究结果显示，有超过 95% 的物种其线粒体基因细胞的 CO Ⅰ 基因可用于动物物种水平的鉴定。CO Ⅰ 的通用引物能够扩增大多数动物 CO Ⅰ -5′ 端的序列，CO Ⅰ 在基因序列上进化速率较慢，更适合解析亲缘关系密切的分类类群，即使亲缘关系很近的类群在COⅠ序列上也存在几个百分比的差异。COⅠ-5′端的区域被选作绝大多数高等动物的标准编码，这个区域长度为648bp，相邻的保守序列使得这个区域易于扩增和分析。因此，研究者认为该序列可作为动物物种鉴定的核心序列，提出利用该序列作为物种的DNA条形码进行生物学鉴定，其应用包括病媒生物中的各种鼠类及昆虫类等。

（二）Cytb基因

Cytb基因编码细胞色素b是线粒体13个蛋白质编码基因中研究最清楚的基因，细胞色素b基因进化速度适中，含有丰富的SNP位点，结构相对保守，与D-loop区相比，其在种、属乃至科的水平上能更好地表现研究对象之间的系统发育关系。Cytb基因的进化速率较COⅠ基因快，在物种的分类鉴定中通常用于亚种、姊妹种或不同地理种群间的分子溯源。Gil-Arriortua等采用Cytb基因对丽蝇科进行种属鉴定，刘蓉蓉等利用Cytb基因对不同地理分布的中国姬鼠进行了系统发育分析。Cytb基因曾被认为是了解并处理亲缘关系较近物种间的系统发育问题可信度最高的分子标记之一。

（三）D-loop序列

D-loop序列位于线粒体基因组的控制区，也称为线粒体基因组的非编码DNA区域，是位于tRNA-Pro和tRNA-Phe基因之间的一段长为880～1400bp的非编码序列，有多个短串联重复序列区域，是线粒体基因组中突变率最高的一段序列。由于mtDNA D-loop区的突变率太高，经常会发生回复突变，从而导致构建的动物系统进化树很模糊，进化速率的计算也不准确，利用mtDNA基因组中的COⅠ基因作为辅助，则可以避免这些问题，使研究结果更准确。刘小丽等使用线粒体D-loop区（815bp）序列对舟山群岛8个面积不等岛屿的黄毛鼠（*Rattus losea*）种群进行遗传变异研究。侯新远等利用线粒体控制区基因（D-loop）研究我国12种虾虎鱼类的系统进化关系，并将这12种虾虎鱼类的亲缘关系重新进行划分。董志国等采用线粒体控制区基因作分子标记，对中国海域三疣梭子蟹野生群体的遗传多样性及群体遗传结构进行了分析，发现该种群的遗传距离与地理距离不存在显著的相关性，群体发生与扩散可能有更复杂的原因。目前动物线粒体DNA控制区基因是动物种群遗传学、分子生态学和系统地理学研究中非常有效和最灵敏的遗传标记。

（四）ITS2序列

ITS序列在基因组中属于高度重复序列，而且通过不等交换和基因转换，这些重复单位间可发生位点内或位点间的同步进化。特别是ITS2序列，该段序列受外界环境影响较小，且在重复单位间可发生位点内或位点间的同步进化，因此这段区域进化速率相对较高，在物种间表现出较高的差异。由于核糖体内转录间隔区受到的选择压力小、变异较大的特点，其被用于低级分类阶元的系统发育研究，目前ITS2序列已在昆虫等物种的种下分类中得到应用。

尽管D-loop序列、Cytb基因和ITS2序列在进行不同物种的基因鉴定方面都表现出各自的优越性，但COⅠ基因在物种的基因鉴定领域却占据着举足轻重的地位（表3-1）。原因是：①动物生命中绝大部分阶段都有明显的COⅠ基因序列。②COⅠ基因位于细胞线粒体中，因此只能从母体中遗传，这样基因重组的发生率低。而大部分在细胞核中找到的基因是从母体和父体共同遗传下来的。③它还拥有蛋白质编码基因所共有的特征，即密码子第三位碱基不受自然选择压力的影响，可以自由变异。④CO Ⅰ 在能够保证足够变异的同时又很容易被通用引物扩增，而且目前研究表明，其 DNA 序列本身很少存在插入和缺失。因此，物种的基因鉴定通常首先选择 CO Ⅰ 基因，同时根据不同物种的特征，辅助采用 D-loop 序列、Cytb 基因和 ITS2 序列进行更进一步的物种划分。

表 3-1　广泛用于病媒生物 DNA 条形码技术的标记基因

标记基因	目标物种	优点	缺点
CO Ⅰ	动物群、原生生物	覆盖种类最广，利于扩增，准确率高	近缘种难以区分；线粒体 DNA 的基因渗入现象
ITS2	真菌、植物、原生生物	近缘种，低级分类阶元的系统发育准确率较高	较高分类阶元的系统发育准确率低
Cytb	动物群	适用于亚种、姊妹种或不同地理种群间的分子溯源	较高分类阶元的系统发育准确率低
D-loop	动物群	灵敏度高，适用于近缘种或不同地理种群间的分子溯源	突变率太高，经常会发生回复突变

第二节　应用 CO Ⅰ 鉴定

一、应用 CO Ⅰ 条形码鉴定病媒生物

目前，以 CO Ⅰ 为主体基因的鉴定体系已经非常成熟，并且在病媒生物中广泛应用。通过 PCR 扩增和测序技术，对源自不同生物个体的 CO Ⅰ 特定基因片段进行扩增、测序，然后对得到的 DNA 序列进行多重序列比对和聚类分析，从而将待定物种准确定位到一个已描述过的分类种群中，对某些物种来说，甚至可将其分布准确到特定的地理种群。通常，进行基因鉴定具体包括以下几个操作步骤：①样品的采集与预处理。②提取样本 DNA。③目的基因的扩增。④PCR 序列测定及序列比对分析。

下面我们以蚊为病媒生物样本，介绍病媒生物样本基因鉴定体系。

（1）样品的采集与预处理：蚊为口岸较为常见的病媒生物之一，采集部分蚊组织，若标本数量充裕，也可采集整只蚊子，用自动研磨器或手动将其研磨粉碎。

（2）提取样本 DNA：DNA 提取试剂盒的方法使用较为普遍，对于个体微小的样品，传统的 DNA 提取方法如 CATB 法、SDS 法等仍有一定的优势。个体较大的样品一般选用线粒体含量丰富的特定组织，需要整头提取的虫体，特别是捕食性昆虫，建议解剖捕食者以获取不受污染的组织碎片。此外，目前样本的无损伤提取已经得以实现，以便提取 DNA 后仍可将样本完整保存或结合形态学研究。

（3）目的基因的扩增：主要利用CO Ⅰ基因序列5'端位于轻链1490位点和重链2198位点之间的目的片段。目前，扩增病媒生物目的序列常用的5对通用引物如表3-2所示，随着各物种DNA条形码研究的深入，也报道了许多适合不同物种CO Ⅰ基因扩增的引物，均收录在BOLD网站的引物列表中（https：//www.boldsystems.org/index.php/Public_Primer_PrimerSearch）。配制PCR扩增体系，扩增CO Ⅰ基因片段，反应体系和扩增条件如表3-3所示。关于高效扩增CO Ⅰ条形码的标准化试剂和扩增程序，参见加拿大DNA条形码研究中心（CCDB，http：//dnabarcoding.ca/）操作过程。

表3-2 常见的CO Ⅰ基因引物序列

引物名称	序列	适用类群	参考文献
L490	GGTCAACAAATCATAAAGATATTGG	大部分昆虫、哺乳动物等	Folmer et al, 1994
HCO2198	TAAACTTCAGGGTGACCAAAAAATCA		
LepF1	ATTCAACCAATCATAAAGATATGG	昆虫	Hebert et al, 2004
LepR1	TAAACTTCTGGATGTCCAAAAAATCA		
BatL5310	CCTACTCRGCCATTTTACCTATG	哺乳动物（鼠类）	Robins et al, 2007
R6036R	ACTTCTGGGTGTCCAAAGAATCA		
mlepF1	GCTTTCCCACGAATAAATAATA	两栖类	Hajibabaei et al, 2006
mlepR1	CCTGTTCCAGCTCCATTTTC		

表3-3 PCR反应体系及扩增条件

体系	体积（μl）	温度（℃）	时间
反应预混液（2×）	25	95	5 min
引物（上游）	2	95	30 s
引物（下游）	2	72	30 s
DNA模板	3	72	1 min
dd H$_2$O	补足至50	72	5 min

（其中95℃30s、72℃30s、72℃1min为35个循环）

（4）PCR序列测定及序列比对分析：随着测序技术的发展，600bp左右的序列片段可以直接进行PCR产物测序，这也使DNA条形码技术程序更简便快捷。经过测序得到目的基因片段DNA序列。登录NCBI的BLAST网址https：//blast.ncbi.nlm.nih.gov/Blast.cgi。选择Nucleotide BLAST选项，将测定序列复制粘贴入待比对序列框中，选择BLAST选项进行比对，结果将以亲缘关系远近列表显示。另外，可登录BOLD网站将测定序列复制粘贴入待比对序列框中，BOLD网站也将给出与之亲缘关系最近的物种列表。

二、CO Ⅰ在分子系统进化和DNA条形码研究中的应用

越来越多的研究表明，CO Ⅰ基因已经成为生物系统学研究中首选的分子标记之一。基于CO Ⅰ基因的DNA条形码技术具有重现性好、谱带单一、适于大规模高通量分子鉴定研究等诸多优点，因此得到广泛应用。就目前研究分析，CO Ⅰ基因条形码的应用主要集中在物种的鉴定与分类、辅助发现隐存分类单元和系统发育研究等方面。

（一）物种的鉴定与分类

相对于形态学鉴定的局限性，DNA条形码用于辅助物种鉴定与分类具有快速准确的优点，并且在植物、动物等多个领域都得以证明。在脊椎动物方面，生物学家们利用CO Ⅰ基因对鱼类、两栖类、鸟类及家养禽类进行分子鉴定，并成功将其在种的水平上进行分类，为分类系统的研究提供了分子水平证据。无脊椎动物方面的研究主要集中在节肢动物门，如Barrett和Hebert应用660bp CO Ⅰ基因序列，将168种蜘蛛和35种其他的蛛形纲动物准确区分。DNA条形编码技术在等翅目和鞘翅目等诸多领域均有应用。

CO Ⅰ基因在病媒生物的物种鉴定相关研究中也发挥了巨大的作用，随着国际贸易与旅游业的发展，以及气候变化等因素的影响，有害生物的传播风险加剧，加强防控物种入侵首先要加强有害生物风险预测与监测，对口岸截获样品的准确快速鉴定是其中一项重要内容。分子鉴定的方法能实现外来有害物种的有效鉴定，DNA条形码的出现能够很好地应对检疫生物名录的不断更新变化，以及国内、国际分子鉴定的方法难以统一化、标准化的问题。Nelson等利用基因CO Ⅰ条形码序列对澳大利亚9种重要*Chrysoma*属蝇类的56个样本进行研究，利用K2P距离模型和邻接法计算序列差异，结果显示CO Ⅰ条形码序列能够实现对澳大利亚东海岸该属蝇类的鉴定。Foottit等（2008）对13属300种蚜虫进行研究，证明DNA条形码序列能够有效区分其中96%的物种，种内的序列差异平均仅为0.2%，对于入侵蚜虫物种的监测与防控具有重要意义；刘蓉蓉等采用CO Ⅰ基因对中国姬鼠属的种类进行系统性研究，充分说明CO Ⅰ基因能够运用于鼠形动物的分类鉴定。陈念和赵树进等以毒蛾和果蝇为例，综述并讨论了在入侵物种分子鉴定中，DNA条形码的方法比物种特异性PCR或PCR-RFLP鉴定方法更具有可操作性，在成本、周期和稳定性方面具有明显的优势，认为CO Ⅰ条形码是准确和灵活鉴定入侵昆虫的首选方法。DNA条形码可以很好地解决昆虫多型性造成的形态学问题，解决昆虫幼期及多型性昆虫种类鉴定的难题。就应用领域来分析，基于CO Ⅰ基因的DNA条形码目前已在病媒生物鉴定方面得到广泛应用，其对于帮助非专业人员快速准确识别物种具有重要意义。

（二）辅助发现隐存分类单元

很多动物类群中都存在形态相似的隐存分类单元，这给分类学的研究带来许多混乱因素，而增加了基因信息的DNA条形码技术是发现隐存分类单元的有效途径之一。例如，在马达加斯加热带水生甲虫研究中，Monaghan等应用DNA序列在鉴定已记述种的同时发现了几个隐存种；Brown等结合形态学和DNA条形码，发表巴布亚新几内亚的鳞翅目

新种 *Xenothictisgn etivora*；由 Hebert 领导的研究小组对北美 260 种鸟类进行了 DNA 条形码的序列分析。结果表明，每种鸟都有一个单独的条形码，不同种之间的变异是同种鸟之间变异的 19～24 倍。而且发现其中 4 种鸟分别出现了 2 种不同的 CO Ⅰ 基因序列，这证明北美鸟类中发现了 4 个新种；另外，Hebert 通过研究被认为同属 1 个种类的 2500 多只哥斯达黎加普通蝴蝶（*Astraptes fulgerator*），发现这些蝴蝶的 DNA 条形码很清楚地落入 10 个不同的组中，表明这些蝴蝶属于 10 个不同的种类，而这些蝴蝶的成虫单靠形态学特征无法区分，最后结合其颜色和食物偏好的不同，将这些蝴蝶分成 10 个不同的类群。褚栋等利用 CO Ⅰ 基因片段对国内外 12 个地理种群烟粉虱的生物型进行了鉴定，并对其来源进行了分析，结果发现来自国内主要省市的烟粉虱与来自国外的 B 型烟粉虱具有 99.8%～100% 的同源性，并查出和首次报道了国内存在 Q 型烟粉虱。

（三）系统发育研究

分子系统学于 20 世纪 80 年代兴起，并于 20 世纪 90 年代广泛应用于昆虫研究。DNA 序列分析法是分子系统学研究中的常用方法，线粒体 CO Ⅰ 基因序列是目前研究昆虫系统发育最广泛的分子标记之一。虽然 DNA 条形码提出的目的不是揭示系统发育关系，但由于 DNA 条形码所应用的 CO Ⅰ 序列片段包含一定的变异速度相对较快的系统发育信息，因而可用以探讨属级以下的，如亲缘关系密切的种、亚种或种群之间等低级阶元的系统发育关系，对低阶元的系统发育研究具有重要意义。DNA 条形码区段用于系统发育学研究在多种物种中均有报道，Smith 等对马达加斯加的蚂蚁进行了个体归类，表明形态学方法一般比基于序列分析的结果更保守，基于 DNA 序列的方法能够产生更大的丰富性和明显更低的相似性；黄华等以 DNA 条形码 CO Ⅰ 序列区段为分子标记，对 11 个不同寄主植物上茶黄硬蓟马进行系统发育研究，序列分析表明，不同寄主上茶黄硬蓟马 CO Ⅰ 基因遗传距离为 0～0.046，平均遗传距离为 0.012。

第三节　转录组测序鉴定技术

近年来，转录组测序鉴定技术快速发展。通过收集病媒生物高近缘复合种样本，提取高质量 RNA，构建 cDNA 文库并进行转录组测序，获得相应病媒生物高近缘复合种转录组数据，对转录组数据进行差异基因表达量分析。寻找特征序列，应结合系统进化树，寻找能够区分同属高近缘复合种的 PCR 引物/探针及其反应条件，构建高近缘复合种的特征数据库，从而建立高近缘复合种精准、快速的鉴定方法。

转录组测序技术的成熟与应用也伴随着新问题的出现，其中样本不同采集与保存方法所导致的差异凸显，成为影响测序与分析结果的重要因素。以中华按蚊为例，其个体藏身隐蔽且十分脆弱，野外活体采集具备难度，部分样本采集完拿到实验室时已经死亡。而且，野外采集的实验条件通常有限，因此样本在送达实验室安全保存前常会发生不同程度的 RNA 降解。此外，中华按蚊体内常具有已吸取的宿主血液，从而对样本的 RNA 提取造成干扰。这些干扰因素均会影响样本构建测序文库中 mRNA 的丰度，降低后续分析的准确性。杨庆贵课题组（2020）对中华按蚊在是否吸血、捕获时状态（死/活）及投入 RNA 储存液前的冷冻时间等变量下转录组测序结果的差异进行比较分析，分析这些变量下组装的完整性，鉴定检出基因的组成及表达量差异，以及这部分差异基因主要的功能。从方法学角度出发，为之后中华按蚊等吸血昆虫的转录组测序研究在样本采集与保存方面的策略优化，以及有效评估现有转录组数据有效性等方面提供参考。现将相关研究方法及结果列出以飨读者。

（一）样本采集

中华按蚊样本采集自云南瑞丽某养牛场。依据研究目的，共采集 4 类样本，样本均为雌性，分别为未吸血活体、吸血活体、吸血活体在 −20℃冷冻 20min、吸血死样本在 −20℃冷冻 20 h。

（二）RNA 样本提取与转录组测序

使用天根试剂盒提取各组样本的总 RNA，操作方法参考试剂盒说明书。每组选择 5 个个体，混样提取，提取出的 RNA 样本使用 Bioanalyzer 平台检测合格后，用于转录组测序。转录组文库构建与测序采用 BGISEQ-500 平台，每组 3 个生物学重复，4 组共计 12 个样本，每个样本测序至少 6 Gb。

（三）数据处理与分析

测序原始数据使用 Trimmomatic v0.33 软件过滤包含接头、未知碱基 N 含量大于 5% 的等低质量序列。所有过滤后的清洁标签用于之后输入 Trinity v2.11.0 软件合并组装，然后使用 TGICL v2.1 软件对转录本进行聚类去冗余得到最终转录组基因数据集 Unigene。Unigene 的质量使用 BUSCO v3（Benchmarking Universal Single-Copy Orthologs）软件中单拷贝直系同源基因（single-copy ortholog，SCO）完整性比例进行评估，评估采用昆虫共有 SCO 基因数据库。使用 TransDecoder v5.3.0 软件识别 Unigene 中的编码区域（coding domain sequence，CDS），识别应结合 Blast 2.2.28 软件比对 SwissProt 数据库和 Hmmerscan 软件，搜索 Pfam 数据库中蛋白同源性的结果，以获得更完整的编码区域。

功能注释通过将组装得到的 Unigene 在常用功能数据库中依据序列相似性比对获得 KEGG、GO（The gene ontology resource）、NR、NT、SwissProt、Pfam 和 KOG，此过程中采用的软件分别为 KAAS（KEGG）、Blast2GO basic（GO）、Blast v2.2.28（NR、NT、SwissProt、KOG）、Hmmscan v3.2.1（Pfam）。

使用 RSEM v1 软件将各个样品与 Unigene 进行比对，计算基因表达水平。R 中 DESeq 软件包被用于计算不同样本组（重复样品归为一组）的差异表达量分析，使用每百万碱基检出片段数量（fragments per kilobase per million，FPKM）值作为衡量表达量差异的参数。差异倍数达到两倍以上并且二轮校准后的 P-value（Q-value）$\leqslant$ 0.001 被用来筛选显著差异表达基因。差异基因的 GO、KEGG 富集分析使用 R 软件中的 phyper 软件包，Q-value $\leqslant$ 0.05 的功能视为显著富集。结果的可视化通过 R 软件中的 GG-plot2 软件包完成。

（四）转录组组装结果

转录组组装结果所得的 Unigene 基因数据集及其相关功能注释信息是之后比较分析的基

础。此次研究所选择的12个中华按蚊样本共测得75.58Gb数据,平均每个样本测序6.30Gb。最终去冗余从头组装结果包含48 775个Unigene。序列总大小为68.1 Mb,平均长度为1395bp、N50值(组装序列从长到短进行排列,之后相加,恰好加到总长度一半的序列长度)为2349bp,整体GC含量为47.75%。进一步从这些Unigene中检测出28 265个编码序列CDS,同时预测出5263个编码转录因子。综合统计Unigene比对到不同基因功能数据库的结果,显示共有35 567(72.92%)个基因能够获得功能注释信息。其中各数据库分别注释了33 330(NR:68.33%)、19 966(NT:40.93%)、25 033(SwissProt:51.32%)、24 512(KOG:50.26%)、26 293(KEGG:53.91%)、26 704(GO:54.75%)及25 756(Pfam:52.81%)个基因。

　　基于统一的Unigene基因数据集,研究获取了各样本中所包含的基因及其表达量。表达量定量结果显示,各组间全部基因表达量分布范围接近,log10(FPKM+1)的值主体介于0~1,离散点较少(图3-3)。基因表达密度统计显示各样本表达分布高度重叠,只存在一个单一的峰。这些结果说明构建的Unigene基因数据集在解析各样本时的结果可靠,可用于后续比较分析(图3-4)。

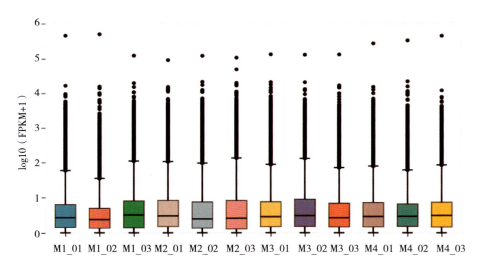

图3-3　表达量箱线图

横坐标轴M1~M4代表组别,下划线后的数字代表其对应组内的不同重复样本号;纵坐标代表log10(FPKM+1)的值,即统一量纲后的表达量水平

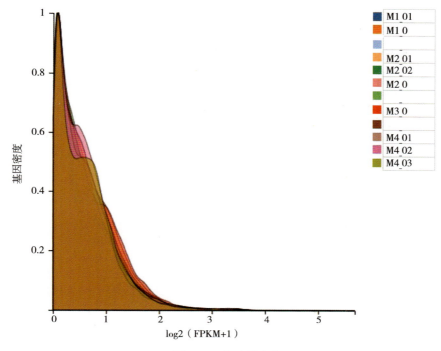

图 3-4 表达量密度

横坐标为 log2（FPKM+1）值，纵坐标为基因密度（density）。不同颜色的峰图代表不同样本，样本编号如图例所示

（五）中华按蚊转录组组间组装质量比较

研究首先比较了各组样本相对于整体的组装完整性。结果显示，整体 Unigene 的 SCO 完整性极高，达到了 98.7%。各组间比较结果显示全部样本的完整性均低于整体，即各组均有部分基因未能检出。之后，组间比较也发现明显差异，其中 M1 组与 M4 组的 SCO 完整性低于 M2 组与 M3 组，而 M1 组 2 号重复样本与 M4 组 3 号重复样本的完整 SCO 基因比例甚至低于 60%，存在大量片段及未能检出的缺失的 SCO 基因（图 3-5）。该结果说明在 SCO 抽样水平，各组检出的基因数量及质量有区别。

（六）组间差异基因鉴定

研究进一步从全转录组完整 Unigene 水平鉴定并比较了各组检出基因的差异。结果显示，四组共有的 Unigene 为 28 183 条，仅占全部的 57.78%（图 3-6）。从维恩图上可知，M3 与 M4 组中检出基因较少是导致共有基因占比较低的原因，二者分别只检出 33 267 与 33 058 个基因。而 M1 与 M2 组检出基因数量更多（分别为 45 887 个与 44 478 个），二者共有 42 584 个基因，占全部的 87.31%。为了揭示 M1 与 M2 组所多检出的基因的功能分布，研究进一步对在 M3 与 M4 组中均未能检出而 M1 与 M2 组均检出的 11 358 个基因的功能进行了富集。结果显示，GO 与 KEGG 富集的通路均与基础代谢机制相关。如 GO 中最显著富集基因为发生在核内的核酸结合与锌离子结合，为基础代谢中最常应用的分子功能（图 3-7）。而 KEGG 中最显著富集的基因主要参与了核糖体生物合成（ribosome biogenesis）、糖胺聚糖生物合成（glycosaminoglycan biosynthesis）、基础转录因子（basal transcription factor）等基本物质代谢途径（图3-8）。

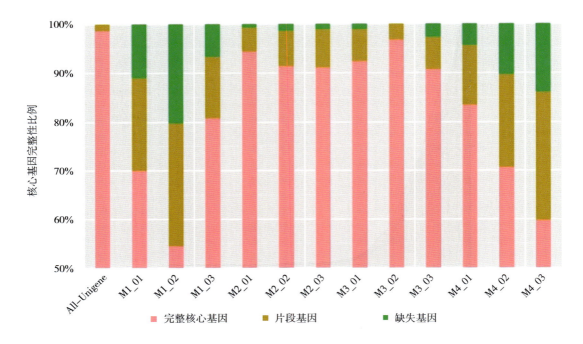

图 3-5　组装结果 SCO 基因完整性

M1～M4 代表组别，具体请参照图3-3。下划线后数字代表其对应组内的不同重复样本号

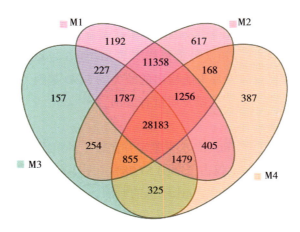

图 3-6　转录组组间基因维恩图

数字代表各不同重叠区域所包含的基因数量

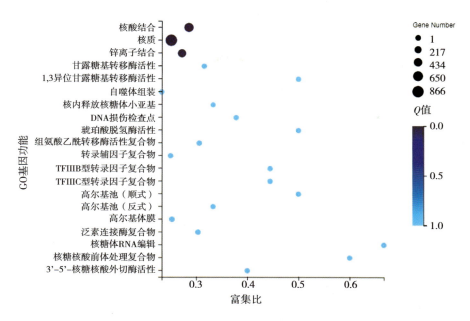

图 3-7 GO 类群功能富集
气泡大小代表富集的基因数量，颜色深浅代表显著性 Q 值

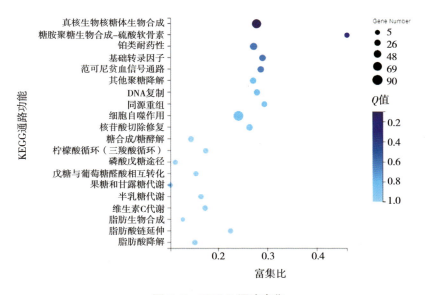

图 3-8 KEGG 通路富集
气泡大小代表富集的基因数量，颜色深浅代表显著性 Q 值

（七）组间共有基因差异表达水平

对于所有组均检出的基因，研究比较了其表达量，以分析不同变量在解析表达水平层面上的影响。结果显示，任一两组间均存在大量差异基因，发生显著上调与下调的基因总数均超过 10 000 条，超过全部共有基因（28 183 条）的 30%。具体而言，研究发现 M3 与

M4组间的差异表达基因数量最少，且上调基因与下调基因接近；M1与M2组相比，上调基因多于下调基因，而其余组比较均为下调基因多于上调基因；M1与M3组发生显著调控的基因数量最多，且上调与下调基因数量均为各比较组中最高（图3-9）。

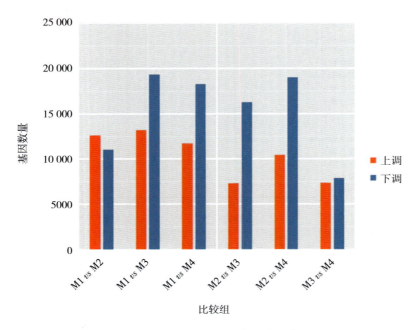

图3-9　差异表达基因统计图

之后，通过对各组差异表达基因分别进行GO功能富集以比较其组成与功能上的差异，发现这些基因几乎不存在组间功能重叠，表现出强组间的特异性特征（图3-10）。对于M2组与M3组而言，其差异表达基因的作用位置甚至都与其他组不同，该组基因主要作用于胞外区域（extracellular region），而其他组差异表达基因则主要作用于核内（nucleus）。该组中与能量代谢相关的通路（ATP合成）也同样被富集出来。M1组与M2组中与细胞代谢活性相关的通路发生显著富集，如DNA复制（DNA replication）与RNA结合（RNA binding）等。M3与M4组比较，没有获得有实际生物学意义的GO分类。M1与M4组相比，富集了多个发挥免疫与解毒相关的分子功能，包括内肽酶活性（endopeptidase activity）与氧化还原酶活性（oxidoreductase activity）等。这些功能均反映各比较组中所对应的变量对基因表达量的影响，提示不同的保存与处理方法对样本RNA质量的干扰明显。

综上所述，通过研究中华按蚊非吸血活体、吸血活体、吸血活体短期冷冻、吸血死体长时间冷冻下的转录组测序结果，对其差异进行分析与比较，发现吸血活体为最优样本。各变量间吸血可能引入的污染对样本的影响较小，样本捕获导致的死亡与冷冻均会导致样本降解，其中冷冻时间对样本质量的影响大，可在短时间内造成样本严重降解。

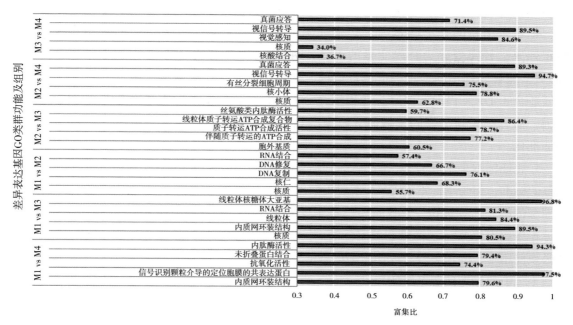

图 3-10 差异表达基因 GO 类群富集图

第四节 病媒生物基因鉴定数据库系统

一、病媒生物基因鉴定数据库构建

2012 年，我国科学技术部启动了国家科技支撑计划"检疫性有害生物 DNA 条形码检测数据库建设及应用"项目，其主要研究内容是建立我国检疫性有害生物 DNA 条形码数据库、凭证标本库和数字标本库。其中也包括病媒生物 DNA 条形码数据库。在国内外相关研究进展的基础上，本部分内容将对病媒生物 DNA 条形码数据库的构建进行系统总结和核心要素梳理。

（一）高质量的 DNA 条形码数据的获取

1. 取样。建议每种病媒生物至少采集 10 个个体（5 个地理种群，每个种群至少 2 个个体）；分布越广的种类，取样量也随着增加，这样才能更好地反映种内遗传距离。在近似种类的选取上，每种有害生物取 5 个近似种类，才能更好地反映种间遗传距离。

2. DNA 条形码的候选基因。按照国际生命条形码协会建议，脊椎动物以 CO Ⅰ 基因为主要候选基因；节肢动物为 CO Ⅰ 基因辅以 ITS2 序列；植物为 rbcL、matK 和 ITS2；线虫为 ITS；真菌为 ITS；细菌为 16S rDNA。

3. 公开发表的序列，上传源文件应包括以下信息。物种名称（不允许出现未命名种）、标本资料（分类号和馆藏信息）、采集信息（采集人、采集日期和地点、GPS 定位）、标本鉴定人、PCR 引物、序列峰图文件。条码序列长度占认可条形码区域 75% 以上的信息。

上述要求是为了保证序列数据信息的完整性及数据质量的可靠性。

4. 若采用新的条形码基因，必须证明该基因在种水平上的变异性具有良好的物种鉴定效果，种间变异为种内变异的 10 倍或以上，即具有明显的条形码间隔（barcoding gap），能够区别不同地理种群或近似种。两边保守便于设计通用引物，易于扩增，序列长度适合于 DNA 提取和测序；并提供充分的证据，说明新条形码基因优于通用的条形码基因，研究结果须得到同领域研究专家的认可，或为高质量的论文支持，确保其通用性和标准化。

5. 凭证标本是获取 DNA 条形码序列信息的来源（母体）标本，凭证标本可以是形态不完整的标准，但与本标本的 DNA 条形码数据等分子凭证必须是一一对应的关系。凭证标本是溯源的唯一实物标识。建议每份标本至少采集 3 份，并分别保存至不同的研究机构。每份标本中需有采集记录标签和鉴定标签。同一份遗传物质材料、凭证标本、数据表格和照片必须使用唯一的采集号，以使采集的各部分一一对应。

（二）数据库信息系统的建设

参考国内外已经建立的 DNA 条形码数据系统，完整的病媒生物 DNA 条形码数据库系统应包括病媒生物标本库、数字标本库和 DNA 条形码数据库。

1. 病媒生物标本库　依据标本馆建设标准，建立病媒生物及其近似种生物标本库，DNA 参考序列信息库，实现病媒生物 DNA 条形码有效溯源及日常检测中的质量控制。

2. 数字标本库　根据目前鉴定系统需要，通常以病媒生物标本为对象，应用图像处理技术，对标本的形态特征进行数字化处理及分析，并结合地理分布、生物学、理化特征等信息，建立病媒生物凭证标本的数字管理和展示系统，以实现远程鉴定。

3. DNA 条形码数据库的建立　通过 DNA 条形码记录的获取、存储、分析，建立病媒生物及其近似种 DNA 条形码数据库。在 DNA 条形码库中，条形码数据由标本信息和序列信息组成。数据库支持所有分析阶段的工作，是从标本采集到严谨验证的条形码库。

4. DNA 条形码数据系统的基本架构　数据分析模块包含了 DNA 条形码序列测序图谱的质量控制、遗传距离分析、进化分析和物种鉴定。质量控制是由本地序列分析软件，如 Chromas、DNAstar 等，读取测序序列 .ab1 文件，判断碱基质量是否符合要求、序列长度是否符合要求，以及 .ab1 文件和用户上传的序列文件是否匹配；遗传距离处理和进化分析可选择用 MEGA 或 EMBOS 软件包等进化分析软件，计算序列两两比对的遗传距离，包括 Identity、Cantor、K2P 等多种模型下的遗传距离，通过软件计算种内和种间的遗传距离，利用软件自带的作图程序或单独作图软件（如 FastTree 等），以及遗传距离文件生成该物种的系统进化树；物种鉴定是基于本地构建的 BLAST 程序和 DNA 条形码数据库，对需要鉴定的序列进行同源搜索，根据最佳比对结果进行初步的鉴定。随后利用遗传距离和进化分析对未知序列及其相似序列进行分析，确保得到更加准确的鉴定结果（图 3-11）。

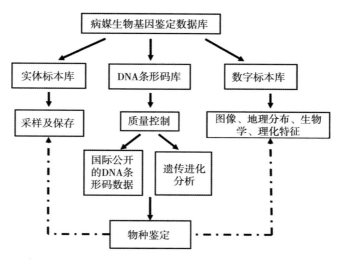

图 3-11 病媒生物基因鉴定数据库的基本架构

二、病媒生物基因鉴定数据库系统

加拿大圭尔夫大学的分类学家 Paul Hebert 在 2003 年首次提出 DNA 条形码概念，在随后美国冷泉港召开的题为"TAXONOMY AND DNA"的会议上，研究者们提出了对全球所有动物物种 CO I 基因进行大规模的测序计划。至此，国际生命条形码计划（the International Barcode of Life Project，BOL）、生命条形码联盟（Consortium for the Barcode of Life，CBOL）、生命条形码数据系统（Barcode of Life Data System，BOLD）等相继成立，旨在未来 20 年建立完整的 DNA 条形码数据系统。截至 2020 年 3 月 16 日，BOLD 数据库已收录来自 253 个国家的 28 万个物种、282 万个标本、283 万个 DNA 条形码记录，包括了动物界、真菌界、植物界、原生生物界的物种。BOLD 数据库的最终目标是为全球生物鉴定活动提供数据支持与服务。

近几年，国际生命条形码组织主要开展了以下十大类研究项目，并分别设立了独立工作组：脊椎动物（WG 1.1 Vertebrates）、植物（WG 1.2 Plants）、真菌（WG 1.3 Fungi）、病原体和带菌生物（WG 1.4 Pathogens & Vectors）、害虫和寄生生物（WG 1.5 Pests & Parasitoids）、传粉者（WG 1.6 Pollinators）、淡水生物学监测（WG 1.7 Freshwater Biosurveillance）、海洋生物学监测（WG 1.8 Marine Biosurveillance）、陆地生物学监测（WG 1.9 Terrestrial Biosurveillance）、极地生命（WG 1.10 Polar Life）。此外，针对不同的研究对象和内容，也有相关的独立行动小组或者挂靠在国际生命条形码联盟之下的各分支组织，有关项目名称和网站见表 3-4。

表 3-4　DNA 条形码相关项目及网站

条形码计划	研究对象	参考网址
鳞翅目条形码计划（LepBOL）	构建全部蝶类和蚜虫类物种的 CO Ⅰ 条形码文库	http://lepbarcoding.org/
毛翅目条形码计划（TrichopteraBOL）	标记全球约 13 000 种石蛾物种	
蜜蜂条形码计划（BeeBOL）	协调并汇集约 2 万种蜜蜂的标准参考序列文库	BOLD
实蝇条形码计划（TBI）	获得 2000 个实蝇物种的 DNA 条形码	BOLD
蚊子条形码计划（MBI）	建立全球可操作的蚊子鉴定系统	BOLD
入侵生物和害虫 DNA 条形码计划（INBIPS）	针对农林害虫的专门条形码数据库	http://barcoding.si.edu/INBIPS.htm
真菌条形码计划（CBOL Fungal Working Group）	提供最新的真菌条形码信息，促进真菌生物多样性的发展	http://www.fungalbarcoding.org/
检验检疫生命条形码（Quarantine Barcode of Life）	存在于植物样品中的检疫性生物有机体	http://www.qbol.org/en/qbol.htm
欧盟检疫性有害生物 DNA 条形码数据库 Q-bank	针对欧盟检疫性有害生物，研究对象包括细菌、真菌、昆虫、入侵植物、线虫、植原体和病毒等检疫性有害生物	http://www.q-bank.eu/
鱼类生命条形码行动（Fish Barcode of Life Campaign）	收集 30 000 种以上生存于世界范围内各大海洋、淡水流域中鱼的条形码	http://www.fishbol.org
海洋生命条形码（Marine Barcode of Life）	获取至少 50 000 条海洋物种条形码记录	http://www.marinebarcoding.org/
哺乳类生命条形码行动（Mammalia Barcode of Life Campaign）	面向全球哺乳动物的综合性 DNA 条形码参考文库	http://www.mammaliabol.org/
生命健康条形码行动（HealthBOL）	利用条形码技术标记病菌携带者、病原体和寄生虫的情况，协调全世界相关研究	http://www.healthbol.org/

我国 DNA 条形码数据库系统迅速发展，成立了中国生命条形码南方中心，也是国际生命条形码中国项目的重要组成部分，并开展了一系列 DNA 条形码科研项目研究，其中包括中国主要外来入侵昆虫 DNA 条形码识别系统（http://www.chinaias.cn/lxxPart/DNAcode.

aspx），其为检疫性害虫的快速检测和实时监测提供了远程鉴定平台。科学技术部也启动了"检疫性有害生物 DNA 条形码检测数据库建设及应用"等科研项目，建立我国检疫性有害生物 DNA 条形码数据库。

与此同时，我国与加拿大、美国和欧盟作为国际生命条形码计划的 4 个中心节点，共同负责亚洲生命条形码计划的实施，并为亚洲其他区域或国家节点提供技术支持和人员培训服务。中国科学院微生物研究所、加拿大安大略生物多样性研究所和新西兰皇家科学院研究所是 iBOL 5 个工作组中的信息化工作组（WG3）的 3 个参加机构。安大略生物多样性研究所负责 BOLD 数据库的建设，中国科学院微生物研究所负责 DNA 条形码国际数据镜像系统（The Global Mirror System of DNA Barcode Data，GMSDBD）的建设及全球推广，新西兰皇家科学院研究所协助建设和推广条形码数据镜像系统，同时负责 Q-BOL（Quarantine Barcoding of Life）的数据收集和信息化建设。2008 年 6 月，中国科学院成立国际生命条形码中国委员会。中国委员会的数据和信息中心设立在中国科学院微生物研究所，负责收集中国 DNA 条形码数据，协调 iBOL 和中国委员会的数据共享、信息化合作等方面的任务。同时，中国科学院微生物研究所自主开发了中国生命条形码信息管理系统，为我国的科研人员提供 DNA 条形码数据管理和分析等服务。迄今为止，我国生命条形码信息管理系统中已经收入 162 个研究项目、67 948 个标本，共计 88 230 条序列。中国科学院微生物研究所自主开发了 DNA 条形码国际数据镜像系统。GMSDBD 中收录了来源于 BOLD 的所有公开的数据，为 DNA 条形码数据在世界范围内的数据共享做出了贡献。

三、病媒生物基因鉴定数据库系统的使用方法

以下内容以蚊标本为例，系统介绍病媒生物基因鉴定数据库系统的使用方法。

（一）DNA 条形码在 BOLD 系统中物种鉴定流程

1. 登录 BOLD 网站 http：//www.boldsystems.org，进入如图 3-12 所示画面。或者国内用户可选择国内镜像网站 http：//www.boldmirror.net/index.php/，如图 3-13 所示。

2. 点击网站首页 Identification 选择框，出现的界面如图 3-14 所示。将有效的序列以 FASTA 格式粘贴在上面的空格内，点击"SUBMIT"。得到如图 3-15 所示的结果报告。

3. 结果判定。序列相似度最高且 ≥ 99.0% 者，直接鉴定为查询结果所示种类；序列相似度 < 99.0% 且 > 98.0% 者，需参考形态学特征进行综合判断，结论可做参考；序列 ≤ 98.0% 者，不作为结论进行种类判断。

（二）DNA 条形码在 NCBI 系统中的物种鉴定流程

1. 登录网站 https：//blast.ncbi.nlm.nih.gov/Blast.cgi，进入如图 3-16 所示界面。

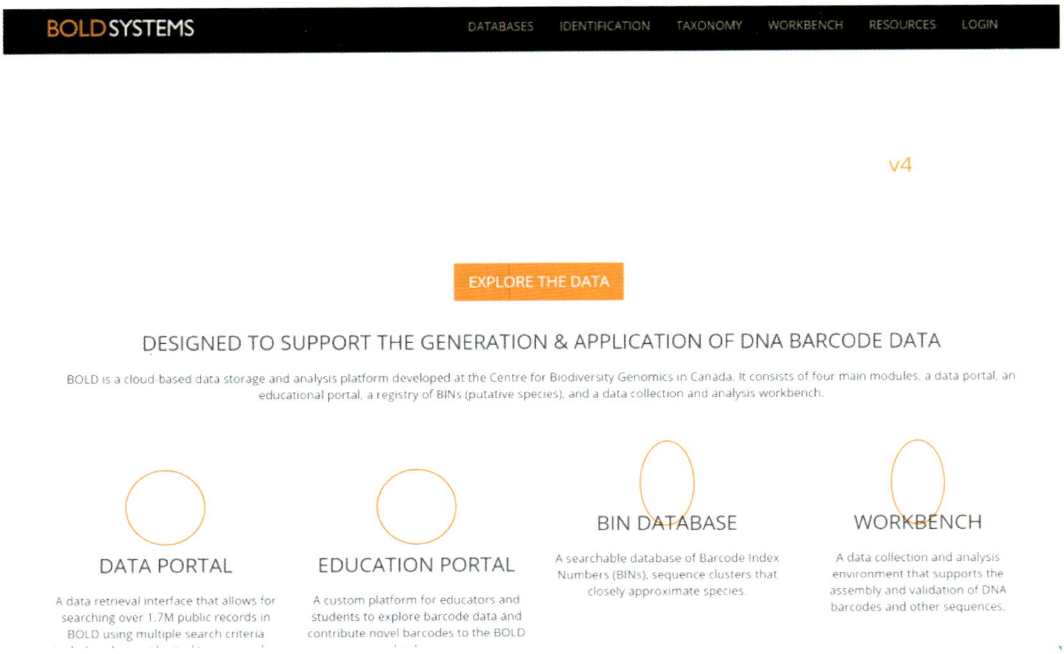

图 3–12　BOLD 系统首页界面

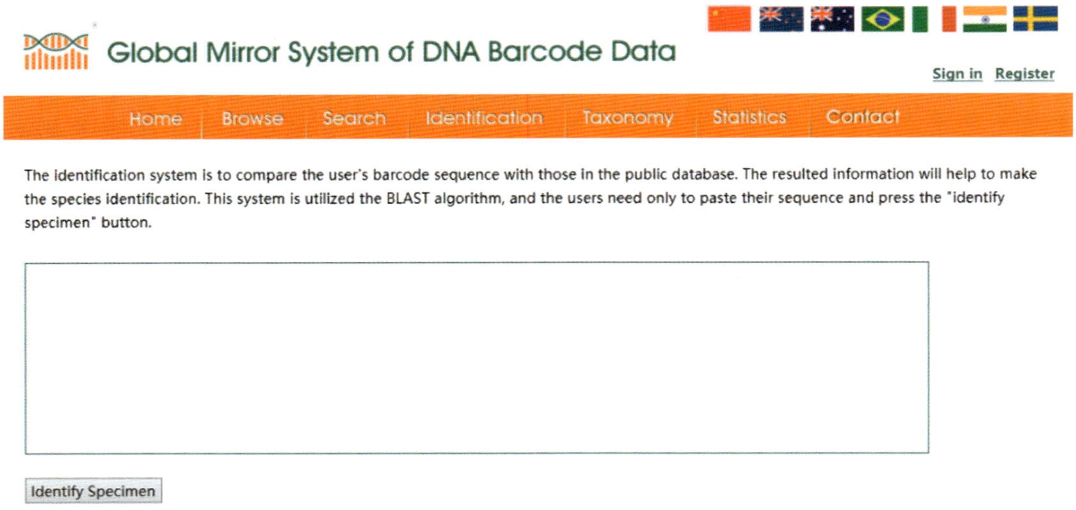

图 3–13　国内镜像网站首页界面

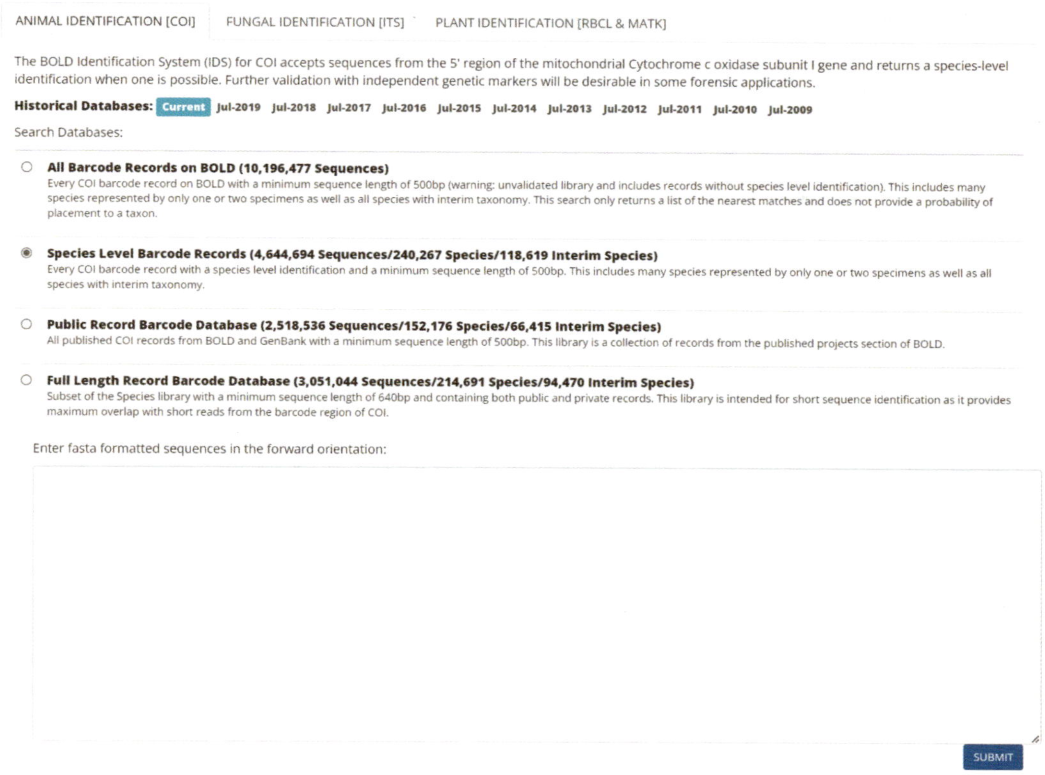

图 3–14　Identification 界面截图

Identification Summary

Taxonomic Level	Taxon Assignment	Probability of Placement (%)
Phylum	Arthropoda	100
Class	Insecta	100
Order	Diptera	100
Family	Culicidae	100
Genus	*Aedes*	100
Species	*Aedes albopictus*	100

Similarity Scores of Top 100 Matches

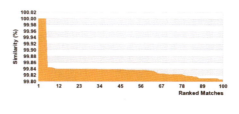

图 3–15　比对结果报告

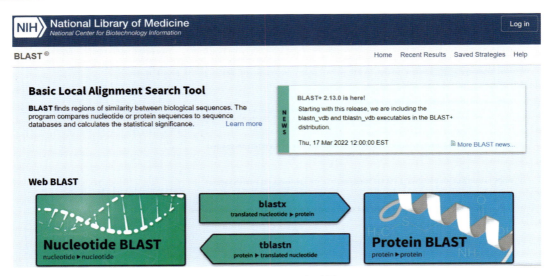

图 3-16　BLAST 比对界面

2. 点击 "Nucleotide BLAST" 进入如图 3-17 所示界面。将所需查询的序列以 FASTA 格式输入上述白色空格内，在 "Choose Search Set" 栏中选择 "Others"，在 "Optimize for" 栏中选择 "Highly similar sequence（megablast）" 选项。

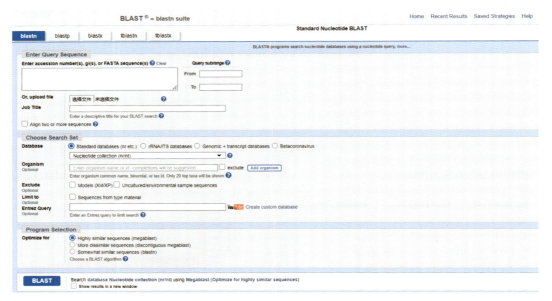

图 3-17　Nucleotide BLAST 界面

3. 点击 BLAST，页面跳转进入如图 3-18 所示界面。
选择 "Alignments" 选项，则会显示与之相似度最高的物种的比对情况，如图 3-19 所示。

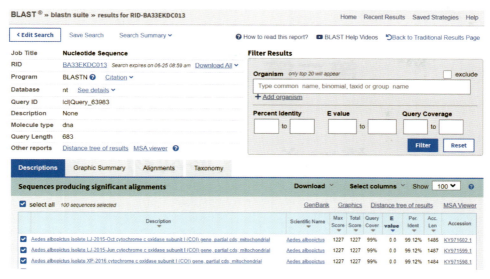

图 3-18　比对结果截图

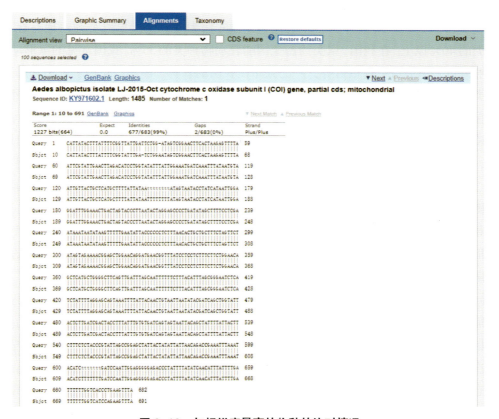

图 3-19　与相似度最高的物种的比对情况

4. 结果判定。输入序列长度大于 500 bp 为有效长度，比对结果序列相似度 ≥ 99.0% 者，可以直接根据相似度最高的结论判定物种。序列相似度 < 99.0% 而 > 98.0% 者，结论可作为参考。序列相似度 ≤ 98.0% 者不能判断为相似度最高的种类。

第二篇 各 论

第四章 鼠形动物

第一节 鼠形动物种类、危害、鉴定方法和意义

鼠形动物（鼠类）是哺乳纲动物中平时较易见到的一个种类繁多、分化大、分布范围广的动物类群，其中大多数种属的体型较小，以穴居为主。全世界鼠类约占现有存在哺乳动物种类的40%以上；在我国，鼠类约占全国哺乳动物种类的35%。我国常见的鼠形动物（鼠类）有啮齿目、兔形目、食虫目等，广泛分布在我国的森林、灌丛、草原、农田和居民区。

鼠类由于惊人的繁殖能力、啮咬能力，糟蹋粮食、破坏物品且传播疾病，为人类所厌恶。鼠类是鼠疫、流行性出血热、地方性斑疹伤寒、钩端螺旋体病、莱姆病、兔热病、恙虫病等自然疫源性疾病的传播媒介。1998～2008年，11个国家的23 000人感染由黑家鼠传播的鼠疫，导致2116人死亡。随着国际交通、贸易和旅游业的发展，鼠类可借助交通工具、集装箱、货物等，使原本局限于一定地域范围内的鼠传疾病突破国境或自然地理的界限在全球范围内传播。1898年，一艘汽船将染有鼠疫耶尔森菌的褐家鼠从印度带到了马达加斯加岛，褐家鼠在该岛大量繁殖，使当地鼠疫频繁发生。鼠类对农业的危害也是相当惊人的，亚洲水稻由于鼠类危害，收获前造成5%的减产，约合3亿吨稻谷，够18亿人1年的口粮；收获后鼠类造成的损失与收获前相当。

不同鼠类是不同鼠传疾病的储存宿主和传播媒介。对鼠类进行准确种类鉴定，是确定鼠类可能携带何种病原微生物，从而有针对性地运用科学、合理的方法进行检测的关键。目前对鼠类的分类体系仍沿用传统形态学分类方法。一般对鼠类进行形态学鉴别分类的方法是依次测量所获鼠类标本的头骨指标，并记录其体长、尾长、耳长、后足长、毛色及牙齿的形态等，随后进行数据分析评价。但目前来看，仅仅依赖肉眼可见的尺度对形态特征的测量与差异分析作为物种种类的重要依据，显然不能令人信服。因为许多鼠类与其亲缘关系较远的种类在形态特征上有趋同现象，形态学只能为它们之间的亲缘关系提供极为有限的线索；而且形态学特征不仅受到遗传因素影响，还与外界环境因素、生物体发育阶段、器官组织形态、遗传距离等诸多因素密切相关，因此有很大局限性。

动物分类学家们近几十年一直在寻找新的鼠类分类学性状，以便找到更具说服力的分

类依据。近年发展起来的 DNA 分子标记技术提供了可信息化的分类学标准和有效的分类学手段，成为进展最迅速的前沿学科之一。它在鉴别物种快速准确性、物种不同发育时期、形态特征破损或残缺、对濒危珍稀动物的无创伤鉴别、区分形态学上无法鉴别的近缘种和隐存种等方面具备绝对优势。

同时，不同地区鼠类携带和传播的鼠传疾病也不尽相同，对来源于不同地区鼠种溯源地的判断，尤其是对于在一些需中转若干口岸才能到达目的地的交通工具上截获的外来鼠种来源地的判定，准确检测其携带病原体情况意义重大。用传统鼠类形态学鉴定方法来判定截获外来鼠类溯源地是行不通的。同时，在一些进出口贸易纠纷中，对在交通工具上截获的鼠类溯源地的判定往往成为解决贸易纠纷的关键因素。

第二节　鼠形动物基因鉴定技术及应用

一、线粒体 DNA 测序技术及其在鼠形动物基因鉴定方面的应用

线粒体 DNA（mtDNA）是真核生物的核外遗传物质，被称为真核细胞的第二遗传信息系统和核外表达系统。对鼠形动物线粒体基因组的结构分析表明大多数鼠类的 mtDNA 由 37 个基因和一段长度可变的非编码序列（又称控制区或 D-loop）组成。37 个基因中包括 13 个蛋白质基因、2 个 rRNA 基因和 22 个 tRNA 基因。其中，13 个蛋白质基因分别是细胞色素 c 氧化酶三个亚基Ⅰ、Ⅱ、Ⅲ（COⅠ、COⅡ和 COⅢ），细胞色素 b 基因（Cytb），ATP 合成酶亚基（ATPase6 和 ATPase8）及 NADH 脱氢酶 7 个亚基的基因（ND1、ND2、ND3、ND4、ND4L、ND5、ND6）；2 个 rRNA 基因分别是 12S rRNA 和 16S rRNA 基因；22 个 tRNA 基因分别是 TA、TR、TN、TD、TC、TQ、TE、TG、TH、TI、TL1、TL2、TK、TM、TF、TP、TS1、TS2、TT、Tw、TY、TV。

目前鼠形动物物种分子鉴定和系统发育最常用的分子标记是 COⅠ、COⅡ、Cytb、12S RNA、16S RNA 和控制区序列。Cytb 基因中同时存在的较快和较慢进化的密码子位点，以及保守区域和突变区域的存在，使得 Cytb 基因可以应用于系统分类研究。1989 年，第一对关于脊椎动物 Cytb 基因部分片段的扩增引物出现后，Cytb 基因被广泛地用于系统学研究，目前认为它是对动物种上和种下分类阶元进行系统进化研究较好的分子标记。mtDNA 的种内多态表现出高度的地理差异，可以区分不同区域的种群，大量研究证明，各个物种的 mtDNA Cytb 基因的差异与不同的地理分布呈现一定的相关性。

mtDNA 非编码区（D-loop）是 mtDNA 分子中突变率最高的部分，是其编码区的数倍，又称控制区或 D-loop。编码区的突变往往可能导致功能性的缺陷，而非编码区由于选择压力小而在进化过程中积累了更多的突变，这些突变被忠实地遗留下来。检测这一区域的 DNA 变异可以获取较高的核酸变异信息，有利于对亲缘关系较近的群体进行研究。

线粒体 DNA 细胞色素 c 氧化酶亚基Ⅰ（mtDNA COⅠ）基因也广泛地用于生物物种鉴定，COⅠ基因能够作为动物物种分子鉴定和系统发育合适的分子标记，除具有线粒体基因

本身的特征外，还拥有以下优势：本身很少存在插入和缺失，在保证足够变异的同时又很容易被通用型引物扩增；具有较多的系统发育信号，更适合解析亲缘关系密切的分类类群；密码子第3位碱基不受自然选择压力的影响，可以自由变异。

郭惠琳等将北京首都国际机场出入境检验检疫局航检处于2008～2013年在入境航空器上截获的来自8个不同国家的8种鼠类作为研究对象（表4-1），选用鼠类Cytb基因全长序列（1140 bp）及Cytb（355 bp）（750 bp）、D-loop（585 bp）基因的部分序列作为鉴定分别来自瑞典、德国、印度（截获2次）、丹麦、泰国、美国、英国及越南8个国家外来鼠种的分子标记。扩增这些分子标记的引物和扩增条件见表4-2。

表4-1 国境口岸（首都机场口岸为主）截获外来鼠类统计表

国家和城市	鼠种	拉丁学名	性别	数量	成/幼
美国（mei）	小家鼠	*Mus musculus*	活体4（雌），4（雄）	8	成鼠
丹麦哥本哈根（dan）	缅鼠	*Rattus exulans*	严重腐烂	1	幼鼠
瑞典斯德哥尔摩（Stockholm）	黑田鼠	*Microtus agrestis*	活体（雄）	1	成鼠
德国（Germany）	小林姬鼠	*Apodemus sylvaticus*	死亡（雌）	1	幼鼠
印度孟买（yin1）	黑家鼠	*Rattus rattus*	腐烂（雌）	1	成鼠
印度（yin2）	黑家鼠	*Rattus rattus*	严重腐烂	1	成鼠
英国（ying）	小家鼠	*Mus musculus*	活体（雄）	1	成鼠
越南（yue）	黄胸鼠	*Rattus tanezumi*	活体6（雌），7（雄）	13	成鼠
泰国（tai）	褐家鼠	*Rattus norvegicus*	死亡（雄）	1	成鼠

表4-2 不同鼠种引物序列、反应条件及参数

引物	引物序列（5′→3′）	反应条件	长度	基因
L14727-SP	GACAGGAAAAATCATCGTTG	95℃ 5min；94℃ 60 s，50℃ 60s，72℃ 90 s，35个循环；72℃ 8 min	1140 bp	*Cytb*
H15915-SP	TTCATTACTGGTTTACAAGAC			
BatL5310	CCTACTCRGCCATTTTACCTATG	94℃ 2min；94℃ 30s，60℃ 45s，72℃ 60 s，35个循环；72℃ 5 min	750 bp	*CoI*
R6036R	ACTTCTGGGTGTCCAAAGAATCA			
EGL4L	CCACCATCAACACCCAAAG	94℃ 2 min；94℃ 30 s，60℃ 45s，72℃ 60 s，35个循环；72℃ 5 min	585 bp	*D-loop*
RJ3R	CATGCCTTGACGGCTATGTTG			

续表

引物	引物序列（5′→3′）	反应条件	长度	基因
mcbL14816	CCATCCAACATCTCAGCATGATGAAA	94℃ 3min；94℃ 30s；60℃ 30s；72℃ 1min，以后每个循环依次降低0.5℃，直到50℃，共20个循环；94℃ 30s、50℃ 30s、72℃ 1min，20个循环，72℃ 7min	355 bp	*Cytb*
mcbH15173	CCCCTCAGAATGATATTTGTCCTCA			

其中用于扩增全长基因序列的引物是适用于扩展哺乳动物的通用引物，测序获得的序列在 GenBank 上比对，均可得到与其同源性达到99%以上的鼠种；其中用 Cytb 基因全长序列和 D-loop 基因核苷酸部分序列可同时鉴定从瑞典航班上截获的鼠种是黑田鼠；而用同样的这两个标记可同时确定从德国航班上截获的是小林姬鼠；用 Cytb 基因全长序列和 D-loop 基因核苷酸部分序列 3 个分子标记可同时鉴定从泰国航班、英国航班及越南货船上截获的鼠类分别为褐家鼠、小家鼠及黄胸鼠。另外用 Cytb 基因全长序列和 CO I 基因核苷酸部分序列可同时鉴定从美国航班上截获的鼠类为小家鼠；由于从印度及丹麦航班上截获的鼠类腐烂，用较大片段的线粒体 DNA 分子标记不能获得实验结果，经过查阅大量文献及反复实验，最后对来自以上国家的鼠类成功扩增出 585bp D-loop 基因核苷酸部分序列及 355bp Cytb 基因核苷酸部分序列。测序、比对可鉴定从印度航班上截获的鼠类为黑家鼠，从丹麦航班上截获的鼠类为缅鼠。笔者用此研究筛选可扩增不同鼠种 Cytb 基因全长序列及 D-loop 基因片段的引物，对近两年北京航空口岸截获的外来鼠种和石家庄、天津航空口岸送检至笔者实验室的外来鼠种进行分子鉴定，均获得了准确的鉴定结果。同时近 3 年，在全国"一带一路"重点口岸鼠类专项监测工作中，笔者应用这些通用性好、鉴定结果准确度高的引物，对捕获的大量鼠种进行分子鉴定，也均获得了准确的鉴定结果。

郭惠琳等还以这些鼠种分子鉴定获得的相关核苷酸序列对这些鼠种进行遗传进化分析，其中数据处理和序列比对采用 Contig、DNAMAN、ClustalX 和 BioEdit 软件，并采用 PhyML 软件或 MEGA4.0 进行系统发育分析，用最大似然法或邻接法构建进行核苷酸序列分析绘制遗传进化树，通过 1000 次重复算法获取稳定的遗传进化树。

其中采用最大似然法构建进化树（图 4-1），分析从瑞典斯德哥尔摩航班上截获的黑田鼠（简写为 Stockholm）线粒体 DNA 细胞色素 b（Cytb）全长基因核苷酸序列与来源于不同国家黑田鼠的线粒体 DNA Cytb 全长基因核苷酸序列的生物进化关系。

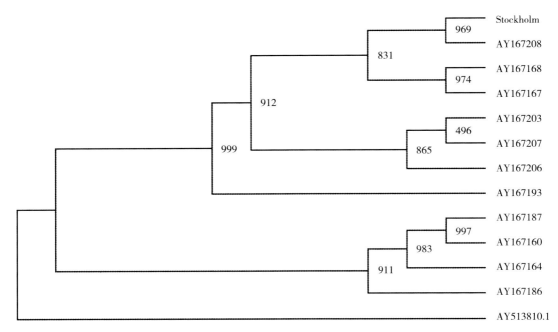

图 4-1　截获外来鼠 Stockholm 线粒体 DNA Cytb 基因全长（1140bp）的遗传进化分析

用最大似然法进行遗传进化树的构建，绘图重复参数设置：1000 次。进化支上的数据表示支持此分支构建图的 bootstrap 值。Stockholm 表示截获的外来鼠 Cytb 基因全长，AY167208、AY167207、AY167203、AY167167、AY167206、AY167168、AY167193、AY167164、AY167187、AY167160 表示来自不同国家黑田鼠 Cytb 基因全长在 GenBank 上的注册号，AY513810 表示 *Microtus kirgisorum* 在 GenBank 上的注册号

以 *Microtus kirgisorum* 的线粒体 DNA Cytb 全长基因作为构建此进化树的外群（GenBank 注册号为 AY513810），截获的鼠类在线粒体 DNA Cytb 基因进化树上与来自瑞典的黑田鼠 haplotype Sweden 3（表 4-3）（GenBank 注册号为 AY167208）亲缘关系最近，在进化树的同一分支上，具有共同的进化关系，并且两物种聚在同一分支上的 bootstrap 值很高，为 969。

表 4-3　瑞典航班（Stockholm）截获鼠类与国外部分黑田鼠线粒体 Cytb 全长基因核苷酸序列同源性比较（%）

比对种名	Genbank 注册号	同源性（%）
黑田鼠瑞典单倍型 3（*Microtus agrestis* haplotype Sweden 3）	AY167208	99.4
黑田鼠瑞典单倍型 5（*Microtus agrestis* haplotype Sweden 5）	AY167207	99.2
黑田鼠瑞典单倍型 2（*Microtus agrestis* haplotype Sweden 2）	AY167203	99.1
黑田鼠瑞典单倍型 8（*Microtus agrestis* haplotype Sweden 8）	AY167167	99.1
黑田鼠瑞典单倍型 6（*Microtus agrestis* haplotype Sweden 6）	AY167206	99
黑田鼠瑞典单倍型 9（*Microtus agrestis* haplotype Sweden 9）	AY167168	99
黑田鼠英格兰单倍型 2（*Microtus agrestis* haplotype England2）	AY167193	98

续表

比对种名	Genbank 注册号	同源性（%）
黑田鼠西班牙单倍型 4（*Microtus agrestis* haplotype Spain 4）	AY167164	94.4
黑田鼠西班牙单倍型 3（*Microtus agrestis* haplotype Spain 3）	AY167187	94.1
黑田鼠瑞士单倍型 1（*Microtus agrestis* haplotype Switzerland 1）	AY167160	94.1
黑田鼠葡萄牙单倍型 1（*Microtus agrestis* haplotype Portugal 1）	AY167186	94

采用邻接法构建进化树（图 4-2），分析从印度航班上截获的黑家鼠（简写为 yin1）线粒体 DNA D-loop 基因部分核苷酸序列与来源于不同国家黑家鼠的线粒体 DNA D-loop 基因部分核苷酸序列的生物进化关系。

以 *Rattus fuscipes* 的线粒体 DNA D-loop 基因片段核苷酸序列作为构建此进化树的外群（GenBank 注册号为 EF186323），截获的鼠类在线粒体 DNA D-loop 基因进化树上与来自莫罗尼、莫桑比克、印度及也门的黑家鼠（表 4-4）（GenBank 注册号分别为 GQ891596、GQ891590、GQ891572、GQ891581）亲缘关系最近，在进化树的同一分支上，具有共同的进化关系。

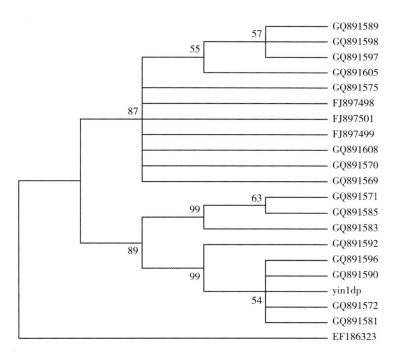

图 4-2　截获外来鼠 yin1 线粒体 DNA D-loop 基因片段核苷酸序列（585bp）的遗传进化分析

用邻接法进行遗传进化树的构建，绘图重复参数设置：10 000 次。进化支上数据表示支持此分支构建图的 bootstrap 值。yin1dp 表示截获的外来鼠 D-loop 基因片段核苷酸序列，GQ891589、GQ891598、GQ891597 等分别表示来自不同国家黑家鼠 D-loop 基因片段核苷酸序列在 GenBank 上的注册号，EF186323 表示 *Rattus fuscipes* 在 GenBank 上的注册号

表 4-4 印度航班（yin1）截获黑家鼠与部分国家黑家鼠 D-loop 基因片段核苷酸序列同源性比较

比对序列注册号	鼠种	比对序列鼠种来源地	比对序列同源性（%）
GQ891596	黑家鼠 (*Rattus rattus*)	莫罗尼（Moroni）	99.8
GQ891590		莫桑比克（Mozambique）	99.6
GQ891592		莫罗尼（Moroni）	99.6
GQ891572		印度（India）	99.4
GQ891575		阿曼（Oman）	99.0
GQ891571		印度（India）	99.0
GQ891570		印度（India）	99.0
GQ891581		也门（Yemen）	98.6
GQ891608		南非（South Africa）	98.6
GQ891605		马达加斯加（Madagascar）	98.6
GQ891569		印度（India）	98.6
FJ897499		塞内加尔（Senegal）	98.6
FJ897501		瓜德罗普岛（Guadeloupe）	98.4
FJ897498		塞内加尔（Senegal）	98.4
GQ891597		马约特岛（Mayotte）	98.2
GQ891585		坦桑尼亚（Tanzania）	98.2
GQ891583		埃塞俄比亚（Ethiopia）	98.2
GQ891598		马约特岛（Mayotte）	98.1
GQ891589		莫桑比克（Mozambique）	98.1
EF186323	沼泽家鼠 (*Rattus fuscipes*)	外群	

采用邻接法构建进化树（图 4-3），分析从印度航班上截获的黑家鼠（简写为 yin2）线粒体 DNA Cytb 基因部分核苷酸序列与来源于不同国家黑家鼠的线粒体 DNA Cytb 基因部分核苷酸序列的生物进化关系。

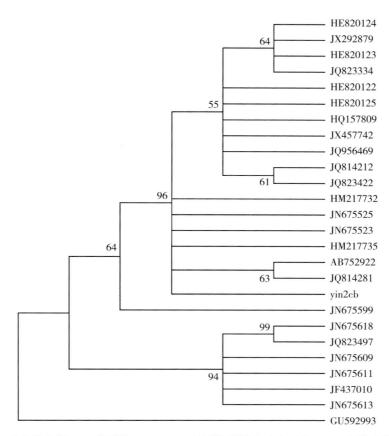

图 4-3 截获外来鼠 yin2 线粒体 DNA Cytb 基因片段核苷酸序列（355bp）的遗传进化分析

以 *Rattus norvegicus* 的线粒体 DNA Cytb 基因片段核苷酸序列作为构建此进化树的外群（GenBank 注册号为 GU592993），截获的鼠类在线粒体 DNA Cytb 基因片段核苷酸序列进化树上与来自印度、阿曼的黑家鼠（表 4-5）（GenBank 注册号分别为 HM217732、JN675525、HM217732、HM217735）亲缘关系最近，在进化树的同一分支上，具有共同的进化关系。

用邻接法进行遗传进化树的构建，绘图重复参数设置：10 000 次。进化支上数据表示支持此分支构建图的 bootstrap 值。Yin2cb 表示截获的外来鼠 Cytb 基因片段核苷酸序列，HE820124、JX292879、HE820123 等分别表示来自不同国家小林姬鼠 Cytb 基因片段核苷酸序列在 GenBank 上的注册号（表 4-6），GU592993 表示 *Rattus norvegicus* 在 GenBank 上的注册号。

采用邻接法构建进化树（图 4-4），分析从德国航班上截获的小林姬鼠（简写为 Germany）线粒体 DNA Cytb 基因全长核苷酸序列与来源于不同国家小林姬鼠线粒体 DNA Cytb 基因全长核苷酸序列的生物进化关系。

表 4-5　印度航班（yin2）截获黑家鼠与部分国家黑家鼠 Cytb 基因片段核苷酸序列同源性比较

比对序列注册号	鼠种	比对序列鼠种来源地	比对序列同源性（%）
JN675550	黑家鼠（*Rattus rattus*）	巴西（Brazil）	99.7
JQ823366		美国（USA）	99.4
JN675525		印度（India）	99.4
JN675523		阿曼（Oman）	99.4
HM217735		印度（India）	99.4
HM217732		印度（India）	99.4
DQ439834		南非（South Africa）	99.4
AB752922		赞比亚（Zambia）	99.1
JX457742		伊比利亚（Iberia）	99.1
HE820122		西班牙（Spain）	99.1
JQ956469		埃塞俄比亚（Ethiopia）	99.1
JQ814281		马达加斯加（Madagascar）	99.1
JX292879		马里（Mali）	98.8
HE820125		突尼斯（Tunisia）	98.8
HE820123		西班牙（Spain）	98.8
JQ814212		美国（USA）	98.8
JQ823422		阿根廷（Argentina）	98.6
JQ823334		哥斯达黎加（Costa Rica）	98.6
HE820124		西班牙（Spain）	98.3
HQ157809		南非（South Africa）	98.3
JQ823497		菲律宾（Philippines）	94.6
JN675618		印度尼西亚（Indonesia）	94.6
JN675611		越南（Vietnam）	94.6
JN675599		尼泊尔（Nepal）	94.6
JF437010		马来西亚（Malaysia）	94.4
JN675613		越南（Vietnam）	94.4
JN675609		柬埔寨（Cambodia）	94.4
GU592993	褐家鼠（*Rattus norvegicus*）	外群	89

表 4-6　德国航班（Germany）截获小林姬鼠与部分国家小林姬鼠 Cytb 基因全长核苷酸序列同源性比较

比对序列注册号	鼠种	比对序列鼠种来源地	比对序列同源性（%）
JX457734	小林姬鼠	西班牙（Spain）	99.7
JX457733	（*Apodemus sylvaticus*）	西班牙（Spain）	99.7
JX457738		葡萄牙（Portugal）	99.6
JX457737		葡萄牙（Portugal）	99.6
JX457739		西班牙（Spain）	99.4
JX457735		葡萄牙（Portugal）	99.4
AB033695		荷兰（Netherlands）	99.4
JX457736		葡萄牙（Portugal）	99.3
AY158457		乌克兰（Ukraine）	98.8
AY158456		乌克兰（Ukraine）	98.8
AY158461		乌克兰（Ukraine）	98.7
AY158459		乌克兰（Ukraine）	98.3
AY158455		乌克兰（Ukraine）	97.7
AY158458		乌克兰（Ukraine）	96.8
JF819980		黑山（Montenegro）	96.2
JF819976		波黑（Bosnia and Herzegovina）	96.2
JF819973		黑山（Montenegro）	96.2
JF819978		波黑（Bosnia and Herzegovina）	96.1
JF819977		波黑（Bosnia and Herzegovina）	96.1
JF819974		黑山（Montenegro）	96.1
JF819971		马其顿（Macedonia）	96.1
JF819972		波黑（Montenegro）	96.1
AY158460		乌克兰（Ukraine）	95.9
JF819981		波黑（Bosnia and Herzegovina）	95.9
JF819975		马其顿（Macedonia）	93.2
AF429820		俄罗斯（Russia）	87.9
AF429819		俄罗斯（Russia）	87.7
GU144731	*Praomys misonnei*	外群	

以 *Praomys misonnei* 的线粒体 DNA Cytb 基因全长核苷酸序列作为构建此进化树的外群（GenBank 注册号为 GU144731），截获的鼠类在线粒体 DNA Cytb 基因全长核苷酸序列进化树上与来自葡萄牙和西班牙的小林姬鼠（GenBank 注册号分别为 JX457733、JX457734、

JX457737）亲缘关系最近，在进化树的同一分支上，具有共同的进化关系。采用邻接法构建进化树（图4-5），分析从美国航班、英国航班截获的小家鼠（分别简写为mei、ying和xjsbd）线粒体DNA Cytb基因全长核苷酸序列与来源于不同国家小家鼠的线粒体DNA Cytb基因全长核苷酸序列生物进化关系。以 Mus setulosus 的线粒体DNA Cytb基因全长核苷酸序列作为构建此进化树的外群（GenBank注册号为AJ698873），美国航班截获的鼠类在线粒体DNA Cytb基因全长核苷酸序列进化树上与来自希腊的小家鼠（表4-7）（GenBank注册号为AB649465）亲缘关系最近，在进化树的同一分支上，具有共同的进化关系。英国航班截获的鼠类在线粒体DNA Cytb基因全长核苷酸序列进化树上与来自北京的小家鼠（GenBank注册号分别为AF520621、AF520622、AB649525）亲缘关系最近，在进化树的同一分支上，具有共同的进化关系。

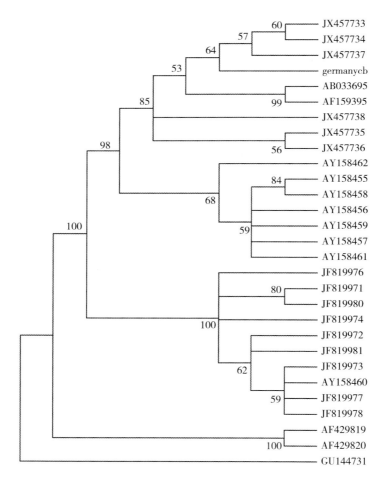

图4-4　截获外来鼠Germany线粒体DNA Cytb基因全长核苷酸序列（1140bp）的遗传进化分析
用邻接法进行遗传进化树的构建，绘图重复参数设置：10 000次。进化支上数据表示支持此分支构建图的bootstrap值。Germany表示截获的外来鼠Cytb基因全长核苷酸序列，JX457733、JX457734、JX457737等分别表示来自不同国家小林姬鼠Cytb基因全长核苷酸序列在GenBank上的注册号，GU1447313表示 Praomys misonnei 在GenBank上的注册号

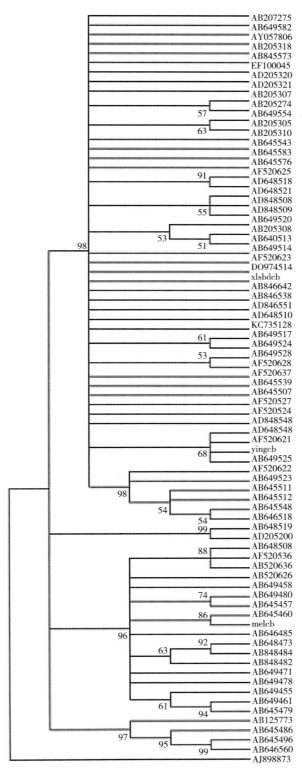

图 4-5 截获外来小家鼠（mei、ying）线粒体 DNA Cytb 基因全长核苷酸序列（1140 bp）的遗传进化分析

用邻接法进行遗传进化树的构建，绘图重复参数设置：100 00 次

表 4-7 英国航班（ying）截获小家鼠与部分国家小家鼠 Cytb 基因全长核苷酸序列同源性比较

比对序列注册号	鼠种	比对序列鼠种来源地	比对序列同源性（%）
AF520622	小家鼠（*Mus musculus*）	中国北京（China：Beijing）	99.9
AF520627	小家鼠（*Mus musculus musculus*）	中国拉萨（China：Lasha）	99.7
AF520626	小家鼠（*Mus musculus*）	中国西宁（China：Xinin）	99.7
AF520624	小家鼠（*Mus musculus*）	中国呼和浩特（China：Huhehoute）	99.7
AF520637	卡氏小鼠（*Mus caroli*）	中国西安（China：Xi'an）	99.6
AF520621	小家鼠（*Mus musculus*）	中国北京（China：Beijing）	99.8
AF520623	小家鼠（*Mus musculus*）	中国北京（China：Beijing）	99.6
AF520628	小家鼠（*Mus musculus musculus*）	中国拉萨（China：Lasha）	99.3
AB649549	小家鼠（*Mus musculus musculus*）	中国敦煌（China：Dunhuang）	99.8
AB649546	小家鼠（*Mus musculus musculus*）	中国呼和浩特（China：Hohhot）	99.8
AB649539	小家鼠（*Mus musculus musculus*）	中国齐齐哈尔（China：Qiqihar）	99.7
AB649525	小家鼠（*Mus musculus musculus*）	中国北京（China：Beijing）	99.7
AB649522	小家鼠（*Mus musculus musculus*）	中国嘉峪关（China：Jiayuguan）	99.7
AB649551	小家鼠（*Mus musculus musculus*）	中国虎林（China：Hulin）	99.6
AB649542	小家鼠（*Mus musculus musculus*）	中国郑州（China：Zhengzhou）	99.6
AB649543	小家鼠（*Mus musculus musculus*）	中国宝坻（China：Baodi）	99.5
AB649526	小家鼠（*Mus musculus musculus*）	中国吐鲁番（China：Turfan）	99.5
AB649514	小家鼠（*Mus musculus musculus*）	乌兹别克斯坦布哈拉（Uzbekistan: Bukhara）	99.5
AB649509	小家鼠（*Mus musculus musculus*）	俄罗斯阿斯特拉罕（Russia：Astrakhan）	99.5
AB649508	小家鼠（*Mus musculus musculus*）	保加利亚（Bulgaria）	99.5
AB20532	小家鼠（*Mus musculus molossinus*）	日本宫崎（Japan：Miyazaki）	99.5
AB205320	小家鼠（*Mus musculus molossinus*）	日本宫崎（Japan：Miyazaki）	99.5
AB205318	小家鼠（*Mus musculus molossinus*）	日本金泽（Japan：Kanazawa）	99.5
AB205307	小家鼠（*Mus musculus molossinus*）	日本能代（Japan：Noshiro）	99.5
AB205275	小家鼠（*Mus musculus musculus*）	韩国南怡岛（South Korea：Peklyong Island）	99.5

续表

比对序列注册号	鼠种	比对序列鼠种来源地	比对序列同源性（%）
AB649582	小家鼠（*Mus musculus musculus*）	日本福冈（Japan：Fukuoka）	1134/1140
AB649576	小家鼠（*Mus musculus musculus*）	日本山口（Japan：Yamaguchi）	1134/1140
AB649573	小家鼠（*Mus musculus musculus*）	日本鹿儿岛出水（Japan：Kagoshima, Izumi）	1134/1140
AB649524	小家鼠（*Mus musculus musculus*）	中国阿克苏（China：Akesu）	1134/1140
AB649520	小家鼠（*Mus musculus musculus*）	俄罗斯克拉斯基诺（Russia：Kraskino）	1134/1140
AB649517	小家鼠（*Mus musculus musculus*）	俄罗斯苏拉克（Russia：Sulak）	1134/1140
AB649513	小家鼠（*Mus musculus musculus*）	乌兹别克斯坦布哈拉（Uzbekistan：Bukhara）	1134/1140
AB649507	小家鼠（*Mus musculus musculus*）	爱沙尼亚塔林（Estonia：Tallinn）	1134/1140
AB205310	小家鼠（*Mus musculus musculus*）	日本天草（Japan：Tsuruoka）	1134/1140
AB205309	小家鼠（*Mus musculus musculus*）	日本酒田（Japan：Sakata）	1134/1140
AB205306	小家鼠（*Mus musculus musculus*）	日本函馆（Japan：Hakodate）	1134/1140
AB205274	小家鼠（*Mus musculus musculus*）	韩国（South Korea）	1134/1140
AB649583	小家鼠（*Mus musculus musculus*）	日本福冈（Japan：Fukuoka）	1134/1140
AB649554	小家鼠（*Mus musculus musculus*）	韩国水原（South Korea：Suwon）	1133/1140
AB649521	小家鼠（*Mus musculus musculus*）	俄罗斯哈桑（Russia：Khasan）	1132/1140
AB649516	小家鼠（*Mus musculus musculus*）	摩尔多瓦温格内（Moldova：Ungheni）	1132/1140
KC735128	小家鼠（*Mus musculus musculus*）	中国南京（China：Nanjing）	1132/1140
AF520629	小家鼠（*Mus musculus musculus*）	中国上海（China：Shanghai）	1132/1140
AB649536	小家鼠（*Mus musculus musculus*）	中国南阳（China：Nanyang）	1131/1140
AB649510	小家鼠（*Mus musculus musculus*）	阿富汗喀布尔（Afghanistan：Kabul）	1131/1140
AB649523	小家鼠（*Mus musculus musculus*）	中国玛纳斯（China：Manas）	1130/1140
AB649511	小家鼠（*Mus musculus musculus*）	哈萨克斯坦（阿克托比）Kazakhstan：Aktobe（Aktyubinsk）	1130/1140
AB649519	小家鼠（*Mus musculus musculus*）	俄罗斯戈尔诺·阿尔泰斯克（Russia：Gorno-Altaysk）	1129/1140
AB649518	小家鼠（*Mus musculus musculus*）	俄罗斯伊尔库茨克（Russia：Irkutsk）	1129/1140

续表

比对序列注册号	鼠种	比对序列鼠种来源地	比对序列同源性（%）
AB649548	小家鼠（*Mus musculus musculus*）	中国格尔木（China：Golmud）	1128/1140
AB649512	小家鼠（*Mus musculus musculus*）	乌兹别克斯坦塔什干（Uzbekistan：Tashkent）	1128/1140
AB649458	小家鼠（*Mus musculus domesticus*）	法国蒙比利亚（France：Montpellie）	1116/1140
AF520636	小家鼠（*Mus musculus domesticus*）	中国广州（China：Guangzhou）	1115/1140
AB205279	小家鼠（*Mus musculus castaneus*）	印度尼西亚茂物（Indonesia：Bogor）	1114/1140
AB649484	小家鼠（*Mus musculus domesticus*）	菲律宾马尼拉（Philippines：Manila）	1113/1140
AB649480	小家鼠（*Mus musculus domesticus*）	俄罗斯莫斯科（Russia：Moscow）	1113/1140
AB649460	小家鼠（*Mus musculus domesticus*）	意大利奥斯塔（Italy：Aosta）	1113/1140
AB205280	小家鼠（*Mus musculus castaneus*）	尼泊尔加德满都（Nepal：Kathmandu）	1113/1140
AB649471	小家鼠（*Mus musculus domesticus*）	塞浦路斯（Cyprus）	1112/1140
AB649465	小家鼠（*Mus musculus domesticus*）	希腊克里特岛（Greece：Crete，Malia）	1112/1140
AB649457	小家鼠（*Mus musculus domesticus*）	法国图卢兹（France：Toulouse）	1112/1140
AB649482	小家鼠（*Mus musculus domesticus*）	俄罗斯萨哈林（Russia：Sakhalin，Okha）	1111/1140
AB649479	小家鼠（*Mus musculus domesticus*）	伊朗阿瓦士（Iran：Ahvaz）	1111/1140
AB649473	小家鼠（*Mus musculus domesticus*）	突尼斯莫纳斯提尔（Tunisia：Monastir）	1111/1140
AB649464	小家鼠（*Mus musculus domesticus*）	土耳其（Turkey）	1111/1140
AB649461	小家鼠（*Mus musculus domesticus*）	西西里岛（Himera Sicily）	1111/1140
AB649486	小家鼠（*Mus musculus castaneus*）	巴基斯坦伊斯兰堡（Pakistan：Islamabad）	1110/1140
AB649455	小家鼠（*Mus musculus domesticus*）	德国（Germany）	1110/1140
AB649478	小家鼠（*Mus musculus domesticus*）	秘鲁（Peru）	1109/1140
AB125773	小家鼠（*Mus musculus castaneus*）	中国台湾（China Taiwan）	1109/1140
AB649498	小家鼠（*Mus musculus castaneus*）	缅甸腊戌（Myanmar：Lashio）	1108/1140
AB649496	小家鼠（*Mus musculus castaneus*）	斯里兰卡 科伦坡（Sri Lanka：Colombo）	1108/1140
AB649506	小家鼠（*Mus musculus homourus*）	尼泊尔（Nepal）	1107/1140
AF520631	小家鼠（*Mus musculus castaneus*）	中国广州（China：Guangzhou）	1107/1140
AJ698873	*Mus setulosus*	外群	967/1140

采用邻接法构建进化树（图4-6），分析从越南货船上截获鼠类（简写为yue）线粒体DNA Cytb基因全长核苷酸序列与来源于不同国家黄胸鼠线粒体DNA Cytb基因全长核苷酸序列的生物进化关系。

以 Niviventer eha 的线粒体DNA Cytb基因全长核苷酸序列作为构建此进化树的外群（GenBank注册号为EF053019），越南货船截获的鼠类在线粒体DNA Cytb基因全长核苷酸序列进化树上与来自越南的黄胸鼠（表4-8）（GenBank注册号为JQ823462）亲缘关系最近，在进化树的同一分支上，具有共同的进化关系。

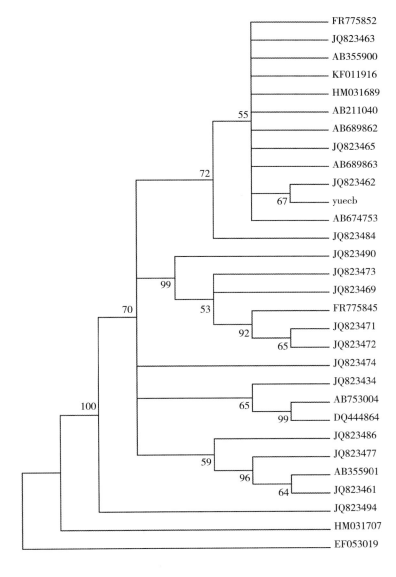

图4-6　截获外来黄胸鼠yue线粒体DNA Cytb基因全长核苷酸序列（1140 bp）的遗传进化分析
用邻接法进行遗传进化树的构建，绘图重复参数设置：10 000次

表 4-8　越南货船（yue）截获黄胸鼠与部分国家黄胸鼠 Cytb 基因全长核苷酸序列同源性比较

比对序列注册号	鼠种	比对序列鼠种来源地	比对序列同源性（%）
JQ823462	黄胸鼠（Rattus tanezumi）	越南（Viet Nam）	99.9
KF011916	黄胸鼠（Rattus tanezumi）	韩国济州岛（South Korea：Jeju Island）	99.8
JQ823463	黄胸鼠（Rattus tanezumi）	越南（Viet Nam）	99.8
JQ823465	黄胸鼠（Rattus tanezumi）	美国（USA）	99.8
HM031689	黄胸鼠（Rattus tanezumi）	海南（China：Hainan）	99.8
AB355900	黄胸鼠（Rattus tanezumi）	越南（Viet Nam）	99.8
AB211040	黄胸鼠（Rattus tanezumi）	日本志布志（Japan：Shibushi）	99.8
AB674753	黄胸鼠（Rattus tanezumi）	越南海防（Viet Nam：Haiphong）	99.7
AB689863	黄胸鼠（Rattus tanezumi）	日本千岁（Japan：Chitose）	99.7
JQ823484	黄胸鼠（Rattus tanezumi）	越南（Viet Nam）	99.7
AB689862	黄胸鼠（Rattus tanezumi）	日本冲绳（Japan：Yambaru）	99.7
FR775852	黄胸鼠（Rattus tanezumi）	越南（Viet Nam）	99.4
JQ823461	黄胸鼠（Rattus tanezumi）	越南海防（Viet Nam Haiphong port）	99.2
AB355901	黄胸鼠（Rattus tanezumi）		99.2
JQ823434	黄胸鼠（Rattus tanezumi）	美国（USA）	99.1
AB753004	黄胸鼠（Rattus tanezumi）	赞比亚卢萨卡（Zambia：Lusaka）	99.0
DQ444864	黄胸鼠（Rattus tanezumi）	南非（South Africa）	99.0
JQ823477	黄胸鼠（Rattus tanezumi）	中国（China）	98.9
JQ823473	黄胸鼠（Rattus tanezumi）	美国（USA）	98.8
JQ823474	黄胸鼠（Rattus tanezumi）	中国（China）	98.8
JQ823486	黄胸鼠（Rattus tanezumi）	越南（Viet Nam）	98.7
JQ823494	黄胸鼠（Rattus tanezumi）	越南（Viet Nam）	98.6
JQ823469	黄胸鼠（Rattus tanezumi）	菲律宾（Philippines）	98.6
JQ823490	黄胸鼠（Rattus tanezumi）	菲律宾（Philippines）	98.5
FR775845	黄胸鼠（Rattus tanezumi）	越南（Viet Nam）	98.5
JQ823472	黄胸鼠（Rattus tanezumi）	美国（USA）	98.5
JQ823471	黄胸鼠（Rattus tanezumi）	菲律宾（Philippines）	98.5
FR775850	黄胸鼠（Rattus tanezumi）	越南（Viet Nam）	98.3
HM031707	黄胸鼠（Rattus tanezumi）	中国海南（China：Hainan）	92.9
EF053019	灰腹鼠（Niviventer eha）（外群）	中国（China）	85.7

采用邻接法构建进化树（图 4-7），分析从丹麦航班截获缅甸小鼠（简写为 dan）线粒

体 DNA Cytb 基因片段核苷酸序列与来源于不同国家小家鼠线粒体 DNA Cytb 基因片段核苷酸序列的生物进化关系。

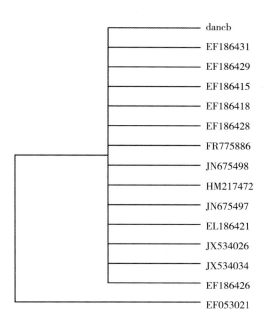

图 4-7　截获外来缅甸小鼠（dan）线粒体 DNA Cytb 基因部分核苷酸序列（355 bp）的遗传进化分析

用邻接法进行遗传进化树的构建，绘图重复参数设置：10 000 次

以 *Niviventer confucianus* 的线粒体 DNA Cytb 基因部分核苷酸序列作为构建此进化树的外群（GenBank 注册号为 EF053021）（表 4-9），丹麦航班截获的鼠类在线粒体 DNA Cytb 基因部分核苷酸序列进化树上区分不出与谁的亲缘关系最近。

表 4-9　丹麦（dan）航班截获鼠类与部分国家缅鼠 Cytb 基因片段核苷酸序列同源性比较

比对序列注册号	鼠种	比对序列鼠种来源地	比对序列同源性（%）
JX534034	缅鼠（*Rattus exulans*）	泰国黎府（Thailand：Loei）	99.7
FR775886	缅鼠（*Rattus exulans*）	越南容市（Viet Nam：Vinh）	99.7
JN675498	缅鼠（*Rattus exulans*）	越南（Vietnam）	99.7
HM217470	缅鼠（*Rattus exulans*）	南泰国（Thailand：Nan）	99.7
EF186428	缅鼠（*Rattus exulans*）	巴布亚新几内亚（Papua New Guinea）	99.7
JX534026	缅鼠（*Rattus exulans*）	泰国帕府（Thailand：Phrae）	99.4
JN675497	缅鼠（*Rattus exulans*）	老挝（Laos）	99.4
EF186421	缅鼠（*Rattus exulans*）	印度尼西亚（Indonesia）	99.4
EF186429	缅鼠（*Rattus exulans*）	法属波利尼西亚（French Polynesia）	99.1
EF186418	缅鼠（*Rattus exulans*）	美国（USA）	99.1
EF186415	缅鼠（*Rattus exulans*）	库克群岛（Cook Islands）	99.1

续表

比对序列注册号	鼠种	比对序列鼠种来源地	比对序列同源性（%）
EF186431	缅鼠（*Rattus exulans*）	萨摩亚（Samoa）	98.8
EF186426	缅鼠（*Rattus exulans*）	新西兰（New Zealand）	98.8
EF053021	社鼠（*Niviventer confucianus*）	中国（China）	88.1

采用邻接法构建进化树（图4-8）分析从泰国航班上截获鼠类（简写为tai）线粒体DNA Cytb基因全长核苷酸序列与来源于不同国家褐家鼠线粒体DNA Cytb基因全长核苷酸序列的生物进化关系。

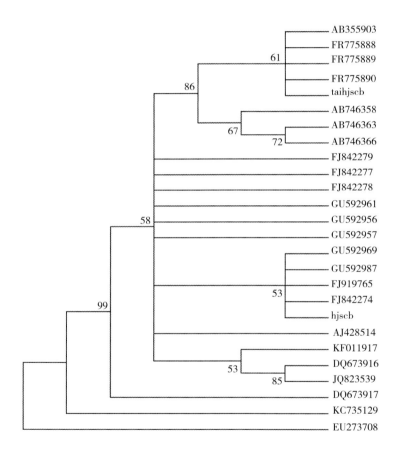

图4-8 截获外来褐家鼠（tai）线粒体DNA Cytb基因全长核苷酸序列（1140 bp）的遗传进化分析

用邻接法进行遗传进化树的构建，绘图重复参数设置：10 000次

以 *Rattus praetor* 的线粒体DNA Cytb基因全长核苷酸序列作为构建此进化树的外群（GenBank注册号为EU273708），泰国航班截获的鼠类在线粒体DNA Cytb基因全长核苷酸序列进化树上与来自越南的褐家鼠（表4-10）（GenBank注册号分别为FR775888、

FR775889、FR775890、AB355903）亲缘关系最近，在进化树的同一分支上，具有共同的进化关系。

表4–10 泰国航班（tai）截获褐家鼠与部分国家褐家鼠Cytb基因全长核苷酸序列同源性比较

比对序列注册号	鼠种	比对序列鼠种来源地	比对序列同源性（%）
FR775888	褐家鼠（*Rattus norvegicus*）	越南胡志明市（Viet Nam：Ho Chi Minh City）	99.9
FR775889	褐家鼠（*Rattus norvegicus*）	越南胡志明市（Viet Nam：Ho Chi Minh City）	99.9
AB355903	褐家鼠（*Rattus norvegicus*）	越南海防港（Viet Nam：Haiphong port）	99.9
FR775890	褐家鼠（*Rattus norvegicus*）	越南胡志明市（Ho Chi Minh City）	99.8
AB746358	褐家鼠（*Rattus norvegicus*）	越南海防港（Viet Nam：Haiphong port）	99.8
AB746363	褐家鼠（*Rattus norvegicus*）	越南河内（Viet Nan：Hanoi）	99.7
AB746366	褐家鼠（*Rattus norvegicus*）	越南河内（Viet Nan：Hanoi）	99.7
GU592956	褐家鼠（*Rattus norvegicus*）	中国北京（China：Beijing）	99.5
GU592957	褐家鼠（*Rattus norvegicus*）	中国北京（China：Beijing）	99.5
FJ842279	褐家鼠（*Rattus norvegicus*）	印度尼西亚（Indonesia）	99.4
GU592961	褐家鼠（*Rattus norvegicus*）	中国广东（China：Guangdong）	99.4
FJ842277	褐家鼠（*Rattus norvegicus*）	越南（Viet Nam）	99.3
FJ842274	褐家鼠（*Rattus norvegicus*）	南非（South Africa）	99.3
GU592987	褐家鼠（*Rattus norvegicus*）	中国沈阳（China：Shengyang）	99.3
GU592969	褐家鼠（*Rattus norvegicus*）	中国葫芦岛（China：Huludao）	99.3
GU592963	褐家鼠（*Rattus norvegicus*）	中国河北（China：Hebei）	99.3
JQ823539	褐家鼠（*Rattus norvegicus*）	美国（USA）	99.2
HM031681	褐家鼠（*Rattus norvegicus*）	中国海南（China：Hainan）	99.2
HM031680	褐家鼠（*Rattus norvegicus*）	中国海南（China：Hainan）	99.2
GU592997	褐家鼠（*Rattus norvegicus*）	中国云南（China：Yunan）	99.2
EU273708	*Rattus praetor*	外群	

通过采用邻接法构建进化树和最大似然法，分析从瑞典、德国、印度（截获2次）、丹麦、泰国、美国和英国及越南8个国家不同航班及货船上截获鼠类的线粒体DNA Cytb基因全长或部分核苷酸序列及D-loop基因部分核苷酸序列，与来源于不同国家鼠类的线粒体DNA Cytb基因全长或部分核苷酸序列及D-loop基因部分核苷酸序列的生物进化关系，可初步判定截获的鼠类在线粒体DNA Cytb基因或D-loop基因进化树上与来自哪个国家的鼠类亲缘关系最近，在进化树的同一分支上。

在本研究中可判定从瑞典航班上截获的黑田鼠在线粒体 DNA Cytb 基因进化树上与来自瑞典的黑田鼠 haplotype Sweden 3 亲缘关系最近，在进化树的同一分支上。由此说明截获的鼠种和瑞典的黑田鼠 haplotype Sweden 3 具有共同进化关系，上述结果充分说明了本次截获的鼠类来自瑞典。该结论与截获鼠种来自从瑞典斯德哥尔摩起飞的航班相吻合。同时用构建的系统发育进化树也可初步判断从德国航班上截获的小林姬鼠在线粒体 DNA Cytb 基因进化树上与来自西班牙和葡萄牙的小林姬鼠亲缘关系最近，在进化树的同一分支上，这也说明截获的鼠种和来自西班牙、葡萄牙的小林姬鼠具有共同进化关系，由此可断定此次截获的小林姬鼠来自欧洲。用同样的方法可初步判定从越南货船上截获的黄胸鼠溯源地为越南。而对于小家鼠和褐家鼠这些世界广布鼠种，通过构建线粒体 DNA Cytb 基因进化树判断这些鼠种的溯源地的难度较大。本研究通过掌握 GenBank 上大量有关这些鼠种的相关序列信息、来源地信息及参考文献，构建了小家鼠和褐家鼠的线粒体 DNA Cytb 全长基因进化树，通过对进化树的研究，可判断泰国航班上截获的褐家鼠与来自越南的褐家鼠亲缘关系最近，在进化树的同一分支上，而与本底褐家鼠的亲缘关系较远，这就可说明截获的褐家鼠和越南的褐家鼠具有共同进化关系，由此可断定此次截获的褐家鼠来自东南亚。另外，对于美国航班上截获的小家鼠，也可判定其与本底小家鼠亲缘关系较远，而与来自欧洲希腊的小家鼠亲缘关系最近。至少可以判定此次截获的小家鼠来自国外。对于从印度航班上截获的黑家鼠、从英国航班上截获的小家鼠和从丹麦航班上截获的缅甸小鼠，也构建了线粒体 DNA D-loop 基因和 Cytb 基因进化树。也许因为所用基因序列较短，或者是掌握和收集的相关信息不够等，构建的系统发育进化树不能达到本研究所预期的满意结果。

传统的形态学分类在一些物种中不能完全地反映出亚种或种群真正的系统地理分化，尤其是对广布种或亚种分化较多的物种来说，进行种内分子系统研究十分有助于了解其亚种或种群系统演化关系。分布于北美的更格卢鼠科（Heteromyid）刚毛囊鼠属（*Chaetodipus*）的硬毛小囊鼠（*Chaetodipus hispidus*），形态学分析无法区分其亚种差异，利用 mtDNA 的 CO Ⅲ、Cytb 和 ND2 序列的系统分化进行分析，发现起初被形态学划分的 4 个亚种（*C.k.hispidus*、*C.h.paradoxus*、*C.h.spilotus* 和 *C.h.zacatecae*）与系统分化不一致，而分子系统地理学研究结果显现的 4 个分化支与北美主要地理特征相吻合，因此重新修正了硬毛小囊鼠的 4 个亚种。

二、核基因测序技术及其在鼠形动物基因鉴定方面的应用

核基因中 IRBP（exon 1 of the interphotoreceptor retinoid binding protein gene）是编码光受体间类视色素结合蛋白的基因，是仅存于脊椎动物视网膜的光间受体基质中的一种单拷贝基因，能够结合各种异构形势的脂酸和视黄类物质，因此其在视循环中作为转移脂酸和视黄类物质的主要运输工具。此外，IRBP 还具有调控视黄类物质定位、新陈代谢等方面的特异性功能。鼠类的 IRBP 基因是由 4 个外显子和 3 个内含子构成的，如果 IRBP 基因发生了有害突变和（或）缺失，会导致 IRBP 基因编码蛋白的变性，破坏光受体细胞的完整性结构，

丧失光敏感度而影响暗适应，因此表明 IRBP 基因可以看作是先天性视网膜退化的潜在候选基因。IRBP 基因是一个无重复序列的单拷贝编码基因，因此广泛应用于系统发育的研究中，将其作为解决较高的水平系统发育问题的分子标记，尤其是 IRBP 基因的外显子 1 被广泛应用于哺乳动物各目之间亲缘关系的分析研究，并且 IRBP 基因在啮齿动物系统发育的研究中，已经逐渐成为一个重要的核基因分子标记。近年来，IRBP 基因作为进化速率较慢的核基因，可以很好地反映较高阶元水平的系统发育关系。它开始广泛应用于鼠类种上水平的分子鉴定，在 GenBank 中也有较丰富的序列。

Percequillo 等利用 Cytb 基因和核位点 IRBP 基因对巴西大西洋森林中的啮齿动物进行研究，研究发现了啮齿目（Rodentia）仓鼠科（Cricetidae）棉鼠亚科（Sigmodontinae）稻鼠族（Oryzomyini）下的一个新属和一些新物种。中国疾病预防控制中心传染病预防控制所的刘蓉蓉等利用核基因 IRBP 对中国姬鼠属种类进行鉴定，确定我国大陆的姬鼠种类不少于 8 种，其中主要分布于西藏东部的高山峡谷地带和云南横断山脉中南部的澜沧江姬鼠被确定为一个独立的鼠种。其用于扩增 IRBP 基因的引物和反应条件如下：

IRBP-217 5′-ATGGCCAAGGTCCTCTTGGATAACTACTGCTT-3′
IRBP-1531 5′-CGCAGGTCCATGATGAGGTGCTCCGTGTCCTG-3′

利用上面引物扩增 IRBP 基因片段，其反应体系为 25μl，包括 Taq Mix 12.5μl，上下游引物各 1μl（10μmol/L），DNA 模板，1μl，去离子水 9.5μl。PCR 反应条件：95℃ 5min，95℃ 30s，50℃ 30 s，72℃ 1min，35 个循环，72℃ 3min。

第三节　常见鼠形动物及其基因鉴定数据

一、常见鼠形动物

常见鼠形动物主要为啮齿动物中的一些世界广布种，如小家鼠、褐家鼠、黑家鼠等，另外更多的是不同地区的优势种和常见种。我们通常可以通过登录美国国家生物技术信息中心网（http://www.ncbi.nlm.nih.gov/）查询这些常见鼠形动物的基因鉴定数据，在 GenBank 上输入常见鼠形动物的拉丁学名，并根据我们鉴定鼠类常用的线粒体 DNA 分子标记和核基因分子标记，筛选相关的基因鉴定数据。对于在实际工作中用基因鉴定技术鉴定鼠形动物，选择准确的需扩增 DNA 分子标记引物至关重要，如果选择的引物不合适，不能有效扩增鉴定材料的 DNA 分子标记，之后的测序和序列比对就无从谈起。

通过所选 DNA 分子标记引物对常见鼠形动物 DNA 分子标记进行扩增和测序，并在 GenBank 中进行同源性搜索，对相关的 DNA 分子标记的序列同源性进行比较，如果为同一物种，则序列比对同源性很高，均在 96% 以上；隶属同一科的不同属的物种，其 DNA 同源性在 70%～90%。

二、常见鼠形动物基因鉴定数据

1. 小家鼠 *Mus musculus* Linnaeus，1758

国内分布：全国性分布。

国外分布：世界性分布。

CO Ⅰ 参考序列：BIN（Cluster ID），AAA3921；长度，633 bp。

ATAGTAGGAACCGCATTAAGTATTCTAATCCGAGCCGAACTAGGACAACCCGGCGC
ACTTCTAGGAGATGACCAAATCTATAATGTCATTGTCACTGCCCATGCATTTGTTATAATT
TTCTTTATAGTCATACCAATAATAATTGGAGGCTTCGGAAACTGACTAGTACCACTAATA
ATTGGAGCCCCAGACATAGCATTTCCACGAATAAACAATATAAGCTTTTGACTTTTACCA
CCATCATTTCTACTCCTACTAGCATCATCTATAGTAGAAGCAGGAGCAGGAACTGGATG
AACAGTTTACCCACCACTAGCAGGAAACTTAGCTCACGCTGGAGCATCAGTAGACTTA
ACAATTTTCTCTCTTCATTTGGCTGGAGTCTCTTCAATCTTAGGAGCTATTAACTTTATTA
CAACTATTATTAATATAAAACCACCTGCCATAACTCAATATCAAACACCATTATTCGTCTG
ATCAGTGTTAATTACAGCTGTCCTGCTTTTATTATCACTCCCAGTACTAGCAGCAGGAAT
TACAATACTGTTAACCGACCGCAATCTTAATACAACCTTTTTTGATCCTGCAGGAGGTG
GAGACCCAATTCTCTATCAACACCTATTCTGATTTTTG

2. 黑线姬鼠 *Apodemus agrarius*（Pallas，1771）

国内分布：除宁夏、青海、西藏外，其他各省区均有分布。

国外分布：朝鲜、蒙古、韩国、俄罗斯、欧洲西部。

CO Ⅰ 参考序列：BIN（Cluster ID），AAA8775；长度，657 bp。

ACCCTATACCTCCTATTCGGAGCTTGAGCCGGAATAGTAGGAACTGCATTGAGCAT
TCTGATCCGAGCTGAACTCGGACAACCAGGTGCACTTTTAGGAGACGACCAGATCTAT
AATGTCATTGTTACCGCCCATGCGTTTGTTATAATCTTCTTCATAGTAATACCAATAATAA
TTGGGGGCTTTGGAAACTGACTCGTACCACTTATGATTGGAGCTCCCGATATGGCATTC
CCACGAATAAATAATATAAGCTTCTGACTTCTACCACCATCTTTCCTACTCCTATTAGCAT
CATCCATAGTTGAAGCAGGAGCCGGTACAGGATGAACAGTATATCCACCTTTAGCTGGA
AACTTAGCCCATGCTGGAGCATCAGTAGACCTGACAATTTTCTCTCTTCACTTAGCCGG
TGTGTCCTCAATCCTAGGAGCTATTAATTTTATTACCACTATCATTAATATAAAACCACCA
GCTATAACCCAATATCAAACACCACTGTTTGTATGATCCGTACTAATTACAGCTGTTCTA
CTCCTATTATCCCTCCCAGTACTAGCAGCAGGAATTACAATACTATTAACTGACCGAAAC
CTAAACACAACTTTCTTTGACCCTGCAGGAGGTGGAGACCCAATTCTATATCAACATCT
ATTC

3. 黄胸鼠 *Rattus tanezumi* Temminck，1844

国内分布：主要分布于长江以南各省区，陕西、甘肃、宁夏、西藏、山东及渝南区也有分布。

国外分布：世界性分布。

CO I 参考序列：GenBank 登录号，KM497427.1；长度，658 bp。

AACCCTCTATCTATTATTTGGTGCCTGAGCAGGAATAGTAGGAACAGCCTTGAGCATTCTAATTCGAGCTGAACTAGGACAACCAGGAGCACTCCTAGGCGATGACCAAATTTATAATGTCATTGTTACAGCCCATGCATTCGTAATAATTTTCTTTATAGTTATGCCTATGATAATCGGAGGCTTCGGAAACTGGCTTGTACCACTAATGATTGGAGCCCCTGATATAGCATTCCCACGAATAAACAATATAAGCTTTGATTGCTTCCCCCATCATTTTACTCCTTTTAGCATCATCTATAGTAGAAGCCGGAGCCGGAACAGGATGAACAGTATACCCACCCTTAGCCGGTAACCTAGCCCATGCCGGAGCATCCGTTGACCTAACCATTTTCTCCCTTCACCTAGCTGGTGTATCCTCTATCTTAGGAGCTATTAATTTTATCACCACTATCATCAACATAAAACCCCTGCTATAACCCAATATCAGACCCCTCTATTTGTGTGATCCGTATTAATTACAGCTGTACTTCTACTTCTTTCACTACCAGTTTTAGCAGCAGGCATTACCATACTCCTCACAGATCGAAACCTAAATACTACTTTTTTTGATCCTGCTGGAGGCGGAGATCCAATTCTCTATCAACATCTATTT

4. 褐家鼠 *Rattus norvegicus*（Berkenhout，1769）

国内分布：广东、澳门、海南、福建、上海、黑龙江、吉林、内蒙古、辽宁、河北、北京、天津、山东、宁夏、陕西、浙江、安徽、江苏、青海等地。

国外分布：日本、俄罗斯。

CO I 参考序列：BIN（Cluster ID），AAA8499；长度，657 bp。

ACCCTCTACCTATTATTTGGAGCCTGAGCAGGAATAGTAGGGACAGCTTTAAGTATTCTAATTCGAGCTGAACTAGGACAGCCAGGCGCACTCCTAGGAGATGACCAAATCTATAATGTCATCGTCACAGCCCATGCATTCGTAATAATTTTCTTTATAGTAATACCTATAATAATTGGAGGCTTCGGGAACTGACTTGTACCACTAATAATTGGAGCCCCTGATATAGCATTCCCACGAATAAATAACATAAGCTTTTGACTGCTTCCTCCATCATTTCTACTCCTTTTAGCATCCTCCATAGTAGAAGCTGGAGCTGGAACAGGATGAACAGTATATCCCCCCTTAGCCGGAAACCTAGCCCATGCTGGAGCATCCGTAGATTTAACTATTTTTCCCTCCACCTAGCCGGGGTGTCTTCTATCTTAGGAGCTATCAACTTTATCACCACTATCATTAATATAAAACCCCCTGCTATAACCCAATATCAGACACCTCTCTTTGTATGATCCGTACTAATTACAGCCGTCCTACTACTTCTCTCACTGCCAGTATTAGCAGCAGGTATCACTATACTCCTTACAGACCGAAATCTAAATACTACTTTCTTCGACCCCGCTGGAGGTGGAGACCCAATCCTTTATCAACACCTATTC

5. 社鼠 *Niviventer confucianus* Hodgson，1836

国内分布：天津、河北、浙江、山东、广西、海南、四川、云南、贵州、广东、福建、江苏、安徽、江西、湖南、湖北、河南、辽宁、吉林、陕西、山西、甘肃、西藏。

国外分布：缅甸、越南、印度、尼泊尔、泰国、马来西亚。

CO I 参考序列：BIN（Cluster ID），AAA2719；长度，690 bp。

TAATCATAAAGATATTGGAACTCTTTACTTACTGTTTGGCGCCTGAGCAGGAATAGT

AGGGACAGCTCTAAGCATTTTAATTCGAGCAGAGCTAGGACAGCCAGGAGCCCTTCTA
GGCGATGACCAGATCTACAATGTAATCGTCACCGCCCACGCATTCGTAATAATTTTCTTT
ATAGTAATACCCATAATGATTGGTGGCTTCGGAAACTGACTCGTCCCTCTAATAATTGGA
GCCCCTGATATAGCATTCCCACGAATAAACAACATAAGCTTTTGACTCCTTCCACCATCA
TTTCTTCTTCTACTAGCATCCTCTATGGTGGAGGCCGGAGCGGGAACAGGATGGACAGT
GTATCCACCTTTAGCTGGCAATCTAGCCCACGCCGGAGCATCAGTAGACTTAACTATTTT
CTCCCTTCACCTAGCTGGGGTATCCTCTATCTTAGGAGCTATTAATTTTATCACCACTATT
ATTAACATAAAACCCCCGCAATAACCCAATATCAAACACCTCTATTTGTATGATCAGTA
TTAATCACAGCTGTTCTTTTACTTCTTTCATTACCAGTTTTAGCAGCAGGTATTACAATAC
TTCTAACAGATCGAAATCTAAATACAACTTTCTTCGATCCCGCTGGAGGAGGCGATCCT
ATCCTCTATCAACACCTATTTTGATTCTTTGGACA

6. 黑家鼠 *Rattus rattus*（Linnaeus，1758）

国内分布：辽宁、江苏、浙江、安徽、福建、山东、河南、广东、广西、云南、台湾。

国外分布：欧洲、非洲、美洲。

CO Ⅰ参考序列：BIN（Cluster ID），AAA8499；长度，587 bp。

TAGTAGGGACAGCTTTAAGTATTCTAATTCGAGCTGAACTAGGACAGCCAGGCGCA
CTCCTAGGAGATGACCAAATCTATAATGTCATCGTCACAGCCCATGCATTCGTAATAATT
TTCTTTATAGTAATACCTATAATAATTGGAGGCTTCGGGAACTGACTTGTACCACTAATAA
TTGGAGCCCCTGATATAGCATTCCCACGAATAAATAACATAAGCTTTTGACTGCTTCCTC
CATCATTTCTACTCCTTTTAGCATCCTCCATAGTAGAAGCTGGAGCTGGAACAGGATGA
ACAGTATACCCCCCCTTAGCCGGAAACCTAGCCCATGCTGGAGCATCCGTAGATTTAAC
TATTTTTTCCCTCCACCTAGCCGGGGTGTCTTCTATCTTAGGAGCTATCAACTTTATCACC
ACTATCATTAATATAAAACCCCCTGCTATAACCCAATATCAGACACCTCTCTTTGTATGAT
CCGTACTAATTACAGCCGTCCTACTACTTCTCTCACTGCCAGTATTAGCAGCAGGTATCA
CTATACTCCTTACAGACCGAAATCTAAATACTACTTTCTTCGACCCCGCT

7. 大麝鼩 *Crocidura lasiura* Dobson，1890

国内分布：河北、辽宁、吉林、黑龙江、上海、江苏、浙江、安徽、山东。

国外分布：俄罗斯、朝鲜。

CO Ⅰ参考序列：BIN（Cluster ID），AAR5108；长度，658 bp。

CACATTATATATAGTTTTTGGTGCCTGAGCTGGCATAGTTGGTACCGCCCTAAGCAT
TTTAATCCGAGCTGAGCTCGGTCAGCCAGGGGCTTTACTTGGTGATGATCAAATTTATAA
TGTCATCGTCACAGCCCATGCGTTTGTTATAATTTTCTTTATAGTAATACCAATTATAATAG
GTGGCTTCGGTAATTGATTAATTCCCTTAATAATTGGGGCTCCTGATATAGCTTTTCCTCG
AATAAATAATATAAGCTTTTGACTCCTTCCACCTTCTTTTCTTCTATTATTAGCCTCTTCCA
CTGTCGAAGCTGGAGCAGGAACAGGTTGAACTGTATATCCTCCTTTAGCCGGAAATCTA
GCCCATGCAGGTGCCTCAGTTGATCTAGCAATTTTCTCATTACATTTAGCAGGTGTGTCT

TCTATCCTTGGCTCAATTAATTTTATTACAACAATTATTAATATAAAACCTCCTGCCCTATC
ACAATATCAAACGCCCCTATTTGTCTGATCCGTCTTAATTACTGCTGTTTTACTCCTATTA
TCTTTACCAGTCCTAGCAGCAGGAATTACTATACTATTAACTGACCGAAACCTAAACAC
AACTTTTTTCGACCCAGCTGGGGGAGGTGATCCTATCCTTTATCAACATCTATTC

8. 臭鼩 *Suncus murinus*（Linnaeus，1766）

国内分布：我国南方各省均有分布，如浙江、福建、江西、广东、广西、云南、贵州、台湾等。

国外分布：日本、菲律宾、马来西亚、印度尼西亚、越南、老挝、柬埔寨、巴基斯坦、印度、斯里兰卡等。

CO Ⅰ参考序列：BIN（Cluster ID），ACB3652；长度，422 bp。

GCGTATAAACAACATAAGCTTTTGACTCCTTCCACCCTCTTTCCTCTTATTACTAGC
TTCTTCCACTGTTGAAGCTGGCGCAGGGACTGGTTGAACTGTTTATCCTCCTTTAGCCG
GAAACTTGGCCCATGCAGGTGCCTCAGTTGATCTAGCAATCTTCTCTCTACATTTAGCA
GGTGTATCATCTATTCTTGGCTCAATTAACTTTATTACAACAATTATTAATATAAAACCCC
CTGCACTATCACAATATCAAACTCCTTTATTCGTCTGATCCGTCCTAATCACTGCTGTTTT
ACTTCTACTATCTCTACCAGTCTTAGCAGCANGNATTACTATATTACTAACGGACCGAAA
CCTAAACACAACTTTTTTCGACCCTGCAGGAGGAGGTGACCCCATTCTTTACCAACACC
TATTC

9. 普通鼩鼱 *Sorex araneus* Linnaeus，1758

国内分布：内蒙古、辽宁、吉林、黑龙江、湖南、四川、云南、西藏、陕西、甘肃、青海、新疆。

国外分布：蒙古、俄罗斯。

CO Ⅰ参考序列：BIN（Cluster ID），AAC0067；长度，657 bp。

ACTTTATATATGGTATTTGGGGCCTGGGCCGGAATAGTAGGAACTGCCCTGAGTATT
TTAATTCGTGCTGAATTAGGTCAACCAGGCGCCCTACTAGGTGATGACCAGATCTATAA
CGTTATTGTAACTGCCCACGCATTCGTTATAATTTTCTTTATAGTAATACCAATTATGCTC
GGAGGGTTTGGAAACTGGCTTATCCCTTTAATGATTGGTGCTCCAGACATAGCATTCCC
ACGGATAAATAATATAAGCTTCTGACTACTCCCGCCATCATTTCTTCTATTACTAGCCTCA
TCAACCGTCGAAGCAGGGGCAGGTACCGGCTGAACTGTCTACCCCCCATTGGCCGGCA
ATCTAGCCCATGCAGGAGCATCTGTTGATTTAGCAATTTTTTCTCTCCATTTAGCAGGCG
TTTCATCCATTCTAGGGTCAATCAATTTCATTACCACAATTATTAATATGAAACCCCCTGC
TATGTCTCAATATCAAACACCGTTATTCGTATGATCAGTCCTAATTACAGCAGTACTTCTA
CTTCTCTCACTTCCAGTTCTTGCAGCCGGTATTACTATACTTTTAACAGATCGTAATCTTA
ATACTACTTTCTTTGACCCTGCCGGAGGTGGAGATCCAATTCTTTATCAACACCTTTTC

第五章 蚊 类

第一节 概 述

蚊科（Culicidae）隶属双翅目（Diptera），长角亚目（Nematocera），分为2个亚科：按蚊亚科（Anophelinae）和库蚊亚科（Culicinae）。迄今为止，已知全世界现有2亚科（41属）3564种（亚种），而我国的蚊虫有2亚科（21属）400余种（亚种），是一类古老的类群。目前发现并描述的蚊虫化石有20个属38种，最早的蚊虫化石出现在2.5亿年前的三叠纪早期。蚊虫是人们最熟悉的昆虫之一，是一种具有刺吸式口器的纤小飞虫，其中绝大多数种类蚊虫的雌性吸食血液，而雄性则以植物汁液为食。蚊虫是登革热、疟疾、黄热病、丝虫病、流行性乙型脑炎等多种病原体的传播媒介。除南极洲外各个大陆皆有蚊虫的分布。

一、生物学特征

蚊虫为全变态昆虫。虽然有些种类可将卵产在潮湿的土壤中，但蚊卵必须在水中或有水的环境中才能孵化，雌蚊的孳生场所因种类而异，包括沼泽、湖泊、稻田、缸罐、水坑、泉潭、水井、沟渠、水塘，甚至树洞、叶脉和捕虫植物囊袋的积水中。雌蚊在水中产卵，卵黏集成块或单产，沉于水底或浮于水面。某些种类的滞育卵可抵抗干旱和低温，以此越冬。蛹和幼虫（孑孓）在水中生长发育，用末端吸管或呼吸角或1对气门呼吸空气。曼蚊属的蛹和幼虫各以其特化的呼吸角或呼吸管刺入水生植物根茎内，吸取其组织中的空气。幼虫期共4龄，第4龄为长成的幼虫，蜕皮后化为蛹。幼虫以悬浮的或附着的微小生物及其他有机物为食，少数种类是肉食性。蛹不取食，但能活动。成蚊则营陆上生活，因而生活史出现水生和陆生两个明显不同的时期。与其生活环境相适应，不同时期的成蚊在形态、生理及生态等方面均有很大不同。绝大多数成蚊种类的食性因性别不同而不同，即雄蚊不吸血，以花蜜、植物汁液为生；除少数种类外，雌蚊不仅吸食花蜜、植物汁液，也刺吸人或动物的血液。

不同的蚊虫种类对宿主存在不同的偏好。蚊虫利用视觉、热能感和气味寻找宿主。当蚊虫靠近宿主时，气味是最主要的搜寻机制，而视觉刺激是飞行定位尤其是远距离飞行的主要机制，宿主温度影响蚊虫对宿主的搜寻、定位和停落。

大多数蚊虫行为主要都是通过气味介导的，如糖源和血源的远距离搜寻、大多数蚊虫的产卵行为等。蚊虫拥有强大的嗅觉系统，该系统是与环境关系最为密切的器官之一，主要包括触角和触须。蚊虫触角上存在着大量不同类型的气味感受器,目前发现的嗅觉感受器有刺形感受器、毛形感受器、锥形感受器、腔锥感受器及坛形感受器,除锥形感受器和坛形感受器外,其余3种又可分为几种不同的亚型。不同蚊种的嗅觉感受器对不同的气味组合有不同的敏感性,如埃及伊蚊的锥形感受器对 L-乳酸(一种唯一能被人类皮肤所散发的气味)敏感,而冈比亚按蚊的感受器则可对 NH_3 响应。此外,在蚊虫触须第四节上分布有大量的唯一的一种感受器 capitate pegs,也称 peg sensilla,对 CO_2 敏感。如致倦库蚊的每个触须中有约 80 个 peg sensilla 感受器。

二、分布

蚊虫强大的繁殖力和适应性使其拥有丰富的物种多样性,广泛分布于全球温带至热带地区。世界六大动物分布区(古北界、东洋界、非洲界、澳洲界、新北界及新热带界)均有蚊虫的分布。其中,新热带界是世界蚊虫种类最丰富的地区,其次为东洋界。新北界和古北界蚊虫的属和种类都较少。这种蚊类区系分布的不均匀性与进化过程中的外部环境,如气候、食物、天敌,以及人类的活动等诸多因素密切相关。蚊类在漫长的演化过程中,必然经历了各种选择,结合自身对外部环境的适应性,逐步形成现在蚊类区系分布的模式。

第二节 蚊的种类、危害、鉴定方法和意义

蚊类的危害不仅在于骚扰吸血,其部分种类更是多种严重疾病的重要传播媒介,是重要的医学昆虫,因此它们一直受到医学昆虫学家和预防医学家的高度重视,其生物系统学是生态习性、媒介关系及防治研究的基础。因此,正确认识和区分蚊虫,特别是那些传染病的传播媒介种类具有重要的医学意义。

物种的鉴别依赖于分类系统,一般而言,一个理想的分类系统是按照生物形态的繁简差异、生理功能的不同水平和系统发育中亲缘关系的远近进行归类的,反映生物界的自然谱系。目前物种经典的分类系统都是以经典的形态特征为主要依据,林奈创立双命名法以来的 200 多年,170 多万种生物已经被分类及命名。然而,形态特征是生物遗传进化过程中的间断表现形式,在很多情况下,可以作为区分物种和推断系统发育关系的依据,然而,对于种化还未达到形态改变的年轻种,仅有形态特征是不能解决全部问题的,也就是形态学鉴定容易忽略隐藏种的存在。另外,在分类特征区内,越低阶的特征越容易变异,如用于定种的种征,不同的物种会呈现类似的变异,所以一个变种常会具有其近缘的特征或重现其祖先的若干特征,因此容易导致错误的系统发育重建。再者,形态学鉴定同时容易受到个体的表型可塑性和遗传可变性的影响,从而导致不正确的结果,并且形态学鉴定受生物性别和发育阶段的限制,因此很多生物无法被鉴定。

此外,由于蚊虫是一类重要的医学昆虫,其种类多、分布广、习性和传病关系各异,必须对蚊科昆虫进行系统发育的研究,从蚊虫种群的演化历史和进化关系分析环境变迁因子对蚊类生物学特性的制约和影响,这是解释现存蚊类的生态特性和传病关系的重要基础。

蚊虫广泛分布于世界各地，通过一个多世纪的广泛调查研究，蚊类在形态分类鉴定方面是昆虫纲中比较成熟的类别，但是由于发现的蚊虫化石很少，目前发现并描述的蚊虫化石仅有20个属38种，而其幼虫缺乏足够的系统比较，因此对蚊科的系统发生知之甚少，对其各属的进化关系也无定论。

对于蚊科系统发生的研究，目前各个学者持不同的态度。曾经认为按蚊属 *Anopheles* 是比较原始的种类，因为它们无呼吸管；而从食性上来讲，巨蚊属 *Toxorhynchites* 应该是比较原始的，它们目前仍保持着植食性的特征，但这些并不能作为确定进化关系的可靠证据。1977年，Knight和Stone又将库蚊亚科分为10个族，将伊蚊属（*Aedes*）、阿蚊属（*Armigeres*）、领蚊属（*Heizmannia*）和尤蚊属（*Udaya*）统归为伊蚊族（*Aedini*），费蚊属（*Ficalbia*）和小蚊属（*Mimomyia*）归为费蚊族（*Ficalbiini*），曼蚊属（*Mansonia*）和轲蚊属（*Coquillettidia*）归为曼蚊族（*Mansoniini*），局限蚊属（*Topomyia*）、杵蚊属（*Tripteroides*）和钩蚊属（*Malaya*）归为煞蚊族（*Sabethini*）。瞿逢伊和钱国正选用成蚊和幼虫的16个外形特征为依据，对蚊科已知的38属进行数值分析，构建瓦格纳树（Wagner tree），并据此把蚊科分成了3个支派和14个群，第一支派包含按蚊属等3个单属群，第二支派包含巨蚊属、轲蚊属和小蚊属等8属3群，第三支派包含库蚊属 *Culex*、伊蚊属、蓝带蚊属 *Uranotaeniini* 和阿蚊属等27属8群。随后，1998年Harbach做了类似的工作，将用于分析的形态特征增加到了73个包含成蚊、幼虫和蛹，结果认为按蚊亚科3个属为一支，而其他所有属形成另外一支。中国动物志蚊科志参考瞿逢伊等构建的瓦格纳树，并对Knight和Stone提出的10个族做了部分调整，把我国蚊科分为3亚科10个族18个属。目前，人们普遍认为蚊科分为2个亚科，即按蚊亚科和库蚊亚科，巨蚊亚科已降为属，归属在库蚊亚科中。

在重建物种的进化关系时，仅依据形态特征是远远不够的。第一，难以确定不同物种等位特征的来源。例如，对于两个拥有相同特征的物种，无论是祖征还是新征，也许它们起源于共同祖先，但也可能其各自的祖先经过一系列的相关变异和趋同变异等形成现在的同形不同功，甚至是同形同功的形态特征，因此很难估计这些特征在进化过程中代表的真正意义及相对重要性。第二，普遍缺乏中间形态，即远指化石种，近指隐藏种。第三，形态的进化机制过于复杂，因此缺乏合适的进化模型用于形态特征数据。第四，各学者在对形态特征的选择和记录上，主观性较大，并且很难制定统一的标准。因此，寻找能客观反映进化信息的标记是重建物种系统发育的关键。

第三节　蚊类基因鉴定技术及应用

形态的间断性是基因连续性的表现形式之一，所有形态特征都来源于特定DNA的特异表达，因此，DNA序列分析是最能充分揭示DNA多样性的方法，即通过测定核苷酸在基因组特定区域的排列顺序来研究DNA多样性。序列分析可提供高度重复且信息丰富的数据，且对于不同的阶元或物种，可选择合适的分子标记进行分类群的系统学研究，目前在蚊虫系统发育研究中常用的分子标记有两类：一类为核糖体DNA（rDNA）和编码蛋白的核基因，另一类是线粒体基因（mtDNA）。

不同的分子标记拥有不同的进化模式，同源的分子标记又存在不同的进化速率，因此，可以精确地反映出不同分类阶元水平在进化过程中发生的遗传变异。不同的分子标记被应用在不同阶元和不同的属科之间，并且常应用多个分子标志以加强系统发育重建的真实性。

18S rDNA 和 28S rDNA 分别是真核生物中编码核糖体小亚基 18S 和大亚基 28S 的基因，长度约为 2 kb 和 4~5 kb，为高度保守的序列，28S 中包含 12 个结构域（D1~D12），它们可用来阐明从种到科阶元水平的系统发育。16S rRND 和 12S rRNA 基因序列非常保守。例如，在对尖音库蚊组（*Cx. pipiens*）、三带喙库蚊（*Cx. tritaeniothynchus*）、白纹伊蚊（*Ae. albopictus*）和中华按蚊（*An. sinensis*）的 16S rRND 的研究中，发现尖音库蚊组 4 亚种的此段序列基本一致，因此一般多用于高级阶元和远缘种间的亲缘关系重建。内转录间隔区 ITS 包括 ITS1 和 ITS2，在前体 RNA 形成 rRNA 时，ITS1 和 ITS2 会被剪断，不参与核糖体的形成，因此该区域所受选择压力小，进化速度快，常用于近缘种的亲缘关系分析，多用于按蚊亚科，尤其是对按蚊近缘种和隐藏种的研究，而在别的类群中此法常得不到正确的结果，如尖音库蚊复合组的 ITS2 序列在复组内亚种间和亚种内的变异存在较大的重叠现象。我国学者对不同采集地微小按蚊（*An.minimus*）的 ITS2 和 28S-D3 片段序列进行分析，发现我国微小按蚊存在 A/C 两型，且有 A/C 杂合子的存在，在云南某些地区为同域分布。

延长因子 1α 基因（EF-1α）和白眼基因曾报道过用于蚊虫分类，EF 为真核生物蛋白质合成多肽链延伸的辅助因子，包括 EF-1、EF-2 和 EF-3；白眼基因广泛存在于原核和真核生物中，其产物是运输 ATP 酶膜载体超家族的成员，行使不同的输入和输出功能，EF 和白眼基因都非常保守，在高级阶元系统发育方面很有潜力。但由于编码蛋白质的核基因拷贝数低、不易扩增和杂合体普遍等缺点，此类基因很难在大范围物种中应用。NADH 脱氢酶由 ND1~ND6 组成，在昆虫系统学研究中使用较多的为 ND5，其进化速度较快，在各个分类阶元的昆虫系统发育中都有广泛的应用。

细胞色素 b（Cytb）位于线粒体内膜磷脂双层中，是参与氧化磷酸化合成 ATP 过程电子传递中的重要物质，Cytb 基因常用于研究不同类群昆虫种内、种间及科间的系统发育。Krzywinski 等联合 Cytb、28S-D2 和 ND5 基因重建了按蚊亚科的系统发育关系。

细胞色素氧化酶是参与线粒体电子传递链末端氧化步骤的一种重要的呼吸酶，由Ⅰ、Ⅱ和Ⅲ 3 个亚基构成。CO Ⅱ 基因进化速率较快，多用于较低阶元分类，如属及属以下的；CO Ⅰ 基因进化速率适中，在能够保证足够变异的同时又很容易被通用引物扩增，适合作为条形码基因。DNA 条形码基因除了能对物种进行鉴定外，还有一个非常重要的功能，即隐藏分类单元的发现。在很多动物类群中都存在形态相似的隐存分类单元，这给分类学的研究带来许多混乱，而增加了基因信息的 DNA 条形码技术是发现隐藏分类单元的有效途径之一。例如，在马达加斯加热带水生甲虫研究中，Monaghan 等应用 DNA 序列在鉴定已记述种的同时发现了几个隐存种。Brown 等结合形态学和 DNA 条形码，发表巴布亚新几内亚的鳞翅目新种 *Xenothictisgnetivora*；由 Hebert 领导的研究小组对北美 260 种鸟类进行了 DNA 条形码的序列分析。结果表明，每种鸟都有一个单独的条形码，不同种之间的变异平均是同种鸟之间变异的 19~24 倍。而且发现其中 4 种鸟分别出现了 2 种不同的 CO Ⅰ 基因序列，这证明北美鸟类中发现了 4 个新种；另外，Hebert 研究了被认为同属 1 个种类的 2500 多只哥斯达黎加普通蝴蝶（*Astraptesfulgerator*），发现这些蝴蝶的 DNA 条形码很清楚地落入 10 个不同的组中，表明这些蝴蝶属于 10 个不同的种类，而这些蝴蝶的成虫单靠形态学特征无法区分，最后结合其颜色和食物偏好的不同，将这些蝴蝶分成 10 个不同的类群。

另外，单独使用一条条形码基因完全解决所有物种复杂的分类关系是不可能的。例如，物种的边界由于杂交或者基因渗入而显得模糊不清，或当物种之间产生生殖隔离的时间非常短的时候，鉴定物种就比较困难。尽管在亲缘关系很近的类群中，化石记录显示大多数物种分化时间都超过 100 万年，因此鉴定工作比较简单。当然这个假设也有例外，特别是当物种的形成要先于条形码基因的分歧时。因此，毫无疑问，基因条形码鉴定的成功率因种而异。特别是那些近期物种形成的程度高的、有效种群较大的和比较稳定的种，用基因条形码进行成功鉴定就相对比较困难，如大多数热带昆虫就是这样，这也是 DNA 条形码在应用当中存在的最大的争议，即是否单一的小片段 600 多碱基序列就能给全球物种编码，尤其是能否适用于近缘和近期分化的物种。

虽然 DNA 条形码技术还受到部分专家的质疑且存在一定的缺陷，但 DNA 序列信息的丰富性及其独一无二的可重复性，都将使 DNA 条形码成为分类学家的有用工具，DNA 条形码技术也将成为生物分类发展的必然趋势。

现今对于物种，不同领域有着不同的定义，但广为接受的还是看其后代的生活力是否降低或丧失。物种既是变化的，也是不变的。变化是物种发展的基础，而不变是物种存在的根本。正是这种变化导致了以不变为基础的形态学鉴定的局限性。然而，形态的间断性是基因连续性的表现形式之一，所有形态上的变异归根结底都是基于基因的改变，因此，在经典形态分类学的指导下，用分子生物学的方法从基因角度对中国蚊虫进行鉴别，不但能缓解目前形态分类学的矛盾，还能对目前蚊科的形态分类系统进行修正和补充。

一、常用目的基因的制备

（一）常用分子标记在重建蚊科系统发育关系中所提供的信息

1. mtDNA-CO Ⅰ　mtDNA 的突变速度是细胞核 DNA 的 10 倍。CO Ⅰ 基因进化速率适中，在能够保证足够变异的同时又很容易被通用引物扩增，包含了一定的系统发育信息，可以用于探讨近缘种或种群等低级阶元的系统发育关系。目前，国内外的研究也大都集中在节肢动物门及扁形动物门等较为低等的生物类群上。各国学者利用 CO Ⅰ 作为系统发育研究的工具，成功对鱼类、节肢动物类及钩虫等的系统发育进行了深入的研究，成功证明了 CO Ⅰ 在系统发育研究中的重要地位。

我国学者对我国蚊科 15 属 124 种（亚种）mtDNA-CO Ⅰ 基因序列的比对结果显示，种间在长度上一致，无碱基的插入和缺失，以 CO Ⅰ 基因为分子标记的聚类结果同目前经典形态分类能较好地吻合，这不但能解释蚊科中近缘种的发育关系，而且以其重建的整个蚊科进化关系能较好地解释同形态特征与生态习性之间的关系。

2. mtDNA-COⅡ mtDNA-COⅡ基因的进化速率较 mtDNA-COⅠ基因快，在双翅目昆虫中亦具有较高的趋异性，尽管有研究表明，COⅡ基因多用于较低阶元分类，如属及属以下的阶元，而对于高级分类阶元（亚科和科）存在一定限制，以其重建的蚊科进化关系亦能较好地解释同形态特征与生态习性之间的关系。

3. mtDNA-Cytb mtDNA-Cytb 基因常用于研究不同类群昆虫种内、种间及科间的系统发育。尽管 Cytb 基因的聚类结果同目前经典形态分类基本吻合，但是其重建的蚊科进化关系较为混乱，仅仅较合理地解释了部分形态属内蚊种间的发育关系。

4. 28S-D2、D3 D2 和 D3 分别是核糖体 DNA28S 编码区第 2 和第 3 结构域的部分片段，虽然其功能不清楚，但多项研究证实，其序列特征可用来阐明从种到科不同阶元水平的系统发育关系。

在蚊科中，D2 和 D3 序列特征多应用于按蚊的种类鉴别和系统发育关系分析。Garros 等结合 D3、ITS2 和 COⅠ基因研究非洲的催命按蚊种团和亚洲的微小按蚊种团的系统发育关系，提示非洲催命按蚊和亚洲微小按蚊可能是由一个单系群分化而来的，蚊种的分化受到地质板块形成、干旱及人为因素等的影响。

5. DNA 条形码的分子鉴定 DNA 条形码技术的首要任务是必须能正确区分物种。我国学者基于 DNA 条形码对我国部分蚊虫的种内、种间和属间特征进行了初步探讨，结果表明，98% 以上物种的种内距离和种间距离都在 2% 处出现明显的分界，这与国际上众多学者对蚊科 COⅠ基因的研究结果一致。种间平均距离为 14.1%，种内平均距离为 0.39%，与澳大利亚鱼类种内距离相等，略高于南美鸟类（0.27%）和蛾类（0.25%），而略低于加拿大蚊类（0.55%），种间平均距离是种内平均距离的 30 倍以上；种间距离与属间距离有较大范围的重叠（14%～16%）。

mtDNA 拥有分子钟的特性，颠换的积累与时间呈线性关系。随着种间 K2P 距离的增大，其转换和颠换值也跟着有规律地变化。对我国蚊科的分析发现，当遗传距离在 2%～6% 时，颠换值开始上升，并在 6% 时超过转换值，2% 时种化过程开始，之后在直到 6% 前因种而异的出现新征，达到 6% 时新征开始稳定，可以用形态特征进行准确鉴定。当遗传距离在 6%～15% 时，颠换值处于持续上升状态，新征开始向祖征转变，并在 15% 时祖征达到稳定，可以以属为单位进行聚类。对于种内距离大于 2% 的个别物种，应理解为是由形态分类的滞后性造成的，即形态学的种化往往比基因的种化出现得晚，而对于种间距离小于 2% 的样本，发现它们的形态差别仅仅在雄虫尾器上，然而当用雄虫尾器作为鉴别特征的时候，往往忽略了一点，尾器形态上的差别是否带了生殖隔离。雄虫尾器是不受自然选择压力影响的，是较其他特征更容易变异的器官，因此，将仅仅在尾器上有些许差别的个体判断为不同物种是不合理的，除非这些许的差异导致了生殖隔离。

遗传距离在 14%～16% 时，种间距离和属间距离有较大的重叠，有两种解释：第一，COⅠ基因本身出现暂时的替换饱和现象；第二，该研究是以形态学鉴定为基础将蚊虫以属为单位进行打包后分析的属间距离，而形态学上的属并不一定表明了物种间真正的系统发育关系，并且形态学特征往往是后于分子特征出现的，因此可能是形态学鉴定的滞后性和局限性导致了距离的重叠。

在运用分子特征进行分析时，需要特别注意，所有序列均应排除假基因的干扰。因为，研究表明，当线粒体 DNA 整合进入核 DNA 后，由于假基因不参与编码，失去了功能性限制的压力，即 3 个位置上的碱基理论上拥有相同的突变率，不过，在同一核基因组内，不同的插入序列进化程度不同，与其对应的线粒体基因相比，具有不同的进化模式。上述样本序列间不存在插入或丢失，也没终止子的出现，序列的碱基组成及核苷配对频率与同种其他样本相比并未出现异常，均在密码子 2 位突变上具有极强的约束力（所有序列 2 位碱基的突变平均占所有突变的 0.042）。不过也不排除父本 mtDNA 渗漏造成的异质性，尽管此现象目前仅在高等动物中偶有发现（<0.004%）。

例如，在对我国蚊科进行分析的研究中，采自同一地域的异形伊蚊，其中一个样本与同种其他样本的核酸差异为 3.74%，颠换值为 3.00%，而蛋白序列出现了 12 个差异位点，12 个蛋白位点的差异在蚊科中都是少有的，并且密码子 2 位碱基突变率约为平均水平的 3 倍，接近 1 位碱基发生的突变率，其密码子 1、2、3 位碱基替代率为 1∶2∶2，而平均替代率为 5∶1∶18，因此，可将此序列看作是假基因，只不过是由近期基因重组造成的。贪食库蚊和贫毛蓝带蚊中也扩增出分别有缺失和插入的假基因序列。这里以贪食库蚊为例，假基因与真基因之间的序列差异为 10.93%，假基因中密码子 3 个位点上的碱基替换率接近 5∶4∶11。根据 Li 等 mtDNA 和核假基因的分析时间公式可算得，贪食库蚊这次核转移事件估计发生在 500 万年前。同样可计算出上述异形伊蚊的核整合事件发生在约 170 万年前。另外，在该研究的所有 CO Ⅰ 数据中，贫毛蓝带蚊在距 HCO2158 大概 54 个碱基处发生了一个碱基的插入，整条序列密码子三个位点替换率为 7∶1∶18，排除是假基因的可能。翻译成蛋白后，在插入位点后的 14 个氨基酸中有 2 个不同位点，当手工删除插入位点后，蛋白差异位点消失。因此推断此碱基插入应该是由 PCR 过程中的移码突变造成的。

DNA 条形码技术作为一项全新的物种鉴别方法，尽管不能单独用来解决全部物种鉴别的任务，但在实际应用中依然具有很大的优势：①所检对象无生活周期和组织材料的特异性；②非专家鉴定，任何经简单培训的技术员即可大量、迅速地进行鉴定；③准确性高；④大大缓解了缺乏分类学家的问题。

在实际运用中，有一个特别需要注意的问题。线粒体基因的进化速度为核基因进化速率的 10 倍以上，因此，当线粒体基因整合进入核基因后，虽然不再参与编码，但突变速率会提高，如果整合时间较近，它与真正线粒体 CO Ⅰ 基因的差异未达到一个明显的值，如低于 3% 的时候，很容易将此个体当成鉴定结果的同种或隐藏种，而此时假基因的拥有者可能与鉴定结果已经分化为不同的种，从而造成后续工作的偏差。最好的辨别假基因的办法就是观察其密码子 3 个位点的碱基替代率，这就需要科研工作者在建立数据库的过程中仔细小心地排除假基因的干扰。另外，为保证分子鉴定的准确性，可大量地增加不同地理株的序列，用以排除非种化突变的积累。对于个别种内 K2P 距离过大的物种，特别是种群数量低的物种，尽量地加大样本量，力求将这些序列囊括入数据库，对每个物种的 CO Ⅰ 数据进行限制、加工和修饰，就能真正做到一条或几条 DNA 条形码对应一个物种。

（二）引物

扩增引物可参照已有的相关文献，如 mtDAN-CO Ⅰ 的引物参照 Folmer 等的结果合成；mtDNA-CO Ⅱ 和 28S-D3 的引物参照 Ma 等的文献合成，mtDNA-Cytb 和 28S-D2 的引物参照 Krzywinski 等的文献合成。引物序列见表 5-1。

表 5-1　蚊基因鉴定相关引物序列

引物	序列（5′→3′）
CO Ⅰ（正向）	GGTCAACAAATCATAAAGATATTGG
CO Ⅰ（反向）	TAAACTTCAGGGTGACCAAAAAATCA
CO Ⅱ（正向）	TCTAATATGGCAGATTAGTGCA
CO Ⅱ（反向）	ACTTGCTTTCAGTCATCTAATG
Cytb（正向）	GGACAAATATCATTTTGAGGAGCAACAG
Cytb（反向）	ATTACTCCTCCTAGCTTATTAGGAATTG
D2（正向）	GTGGATCCAGTCGTGTTGCTTGATAGTGCAG
D2（反向）	GTGAATTCTTGGTCCGTGTTTCAAGACGGG
D3（正向）	GACCCGTCTTGAAACACGGA
D3（反向）	TCGGAAGGAACCAGCTACTA

（三）PCR 扩增的反应条件

1. CO Ⅰ、CO Ⅱ 基因的反应条件

（1）94℃预变性，1min。

（2）94℃变性，40s。

（3）45℃退火，40s。

（4）72℃延伸，1min。

（5）重复步骤（2）～（4），4 次。

（6）94℃变性，40s。

（7）51℃退火，40s。

（8）72℃延伸，1min。

（9）重复步骤（6）～（8），29 次。

（10）72℃终末延伸，5min。

2. D2、D3 基因的反应条件

（1）94℃预变性，3min。

（2）94℃变性，30s。

（3）45℃退火，30s。

（4）72℃延伸，30s。

（5）重复步骤（2）～（4），29 次。

（6）72℃终末延伸，5min。

3. Cytb 基因的反应条件

（1）94℃预变性，4min。

（2）94℃变性，50s。

（3）45℃退火，50s。

（4）72℃延伸，1.5min。

（5）重复步骤（2）～（4），34次。

（6）72℃终末延伸，5min。

（四）扩增产物的检测

用 0.5×TBE 电泳缓冲液，取 PCR 产物 5μl，在 1.5% 琼脂糖凝胶（含 0.5μg/ml 溴化乙锭染料）中电泳，120V 电压 20min 后，紫外灯下观察（300nm 波长）。

二、序列数据分析

1. 序列的比对　利用 CLUSTAL 程序进行 DNA 序列的多重比对，然后辅以手工校正。多重比对参数设置为默认值。

2. 序列特征分析　将 CLUSTAL 比对结果输入 MEGA 软件，对序列特征进行分析，分析内容包括变异位点（variable site）、保守位点（conserved site）、简约信息位点（parsimony information site）、碱基组成（nucleotide composition）、密码子使用（codon usage）频率，以及转换与颠换比等。

3. 数据集信号检测　数据集信号主要进行三个方面的检测：碱基替换饱和分析、用 g_1 统计分析即树长分布分析（tree length distribution analysis）和 PTP 检验（permutation tail probability test）检验序列是否包含系统发育信号。对于联合数据，一般还需要进行不相合性长度差异检验（incongruence length of difference，ILD），因为目前各学者对不相合的数据组之间出现不相合性是否还要进行联合性分析尚无定论，在很多情况下，检验为不适合进行联合性分析的数据联合后能得到很好的结果。

在一个特定的基因中，足够快速的替代速率将会产生非同源相似并逐渐消逝共同衍征（synapomorphy），导致系统发育的误差。因此，在进行系统发育研究前，尤其是用距离法和简约法前，必须对碱基替换的饱和性进行分析，具体方法如下：利用统计转换（TS）、颠换（TV）值和对应的遗传距离，以 TS 和 TV 为纵坐标，遗传距离为横坐标作图，判断是否达到饱和。g_1 和 PTP 检验用于判断各序列是否包含系统发育信号而非随机数据。

4. 条形码基因的筛选和分子鉴定参数的建立　利用 DNA 条形码进行物种鉴定时，最关键的条件是每个物种必须拥有唯一的基因序列，这里的唯一是相对的唯一，即满足物种间种内距离和种间距离有明确的界限这一前提即可。目前国内外对 DNA 条形码的分析多采用 K2P 距离，即基于 Kimura 双参数模型下序列间的遗传距离，查看种间和种内遗传距离是否有重叠，对于满足这一条件的分子标记，同时对种内距离进行统计，确定将样本判断为同种的阈值，以排除因地理隔离或遗传漂移等因素带来的统计错误，并以此阈值作为参数，建立分子鉴定系统。

三、系统发育分析

（一）系统发育的重建

采用邻接法、最大简约法、最大似然法和贝叶斯法分别构建分子系统发育树。所有位点均作为无序特征处理，间隔（gap）按缺失（missing data）处理。使用 Modeltest 程序选择最大似然法和贝叶斯法分析核苷酸进化的最适模型。Modeltest 程序执行一组等级似然比检验（hierarchical likelihood ratio test，hLRT），计算近似 AIC（akaike information criterion，赤池信息量准则）值或非常近似的 AIC 值，进而从 56 种不同的核苷酸替代模型中选出最适模型用于后续分析。具体建树方法如下：

1. 邻接法（NJ 法）　利用 MEGA 软件，采用最为常用的 Kimura 双参数模型建树，用自展法（bootstrap）进行检验。

2. 最大简约法（MP 法）　利用 PAUP 软件，分别可以采用转换与颠换加权、转换与颠换和密码子同时加权两种方法建立 MP 树。建树参数：树的搜索方式选用启发式搜索，树二等分再连接（tree-bisection-reconnection，TBR）的分支交换法。起始树逐步加入，序列添加方式随机，bootstrap 抽样重复 1000 次，每次添加 100 个序列。若出现多棵最简约树，采用 50% 合一法得到合一树。

3. 最大似然法（ML 法）　该法最关键的是模型的选择，可利用 ModelTest、PAUP 和 MrMTgui 联合分析，得到 hLRT 和 AIC 标准选出的最优模型和此模型基于所分析数据的最适参数，当二者得出的标准不同时，优先选择 AIC 标准下的模型。在 PAUP 中对不同序列选择对应的最优模型并赋予最适参数，启发式搜索 ML 树，如果计算量过大，可舍弃 bootstrap 抽样检验。

4. 贝叶斯法（BI 法）　采用 MrBayes 软件，以随机树起始，模型选择与最大似然法相同，共运行 3 000 000 代，每 3000 代抽样一次，同时运行 4 条马尔科夫链、3 条热链、1 条冷链，热链温度设置为 0.2，运行结束后，查看 Average standard deviation of split frequencies（分列频率平均标准偏差）的值，如该值小于 0.01，则说明已经达到一致性，这个值如果在 0.01 与 0.05 之间也可接受，如果大于 0.05，那么需要增加运行的代数或者改变热链的温度值。程序运行结束后，在生成的文件中包含一个扩展名为 "p" 的文件，可将 "p" 文件中得到的抽样代数和该代数的似然值分别作为横、纵坐标作图，观察在多少代后似然值达到平稳，然后舍弃平稳前的数据，将达到稳态后的抽样计算合一树。一般来说，舍弃最大抽样代数的 25% 就已足够。

（二）不同系统树的检验

基于似然值的系统发育拓扑结构检验各个数据集的拓扑结构，以比较最大简约法、邻接法和最大似然法得到的拓扑结构树之间差异的显著性。KH（Kishino-Hasegawa）和 SH（Shimodaira-Hasegawa）分别是检验两棵树和多棵树差异是否有显著性的指标，若差异显著则说明似然值较小的树更好地解释了该数据，若不显著则都能很好地解释该数据。以

PAUP 中默认的 HKY85 模型计算四棵系统树的似然值，进行 KH 和 SH 单尾检验（bootstrap replicates=1000），进而再联合形态和生态习性等数据进行讨论。

（三）不同建树方所提供的进化信息

用统计方法重建系统发育树的方法起始于形态性状的数值分类法和分析基因频率数据的群体遗传学，目前用于分析分子数据。依据分子标记进行聚类分析和构建系统发育树的方法有许多，在对样本进行聚类分析时，常用的为基于遗传距离的距离法，而在重建系统发育树时，使用比较广泛的有基于性状的最大简约法、最大似然法和贝叶斯法。

1. 距离法　距离法根据双重序列比对的差异程度建立进化树。距离法首先估计序列两两之间的进化距离，然后根据不同的算法，从进化距离最短的开始依次聚类，利用距离矩阵计算出最优结果，比较适合于相似度较高的序列。利用遗传距离构建聚类树方法的优点为计算强度很小，却可以使用序列进化的相同模型；其缺点为并不考虑序列间差异所代表的进化特征，屏蔽了真实的特征符数据。距离法首先估计序列两两之间的进化距离，然后根据不同的算法，从进化距离最短的开始依次聚类，利用距离矩阵计算出最优树，因此能更为真实地反映出序列间的相似性关系。在距离法中又有多种建树方法，不同建树方法适合于不同的分子标记，一般而言，距离法的准确性依赖于两个方面：遗传距离同碱基替换数目的线性关系，以及遗传距离计算中的参数和标准偏差。这就取决于遗传距离的计算方法，即模型的选择。通常来讲，模型的选择可参照以下几条经验。

（1）用 Jukes-Cantor 模型先估计每个位点的碱基替代率（d），如果 d 小于或等于 0.05，首先考虑 p- 距离或 Jukes-Cantor 模型。

（2）如果 d 值位于 0.05～1，并且 R（转换/颠换）小于 5，选择 Jukes-Cantor 模型，当 R 大于 5 时，选用 Kimura 双参数或伽马距离模型。另外，当用于分析的序列数过多并且序列长度较小时，p- 距离模型能给出更好的结果，除非序列间的进化速率相差较大。

（3）当两种模型能给出相似的结果时，使用简单的那一个模型。当序列间的碱基替换率相似并且没有较大的转换/颠换偏向时，就算是序列间差异较大，p- 距离似乎都能给出更好的结果。

在蚊科的研究中，如果采用适合于近缘种的邻接法，基于距离法下的结果虽然能依照序列间的相似程度将各蚊种以形态属为单位聚集在一起，但这种相似关系却忽略了碱基突变所代表的进化意义，特别是对于平行和回复突变，因此距离法并未反映出各形态属间的进化关系，并且就聚类而言，距离法仅仅适合于分析相似度较高的序列。

2. 最大简约法　最大简约法是一种优化标准，该法认为，在一系列能够解释序列差异的进化树中，具有最少核酸或氨基酸替换的进化树为最优进化树。因此，最大简约法最大的优点就是无须任何核苷酸替代模型；而对于进化时间较长的物种或序列，其突变是否按照事先约定的核苷酸最少替代的途径进行是不得而知的，由于平行和回复突变的干扰，会得出不正确的拓扑结构，这同时也是简约法最大的缺点。最大简约法的建树结果能比较真实地反映出亲缘关系较近的蚊种间的进化关系，而对于分化时间较长的蚊种，往往受到"长支吸引"（long-branch attraction，LBA）的影响。

3. 最大似然法 最大似然法对系统发育问题进行了彻底搜查，期望能够搜寻出一种进化模型，包括对进化树本身进行搜索，使得这个模型所能产生的数据与观察到的数据最相似。最早将最大似然法用于系统发育推论工作的是 Cavalli-Sforza 和 Edwards 对基因频率数据的分析。之后，Felsenstein 基于核苷酸序列数据的分析提出了一种用最大似然法构建系统发育树的算法。Kishino 等将该法扩展到蛋白质序列数据，使用了 Dayhoff 的转换矩阵。最大似然法分析的核心在于替代模型的正确选择，一般而言，最大似然法能最为真实地反映出物种间的进化关系，然而，在所有方法中，最大似然法的计算强度最大，所以在某些情况下，它很难实现，特别是在分析大量序列时。在具体研究中，如果所分析的序列过多，计算量过于庞大，可以不对最大似然法进行自展检验，尽管如此，最大似然法依然可以较为真实地反映蚊科各成员间的进化关系。

4. 贝叶斯法 贝叶斯法是近来发展的一种新的系统进化分析方法，因其以后验概率来表示各分支的可信性而不需用自引导法（bootstrap）进行检验，所以该方法不仅可以对模型的参数进行直接量化而且可以分析很大的数据集，Huelsenbeck 等认为贝叶斯法具有诸多的优点：①推导系统树；②评估系统树的不确定性；③检测选择作用；④比较系统树；⑤利用化石计算分化时间；⑥检测分子钟；⑦计算速度快，能够处理大型数据集。甚至 Hall 认为，对于各种方法重建进化树的真实性贝叶斯法是最好的，其次为最大似然法，然后才是最大简约法。

5. 建树方法的选择 聚类和发育重建的方法除了分为基于距离的和基于性状的以外，也可分为基于算术的（聚类方法）或基于最优的（搜索方法），如距离法中的邻接法即为基于算数的，而距离法中的最小进化法（minimum evolution, ME）则是基于最优的。但无论是什么样的方法，都有其最为适合的序列和对应的模型，一般而言，在涉及不同建树方法时，有以下几个原则，可作为建树方法选择的理论依据。

最大简约法、距离法及基于简单模型的最大似然法存在长枝吸引的倾向，而基于复杂且更真实的模型的最大似然法更为准确。

在重建正确树方面，贝叶斯法和最大似然法通常比最大简约法或距离法更有效。

当序列高度分歧或包含许多对位排列间隔时，距离法因为难以获得可靠的距离估计而效果不佳。

序列分歧程度对树重建方法的性能影响很大。高度相似的序列缺少足够的发育信息，没有任何一种方法能得到可靠的树；而高度分歧的序列可能已经达到置换饱和且包含太多噪声。理论上选择进化速度快的基因研究近缘种，选择进化速度较缓慢的基因或蛋白序列研究相应的分类阶元。

实际工作中，如果序列间相似度较高，用各种方法都能得到相似的结果，并且不同模型下的差别也不大。另外，在进行系统树重建时，如果对各种模型和待分析序列的理解不深入，最好不要选择复杂的模型，就算是使用不依赖于模型的最大简约法，对各参数的权重也要谨慎。在对核酸序列进行分析时，如果序列间相似度较高，Kimura-2-parameter 是较为常用的模型。

在对蚊科的研究中，所使用的分子标记来源于科内物种，序列间同源且相似度较高，因此总的说来，不同建树方法下的聚类结果出入不大，同形态分类结果较为接近，然而在涉及物种间的进化关系时，简约法仅仅在亲缘关系较近的蚊种间能解释进化关系。在有最适合模型和参数支持的情况下，最大似然法和贝叶斯法则较为真实地反映蚊科各成员间的进化关系，不过因为最大似然法计算量过大而没有进行自展法检测。

第四节 常见蚊类基因鉴定数据

一、常见蚊虫条形码数据

1. 按蚊属 *Genus Anopheles* Meigen，1818

（1）林氏按蚊 *An. lindesayi* Giles，1900

国内分布：江苏、浙江、山东、河南、湖北、广西、四川、云南、陕西等（除黑龙江、吉林、青海、新疆）。

国外分布：缅甸、印度、朝鲜、尼泊尔、巴基斯坦、俄罗斯。

CO Ⅰ参考序列：BIN（Cluster ID），AAW4660；长度，658 bp。

ACATTATATTTTATTTTTGGTGCTTGAGCCGGAATAGTAGGAACATCTTTAAGTATTTTAATTCGAGCAGAACTTGGACATCCAGGAGCTTTTATTGGAGACGACCAAATTTATAATGTTATTGTAACAGCACATGCTTTTATTATAATTTTTTTTATAGTAATACCAATTATAATTGGAGGATTCGGAAATTGATTAGTACCTTTAATATTAGGAGCCCCTGATATAGCATTTCCTCGAATAAATAATATAAGATTTTGAATACTTCCCCCATCACTAACTTTATTAATTTCTAGAAGTATAGTAGAAAATGGAGCAGGAACAGGATGAACTGTTTATCCCCCTCTTTCTTCAGGAATTGCTCATGCTGGAGCTTCTGTAGACTTGGCTATTTTTTCTCTACATTAGCTGGAATTTCTTCAATTCTAGGGGCAGTAAATTTTATTACTACAGTAATTAATATACGATCTCCAGGAATTACTTTAGATCGAATACCTTTATTTGTTTGATCAGTAGTAATTACAGCAGTATTATTATTATTATCTTTACCTGTTTTAGCTGGAGCAATTACTATATTATTAACAGATCGAAATCTAAATACTTCGTTTTTTGACCCAGCTGGAGGAGGAGATCCAATTTTATATCAACACTTATTTT

（2）巨型按蚊贝氏亚种 *An. gigas baileyi* Edwards，1929

国内分布：广西、云南、西藏、安徽、台湾、河南、四川、贵州。

国外分布：缅甸、印度、越南。

CO Ⅰ参考序列：GenBank 登录号，JQ728161；长度，664 bp。

TATTTTTGGAGCCTGAGCAGGAATAGTGGGAACTTCTTTAAGAATTTTAATTCGAGCTGAATTAGGACATCCAGGAGCTTTTATTGGAGATGATCAAATTTATAATGTAATTGTTACAGCACATGCTTTTATCATAATTTTTTTTATAGTTATACCTATTATAATTGGAGGATTTGGAAATTGACTAGTTCCTTTAATGTTAGGAGCACCTGATATAGCATTCCCTCGAATAAATAATATAAGATTTTGAATATTACCACCATCACTAACTTTATTAATTTCTAGAAGTATAGTAGAA

AATGGAGCTGGTACAGGATGAACTGTATACCCCCACTTTCTTCAGGAATTGCCCATG
CAGGAGCTTCAGTAGACTTAGCAATTTTTTCACTACACTTAGCAGGAATCTCTTCAATT
TTAGGAGCAGTAAATTTTATTACTACAGTAATTAATATACGATCTCCTGGAATTACTTTA
GACCGAATGCCTTTATTCGTTTGATCTGTTGTTATTACTGCAATTTTATTATTACTATCTTT
ACCTGTTTTAGCAGGAGCTATTACTATATTATTAACAGATCGAAATTTAAATACTTCATTC
TTTGACCCAGCCGGAGGAGGAGACCCTATTTTATATCAACATTTATTTTGATTTTTTGGT
CACCTG

（3）须喙按蚊 *An. barbirostris* Van der Wulp，1884

国内分布：广东、海南、云南、浙江、安徽、广西、四川、贵州。

国外分布：印度、斯里兰卡、泰国、缅甸、柬埔寨、越南、马来西亚、印度尼西亚、尼泊尔。

COⅠ参考序列：BIN（Cluster ID），AAA5682；长度，665 bp。

GGATTTGGAAATTGATTAGTTCCTTTAATATTAGGAGCTCCTGATATAGCATTTCCTC
GAATAAATAATATAAGATTTTGAATATTACCTCCTTCTCTTACTTTATTAATTTCTAGAAGT
ATAGTAGAAAATGGAGCCGGAACTGGATGAACTGTATATCCACCTTTATCTTCTGGAATT
GCACATGCAGGAGCTTCTGTTGATTTAGCTATTTTTTCATTACATTAGCAGGAATTTCTT
CAATTTTAGGAGCAGTAAATTTTATTACTACTGTTATTAATATACGTTCACCAGGAATTAC
TTTAGATCGAATACCATTATTTGTCTGATCTGTAGTTATTACAGCAATTCTTTTATTATTAT
CTTTACCAGTATTAGCAGGAGCAATTACTATATTATTAACTGATCGAAATTTAAATACCTC
ATTTTTTGACCCTGCAGGAGGAGGAGATCCAATTTTATATCAACATTTATTTTGATTTTTC
GGACATCCTGAAGTTTATATTTTAATTTTACCAGGATTTGGAATAATTTCACATATTATTAC
TCAAGAAAGAGGGAAAAAGGAAACTTTTGGTAATTTAGGTATAATTTATGCAATATTAG
CTATTGGTTTATTAGGATTTATTGTATGAGCTCATCATATATTTACTGTAGGAATGGA

（4）须荫按蚊 *An. barbumbrosus* Strickland et Chowdhury，1927

国内分布：海南、云南、台湾、湖南、广东、贵州。

国外分布：印度、斯里兰卡、泰国、马来西亚、印度尼西亚、尼泊尔。

COⅠ参考序列：BIN（Cluster ID），ADS8753；长度，657 bp。

CATTATTTTGGACTGACTGGAATAGTAGGAACTTCTTTAAGAATTTTAATTCGAGC
AGAATTAGGTCACCCTGGAGCTTTTATTGGAGATGATCAAATTTATAATGTAATTGTAAC
AGCTCATGCTTTTATCATAATTTTTTTTATAGTTATACCTATTATAATTGGAGGATTTGGA
AATTGATTAGTTCCACTAATATTAGGAGCCCCTGATATAGCTTTTCCTCGAATAAATAAT
ATAAGATTTTGAATATTACCTCCATCTTTAACTTTATTAATTTCTAGAAGTATAGTAGAAA
ATGGAGCTGGAACAGGTTGAACTGTTTACCCTCCTTTATCATCAGGAATTGCTCATGCT
GGAGCTTCCGTTGATCTAGCTATTTTTTCATTACATTAGCTGGAATTTCTTCAATTTTAG
GAGCAGTAAATTTTATTACTACTGTAATTAATATACGATCTCCTGGAATTACTCTTGATCG
AATACCTTTATTTGTATGATCAGTAGTAATTACTGCTGTATTATTATTATCTTACCAGT
TTTAGCTGGAGCGATTACTATATTATTAACAGATCGAAATTTAAATACTTCTTTTTTTGAT

CCTGCTGGTGGGGGAGACCCTATTTTATATCAACATTTATTTTGATTTTTGGCC

（5）詹氏按蚊 *An. jamesii* Theobald，1901

国内分布：海南、云南、广西。

国外分布：缅甸、印度、马来西亚、菲律宾、斯里兰卡、泰国、越南。

CO Ⅰ参考序列：BIN（Cluster ID），AAD2562；长度，632 bp。

ATGTTGGGAGCTCCAGATATAGCATTCCCACGAATAAATAATATAAGATTTTGAATA
CTTCCTCCCTCATTAACCCTTTTAATTTCTAGAAGTATAGTAGAAAATGGGGCAGGAAC
AGGTTGAACTGTTTATCCTCCTCTTTCTTCAGGAATTGCTCACGCGGGGGCTTCAGTAG
ATTTAGCTATTTTTTCTTTACATTTAGCGGGGATTTCATCAATTTTAGGTGCTGTAAATTTT
ATTACTACAGTTATTAATATACGATCACCAGGAATTACATTAGATCGAATACCTTTGTTTG
TATGATCAGTAGTAATTACTGCTATTTTATTATTATTATCATTGCCAGTATTAGCAGGAGCT
ATCACTATGTTACTTACAGATCGTAATTTAAATACTTCTTTTTTCGATCCCGCGGGAGGA
GGAGATCCAATTTTATATCAACACTTATTTTGATTTTTTGGGCATCCAGAAGTTTACATTT
TAATTTTACCTGGATTTGGGATAATTTCTCATATTATTACACAAGAAAGAGGTAAAAAGG
AAACATTTGGAAATTTAGGAATAATTTATGCTATATTAGCAATTGGATTATTAGGTTTTAT
TGTATGAGCTCATCATATATTTACAGTCGT

（6）米赛按蚊 *An. messeae* Falleroni，1926

国内分布：内蒙古、吉林、新疆、黑龙江、辽宁。

国外分布：古北界北部，包括欧亚大陆和地中海地区。

CO Ⅰ参考序列：BIN（Cluster ID），ABY8239；长度，658 bp。

AACTTTATATTTTATTTTCGGAGCTTGAGCAGGAATAGTAGGAACTTCATTAAGTAT
TTTAATTCGTGCTGAATTAGGACACCCTGGAGCTTTTATTGGAGATGATCAAATTTATAA
TGTTATTGTAACAGCCCATGCTTTTATTATAATTTTCTTTATAGTTATACCTATTATAATTGG
AGGATTTGGAAACTGATTAGTTCCTTTAATATTAGGAGCCCCAGATATGGCTTTCCCTCG
AATAAATAATATAAGTTTTTGAATATTACCTCCGTCTTTAACTTTATTAATTTCTAGAAGTA
TAGTAGAAAATGGAGCCGGAACAGGGTGAACTGTTTATCCTCCTCTATCTTCTGGAATT
GCTCATGCAGGGGCTTCAGTAGATTTAGCTATTTTTTCATTACATTTAGCAGGAATTTCC
TCAATTTTAGGAGCTGTAAATTTTATTACAACTGTAATTAATATACGATCTCCTGGAATTA
CTCTTGATCGAATACCTTTATTTGTATGATCTGTTGTAATTACAGCAGTATTATTATTATTA
TCATTACCAGTTTTAGCTGGAGCTATTACAATATTATTAACTGATCGAAATTTAAATACTT
CATTTTTCGATCCAGCAGGAGGAGGAGACCCAATTTTATATCAACATTTATTT

（7）中华按蚊 *An. sinensis* Wiedemann，1828

国内分布：除青海、西藏外，各地均有分布。

国外分布：东南亚。

CO Ⅰ参考序列：BIN（Cluster ID），AAA5339；长度，655 bp。

TACTTTATATTTTATTTTGGAGCTTGAGCCGGAATAGTAGGAACTTCTTTAAGTATT

CTAATTCGAGCTGAATTAGGTCATCCTGGCGCTTTTATTGGAGATGATCAAATTTATAAT
GTTATTGTAACAGCACATGCTTTTATTATAATTTTTTTTATAGTTATACCTATTATAATTGGA
GGATTCGGAAATTGATTAGTTCCATTAATATTAGGAGCCCCTGATATAGCTTTTCCTCGAA
TAAATAATATAAGTTTTTGAATATTACCCCCTTCATTAACATTACTAATTTCTAGAAGTATA
GTAGAAAATGGAGCAGGAACAGGATGAACTGTTTATCCCCACTTTCATCTGGAATTGC
TCATGCTGGAGCATCAGTAGATTTAGCTATTTTTTCATTACATTTAGCTGGGATTTCATCA
ATTTTAGGAGCAGTAAATTTTATTACAACTGTAATTAATATACGATCTCCAGGAATTACAT
TAGATCGAATACCTTTATTTGTTTGATCAGTAGTAATTACAGCAGTATTATTACTTTTATCT
TTACCAGTATTAGCCGGAGCTATTACTATACTTTAACAGATCGAAATTTAAATACCTCAT
TCTTTGACCCAGCTGGAGGAGGAGATCCTATTTTATATCAACATTTA

（8）暗灰按蚊 *An. pullus* Yamada，1937（原八代按蚊）

国内分布：北京、黑龙江、山东、内蒙古、辽宁、吉林、江苏、河南、四川、贵州、云南、陕西。

国外分布：日本、朝鲜。

CO Ⅰ 参考序列：BIN（Cluster ID），AAB2483；长度，639 bp。

GGAGCTTGAGCCGGAATAGTAGGAACTTCTTTAAGTATTCTAATTCGAGCTGAATT
AGGTCATCCTGGTGCTTTTATTGGAGATGATCAAATTTATAATGTTATTGTAACAGCACA
CGCTTTTATTATAATTTTTTTTATAGTTATACCTATTATAATTGGAGGATTTGGAAATTGAT
TAGTTCCATTAATATTAGGAGCCCCTGATATAGCTTTCCCTCGAATAAATAATATAAGTT
TTTGAATATTACCTCCTTCATTAACTCTACTAATTTCTAGAAGTATAGTAGAAAATGGAG
CAGGAACAGGGTGAACTGTTTATCCACCACTTTCATCTGGAATTGCTCATGCTGGAGC
ATCAGTAGATTTAGCTATTTTTTCACTACATTTAGCAGGGATTTCTTCAATTTTAGGAGC
AGTAAATTTTATTACAACTGTAATTAATATACGATCTCCAGGAATTACATTAGATCGAAT
ACCTTTATTTGTATGATCGGTAGTAATTACAGCAGTATTATTATTATTATCTTTACCAGTAT
TAGCTGGAGCTATTACTATACTTTTAACAGATCGAAATCTAAATACTTCATTTTTTGACC
CAGCTGGAGGGGGAGATCCTATTTTATACCAACATTTATTC

（9）赫坎按蚊 *An. hyrcanus*（Pallas，1771）

国内分布：新疆。

国外分布：亚洲（中部、北部）、地中海（东部、北部）、利比亚、阿富汗。

CO Ⅰ 参考序列：BIN（Cluster ID），AAB2483；长度，637 bp。

TTTCCCTCGAATAAATAATATAAGATTTTGAATATTACCTCCTTCATTAACCTTACTA
ATTTCTAGAAGTATAGTAGAAAATGGAGCAGGAACAGGATGAACTGTTTATCCCCCTCT
TCATCTGGAATTGCTCATGCTGGAGCATCAGTAGATTTAGCTATTTTTTCACTACATTTA
GCAGGAATTTCTTCAATTTTAGGAGCAGTAAATTTTATTACAACTGTAATTAATATACGA
TCTCCAGGAATTACATTAGATCGAATGCCTTTATTTGTTTGATCAGTAGTAATTACAGCA
GTATTATTATTATTATCTTTACCAGTATTAGCTGGAGCTATTACTATACTCTTAACAGATCG

AAATCTAAATACTTCATTTTTTGACCCAGCTGGAGGAGGAGATCCTATTTTATACCAACA
CTTATTCTGATTCTTTGGTCATCCAGAAGTTTATATTTTAATTTTACCTGGATTTGGAATAA
TTTCTCATATTATTACACAAGAAAGTGGTAAAAGGAAACTTTTGGAAATTTAGGAATA
ATTTATGCTATATTAGCGATTGGATTATTAGGATTCATTGTATGAGCTCATCACATGTTTAC
AGTAGGAATAGACGTAGATACACGAGCTTATTTA

（10）带棒按蚊 *An. claviger*（Meigen，1804）

国内分布：新疆。

国外分布：欧洲（北部）、中东。

CO Ⅰ参考序列：BIN（Cluster ID），AAE3979；长度，658 bp。

TACATTATATTTTATTTTTGGGGCATGGGCAGGAATAGTCGGAACTTCATTAAGAAT
TTTAATTCGAGCTGAATTAGGTCATCCAGGAGCTTTCATTGGAGATGATCAAATTTATAA
TGTAATTGTTACAGCTCACGCTTTTATTATAATTTTTTTTATAGTTATACCAATTATAATTG
GAGGATTTGGAAATTGATTAGTACCTTTAATATTAGGGGCCCCAGATATGGCATTCCCA
CGAATAAATAATATAAGATTTTGAATACTTCCCCCCTCATTAACATTACTAATTTCTAGA
AGTATAGTAGAAAATGGAGCTGGGACAGGGTGAACTGTATATCCCCCTCTTTCATCGGG
GATTGCTCACGCTGGAGCATCAGTAGATTTAGCTATTTTTCTTTACATTTAGCTGGAATT
TCATCAATTTTAGGGGCAGTAAATTTTATTACAACAGTTATTAATATACGATCTCCAGGAA
TTACATTAGATCGTATACCTTTATTTGTTTGATCAGTTGTAATTACAGCAGTATTATTACTT
TTATCTTTACCAGTTTTAGCTGGGGCAATCACTATATTATTAACTGATCGTAATTTAAATA
CTTCCTTTTTTGATCCTGCCGGAGGAGGGGACCCAATTTTATACCAACATTTATTT

（11）贵阳按蚊 *An. kweiyangensis* Yao et Wu，1944

国内分布：河南、安徽、浙江、湖北、江西、湖南、福建、四川、贵州、云南等地。

CO Ⅰ参考序列：BIN（Cluster ID），AAA5339；长度，666 bp。

GAGCTTGAGCCGGAATAGTAGGAACTTCTTTAAGTATTCTAATTCGAGCTGAATTA
GGTCATCCTGGTGCTTTTATTGGAGATGATCAAATTTATAATGTTATTGTAACAGCACAT
GCTTTTATTATAATTTTTTTTATAGTTATACCTATTATAATTGGAGGATTTGGAAATTGATT
AGTTCCATTAATATTAGGAGCCCCTGATATAGCTTTTCCTCGAATAAATAATATAAGTTT
TTGAATACTACCTCCATCATTAACTTTACTAATTTCTAGAAGTATAGTAGAAAATGGAGC
AGGAACAGGGTGAACTGTTTATCCCCCTCTTTCATCTGGAATTGCTCATGCTGGGGCAT
CAGTAGATTTAGCTATTTTTTCATTACATTTAGCTGGAATTTCATCAATTTTAGGAGCAGG
AAATTTTATTACAACTGTAATTAATATACGATCTCCAGGAATACATTAGCGAATACCT
TTATTTGTTTGATCAGTTGGAATTACAGCAGTATTATTATTATCTTTACCAGTATTAGC
CGGAGCTATTACTATACTTTTAACAGATCGAAATCTAAATACTTCATTCTTTGATCCAGCT
GGAGGAGGAGATCCAATTTTATATCAACATTTATTTTGATTTTTGGTCACCCAGAAAGT
TTAA

（12）塞沃按蚊 *An. sawadwongporni* Rattanarithikul et Green，1987

国内分布：海南、广西、云南。

国外分布：缅甸、柬埔寨、泰国、越南。

CO Ⅰ 参考序列：GenBank 登录号，MK579217.1；长度，658 bp。

AACATTATATTTTATTTTTGGAGCTTGAGCTGGAATAGTAGGAACTTCTTTAAGAAT
TCTTATTCGAGCTGAATTAGGACATCCAGGAGCTTTTATTGGAGATGATCAAATTTATAA
TGTAATTGTTACTGCTCATGCTTTTATTATAATTTTCTTTATAGTAATGCCTATTATAATTGG
AGGGTTTGGAAATTGATTAGTACCTTTAATATTAGGAGCGCCAGATATAGCTTTCCCTCG
AATAAATAATATAAGTTTTTGAATACTTCCTCCTTCTTTAACTTTACTAATTTCTAGTAGTA
TAGTAGAAAATGGAGCAGGAACAGGTTGAACTGTTTATCCTCCTCTTTCTTCTGGTATT
GCCCATGCTGGGGCATCAGTAGATTTAGCTATTTTTTCATTACATTTAGCAGGAATCTCTT
CTATTTTAGGAGCAGTAAATTTTATTACAACAGTAATTAATATACGATCACCAGGTATTAC
TCTAGATCGAATACCTTTATTTGTCTGATCAGTAGTAATTACAGCTATTTTATTATTATTAT
CTTTACCAGTTTTAGCTGGGGCAATTACTATATTACTTACTGATCGAAATTTAAATACTTC
ATTTTTTGATCCAGCAGGGGGAGGAGATCCAATTTTATACCAACATTTATTT

（13）带足按蚊 *An. peditaeniatus*（Leicester，1908）

国内分布：海南、云南、贵州、福建。

国外分布：缅甸、印度、印度尼西亚、柬埔寨、泰国、马来西亚、尼泊尔、菲律宾、斯里兰卡。

CO Ⅰ 参考序列：BIN（Cluster ID），AAD3070；长度，655 bp。

TACATTATATTTTATTTTTGGAGCTTGAGCCGGAATAGTAGGAACTTCTTTAAGTATT
CTAATTCGAGCTGAATTAGGTCATCCTGGTGCTTTTATTGGAGATGATCAAATTTATAATG
TTATTGTAACAGCACATGCTTTTATTATAATTTTTTTATAGTTATACCTATTATAATTGGAG
GATTTGGAAATTGATTAGTTCCTTTAATATTAGGAGCCCCTGATATAGCTTTCCCTCGAAT
AAATAATATAAGTTTTTGAATATTACCCCCTTCTTTAACTCTTTTAATTTCTAGAAGTATA
GTAGAAAATGGAGCCGGAACAGGATGAACTGTTTATCCACCTCTTTCATCAGGAATTGC
TCATGCTGGAGCATCAGTAGATTTAGCTATTTTTTCATTACATTTAGCTGGAATTTCTTCA
ATTTTAGGGGCAGTAAATTTTATTACAACTGTTATTAATATACGATCTCCAGGAATTACAT
TAGATCGAATACCATTATTTGTTTGATCAGTAGTAATTACAGCAGTATTATTATTATTATCT
TTACCAGTCTTAGCAGGAGCTATTACTATACTTTTAACAGATCGAAATTTAAATACTTCA
TTTTTTGATCCTGCTGGAGGAGGAGATCCAATTTTATATCAACATTTA

（14）多斑按蚊 *An. maculatus* Theobald，1901

国内分布：安徽、海南、云南、福建、台湾、江西、湖南、湖北、香港、广西、贵州、西藏。

国外分布：印度、马来西亚、菲律宾、越南。

CO I 参考序列：BIN（Cluster ID），AAC3408；长度，639 bp。

GGAGCTTGAGCTGGAATAGTAGGAACTTCTTTAAGAATTCTTATTCGAGCTGAATT
AGGACATCCAGGAGCTTTTATTGGAGATGATCAAATTTATAATGTAATTGTTACTGCTCA
TGCTTTTATTATAATTTTCTTTATAGTAATGCCTATTATAATTGGAGGGTTTGGAAATTGA
TTAGTACCTTTAATATTAGGAGCGCCAGATATAGCTTTCCCTCGAATAAATAATATAAGTT
TTTGAATACTTCCTCCTTCTTTAACTTTACTAATTTCTAGTAGTATAGTAGAAAATGGAG
CAGGAACAGGTTGAACTGTTTATCCTCCTCTTTCTTCTGGTATTGCCCATGCTGGGGCAT
CAGTAGATTTAGCTATTTTTTCATTACATTTAGCAGGAATCTCTTCTATTTTAGGAGCAGT
AAATTTTATTACAACAGTAATTAATATACGATCACCAGGTATTACTCTAGATCGAATACCT
TTATTTGTCTGATCAGTAGTAATTACAGCTATTTTATTATTATTATCTTTACCAGTTTTAGC
TGGGGCAATTACTATATTACTTACTGATCGAAATTTAAATACTTCATTTTTTGATCCAGCA
GGGGGAGGAGATCCAATTTTATACCAACATTTATTT

（15）许氏按蚊 *An. xui* Dong, Zhou, Dong et Mao, 2007

国内分布：云南。

CO I 参考序列：BIN（Cluster ID），ADT9567；长度，657 bp。

TTTTTGGAGCTTGAGCCGGAATAGTAGGAACTTCTTTAAGTATTCTAATTCGAGC
TGAATTAGGTCACCCTGGTGCTTTCATTGGAGATGATCAAATTTATAATGTTATTGTAAC
AGCACATGCTTTTATTATAATTTTTTTTATAGTTATACCTATTATAATTGGAGGATTTGGA
AATTGATTAGTTCCTTTAATATTAGGAGCCCCTGATATAGCTTTTCCTCGAATAAATAATA
TAAGTTTTTGAATACTACCCCCTTCACTAACTCTTTTAATTTCTAGAAGTATAGTAGAAA
ATGGGGCAGGAACAGGATGAACTGTTTATCCTCCTCTTTCATCTGGAATTGCTCATGCT
GGAGCATCAGTAGATTTAGCTATTTTTTCACTACATTTAGCAGGAATTTCTTCAATTTTA
GGAGCAGTAAATTTTATTACAACTGTAATTAATATACGATCTCCAGGAATTACATTAGAT
CGAATACCATTATTTGTTTGATCAGTAGTAATTACAGCAGTATTATTATTATCATTAC
CAGTCTTAGCTGGAGCTATTACTATACTTTTAACAGATCGAAACTTAAATACTTCATTTT
TCGACCCCGCAGGAGGAGGAGATCCAATTTTATACCAACATTTATTTTGATTTTTTGGC

（16）棋斑按蚊 *An. tessellatus* Theobald, 1901

国内分布：海南、广西、云南、福建、台湾、湖南、四川、贵州。

国外分布：缅甸、泰国、印度、菲律宾、马来西亚、斯里兰卡、摩鹿加群岛、巴布亚新几内亚、关岛。

CO I 参考序列：BIN（Cluster ID），AAK2474；长度，452 bp。

TTTATAGTTATACCAATTATAATTGGGGGATTTGGAAATTGATTAGTACCACTAATAT
TAGGAGCTCCTGATATAGCTTTCCCTCGAATAAATAATATAAGTTTTTGAATACTACCTCC
TTCTCTTACTCTTTTAATTTCTAGAAGTATAGTAGAAAATGGAGCAGGGACTGGATGAA
CAGTTTATCCTCCCTTATCTTCAGGAATTGCTCACGCAGGAGCTTCTGTTGATTAGCTA
TTTTTTCTTTACACTTAGCAGGGATTTCTTCAATTTTAGGGGCAGTAAATTTTATTACAA

CTGTTATTAATATACGATCACCTGGAATTACTTTAGATCGTATACCTTTATTTGTTTGATCT
GTAGTTATTACAGCTGTATTATTACTTTTATCTTTACCAGTATTAGCAGGAGCTATTACTAT
ATTATTAACTGATCGAAATTTAAATACTTC

（17）簇腹按蚊 *An. kochi* Donitz，1901

国内分布：海南、云南、广西、台湾、贵州、四川。

国外分布：缅甸、印度、菲律宾、印度尼西亚、泰国。

CO I 参考序列：BIN（Cluster ID），AAF0668；长度，642 bp。

ATAGCTTTCCCACGAATAAATAATATAAGATTCTGAATATTACCTCCTTCTCTTACTC
TTTTAATTTCAAGAAGCATAGTAGAAAATGGAGCAGGAACAGGATGAACAGTTTATCC
TCCTTTATCATCTGGAATTGCACATGCAGGAGCTTCTGTAGATTTAGCTATTTTTCTTTA
CATTTAGCGGGAATTTCTTCAATTTTAGGAGCAGTAAATTTTATTACAACAGTAATTAAT
ATACGATCCCCTGGAATTACATTAGACCGGATACCTTTATTTGTATGATCAGTTGTAATTA
CTGCTGTATTATTACTTTTATCTTTACCCGTATTAGCAGGAGCTATTACAATATTATTAACA
GACCGAAACTTAAATACTTCATTCTTTGACCCTGCAGGAGGAGGAGACCCAATTTTATA
CCAACATTTATTTTGATTTTTTGGACATCCAGAAGTATATATTTTAATTTTACCTGGATTTG
GAATAATTTCTCATATTATTACACAAGAAAGAGGAAAAAAGGAAACATTTGGAAATTTA
GGAATAATTTATGCAATATTAGCAATTGGTCTTTTAGGTTTTATTGTATGAGCACATCATAT
ATTTACTGTTGGAATAGACGTTGATACACGAGCCTACTTT

（18）艾氏按蚊 *An. aitkenii* James，1903

国内分布：海南、云南、安徽、江西、福建、湖南、广西、四川。

国外分布：缅甸、印度、马来西亚、尼泊尔、斯里兰卡、巴布亚新几内亚、菲律宾。

CO I 参考序列：BIN（Cluster ID），AAJ2774；长度，703 bp。

TAGTTCCTTTAATGCTAGGAGCACCTGATATAGCATTTCCACGAATAAATAATATAA
GATTTTGAATACTACCCCCTTCACTTACTTTATTAATTACAAGTAGTATAGTAGAAAATG
GAGCCGGTACTGGATGAACTGTTTATCCACCTCTTTCTTCTGGTATTGCTCATGCAGGA
GCTTCTGTAGATTTAGCAATTTTCTCTTTACATTTAGCTGGGATTTCTTCAATTTTAGGAG
CTGTAAATTTTATTACAACTGTTATTAATATACGTTCACCTGGAATTACTCTTGATCGAAT
ACCTTTATTTGTTTGATCTGTTGTAATTACTGCTGTTTTATTATTATCTTTACCTGTACT
AGCTGGAGCTATTACTATATTATTAACTGATCGAAATTTAAATACATCATTCTTTGATCCA
GCTGGAGGAGGAGACCCAATTCTATACCAACATTTATTTTGATTTTTTGGTCACCCAGA
AGTATATATTTTAATTTTACCTGGATTTGGTATAATTTCTCATATTATTACTCAAGAAAGAG
GAAAAAAGGAAACTTTCGGAAATCTAGGAATAATTTATGCTATATTAGCAATTGGATTAT
TAGGATTTATTGTTTGAGCTCATCATATATTTACAGTTGGAATAGACGTAGATACTCGAGC
CTACTTTACTTCTGCAACTATAATTATTGCTGTTCCAAC

（19）伪威氏按蚊 *An. pseudowillmori*（Theobald，1910）

国内分布：广西、云南。

国外分布：印度、泰国、越南。

CO Ⅰ 参考序列：BIN（Cluster ID），AAJ2796；长度，671 bp。

TTTCGGTCTGAGCTGGATAGTTGGAACTTCTTTAAGAATCCTTATTCGAGCTGAAT
TAGGACATCCAGGAGCTTTTATTGGAGACGATCAAATTTATAATGTAATTGTTACTGCTC
ACGCTTTTATTATAATTTTTTTTATAGTAATACCTATTATAATTGGAGGATTTGGAAATTGA
TTAGTTCCTTTAATATTAGGAGCACCAGATATAGCATTCCCACGAATAAATAATATAAGA
TTTTGAATACTTCCTCCTTCGTTAACTCTTTTAATTTCTAGAAGTATAGTAGAAAATGGA
GCAGGAACAGGGTGAACAGTTTATCCCCCTCTTTCATCGGGTATTGCTCATGCTGGAGC
ATCTGTAGATTAGCTATTTTTCTTTACATTAGCTGGTATTTCATCAATTTTAGGTGCTG
TAAATTTTATTACAACTGTAATTAATATACGATCTCCTGGAATTACATTAGACCGAATACC
ATTATTTGTTTGATCAGTAGTAATTACTGCCATTTTATTACTATTATCATTACCTGTATTAGC
AGGAGCTATTACAATATTACTAACTGACCGAAATTTAAACACATCATTCTTTGACCCTGC
GGGTGGTGGAGATCCAATTTTATATCAACACTTATTTTGATTTTTGGTCACTGTGAAAT
GAATAACA

（20）迷走按蚊 *An. vagus* Donitz，1902

国内分布：海南、广西、云南、台湾、贵州。

国外分布：缅甸、巴布亚新几内亚、印度、印度尼西亚、马来西亚、菲律宾、斯里兰卡、泰国、越南。

CO Ⅰ 参考序列：BIN（Cluster ID），AAU0492；长度，662 bp。

ATATAGCATTCCCACGAATAAATAATATAGGTTTTTGAATATTACCTCCATCTCTTAC
TCTTTTAATTTCTAGTAGTATAGTAGAAAATGGAGCAGGAACAGGTTGAACTGTATATC
CCCCTCTTTCATCGGGGATTGCTCACGCTGGGGCTTCAGTCGATTTAGCAATTTTCTCA
CTTCATTTATCAGGAATTTCTTCAATTTTAGGGGCAGTAAATTTTATTACTACAGTAATTA
ACATACGATCTCCAGGAATTACGCTAGATCGAATACCTTTATTTGTTTGATCAGTTGTAA
TTACTGCAGTTTTATTATTATTATCACTTCCAGTATTAGCAGGAGCTATTACTATACTATTA
ACTGATCGAAATTTAAATACTTCATTCTTTGATCCTGCGGGAGGAGGAGACCCTATTTT
ATACCAACACTTATTTTGGTTTTTTGGTCACCCAGAAGTATACATTTTAATTTTACCCGG
ATTTGGAATAATTTCTCATATTATTACTCAAGAAAGAGGTAAAAGGAAACATTTGGAA
ATCTAGGAATAATTTATGCCATGCTAGCAATTGGATTATTAGGATTTATTGTATGAGCTCA
TCACATATTTACAGTTGGGATAGACGTAGATCACGAGCATATTTTACTTCTGCAACAAT
AATT

（21）微小按蚊 *An. minimus* Theobald，1901

国内分布：安徽、浙江、江西、福建、台湾、河南、湖北、湖南、广东、广西、宁夏、甘肃、四川、贵州、云南。

国外分布：亚洲东部丘陵地区、印度的北方邦、马来西亚半岛、琉球群岛。

CO Ⅰ 参考序列：BIN（Cluster ID），AAB5964；长度，639 bp。

GGAGCTTGAGCTGGAATAGTAGGAACTTCATTAAGAATTCTTATTCGAGCTGAATT
AGGTCATCCTGGAGCTTTTATTGGAGATGACCAAATTTATAATGTAATTGTAACAGCCCA
TGCTTTTATCATAATTTTTTTATAGTTATACCTATTATAATTGGAGGATTTGGAAATTGAT
TAGTTCCTTTAATATTAGGAGCCCCAGATATGGCATTCCCTCGAATAAATAATATAAGAT
TTTGAATACTTCCTCCTTCTTTAACTCTTCTTATTTCTAGAAGTATAGTAGAAAATGGAG
CAGGAACTGGTTGAACTGTTTATCCTCCTCTATCTTCTGGGATTGCTCATGCTGGAGCTT
CAGTAGATTAGCTATTTTTTCACTACATTAGCTGGGATTTCTTCTATTTTAGGGGCAGT
AAATTTTATTACTACTGTTATTAATACGATCACCAGGAATTACATTAGATCGAATACCT
CTTTTTGTATGATCTGTAGTAATTACTGCTATTTTATTATTATTATCTTTACCTGTTTTAGCT
GGGGCTATTACAATATTACTAACTGATCGAAATCTTAATACTTCATTCTTTGATCCAGCAG
GTGGAGGAGATCCTATTTTATATCAACATTTATTT

（22）乌头按蚊 *An. aconitus* Donitz，1902

国内分布：海南、广西、云南、浙江、贵州。

国外分布：孟加拉国、缅甸、柬埔寨、印度、印度尼西亚、老挝、马来西亚、尼泊尔、新加坡、斯里兰卡、泰国、越南。

CO I 参考序列：BIN（Cluster ID），AAB2519；长度，646 bp。

CATGAGCTGGATAGTGGGAACTTCTTTAAGTATTCTTATTCGTGCAGAATTAGGTCA
TCCAGGAGCTTTTATTGGAGATGATCAAATTTATAATGTAATTGTAACTGCTCATGCTTT
TATTATAATTTTTTTTATAGTTATACCTATTATAATTGGAGGATTTGGAAATTGATTAGTTC
CTTTAATATTAGGAGCCCCAGATATGGCTTTCCCACGAATAAATAATATAAGATTTTGAA
TACTTCCCCCCTCTTTAACACTTCTTATTTCTAGAAGTATAGTAGAAAATGGGGCAGGA
ACAGGATGAACTGTATACCCTCCTCTTTCTTCTGGTATTGCACATGCTGGAGCTTCAGTA
GATCTAGCAATTTTTTCTTTACACTTAGCTGGAATTTCTTCAATTTTAGGGGCAGTAAAT
TTTATTACTACTGTAATTAATATACGATCCCCAGGAATTACATTAGATCGAATACCTCTTTT
TGTATGATCTGTAGTTATTACTGCTATTTTATTATTATTATCTTTACCAGTTTTAGCCGGAG
CTATTACAATATTATTAACCGATCGAAATTTAAATACTTCTTTTTTTGATCCTGCTGGAGG
AGGGGATCCAATTTTATATCAACATTTATTTTGATTTTTTGGC

（23）杰普尔按蚊 *An. jeyporiensis* James，1902

国内分布：福建、广西、海南、云南、浙江、安徽、台湾、湖南、江西、四川、贵州。

国外分布：缅甸、泰国、越南、柬埔寨、老挝、孟加拉国、尼泊尔、印度。

CO I 参考序列：BIN（Cluster ID），AAC5306；长度，706 bp。

TTAGGTGCCCCAGATATGGCATTCCCTCGAATAAATAATATAAGATTTTGAATACTTC
CTCCTTCTTTAACTTTATTAATTTCTAGAAGTATAGTAGAAAACGGAGCTGGAACAGGAT
GAACTGTTTATCCTCCTTTATCCTCTGGAATTGCTCACGCAGGGGCTTCAGTTGATTTAG
CTATTTTTTCTTTACATTAGCAGGAATTTCATCAATTTTAGGGGCAGTAAATTTTATTACT
ACTGTTATTAATATACGATCTCCTGGTATTACCTTAGATCGAATACCTTTATTTGTATGATC

TGTAGTAATTACTGCAATTTTATTATTATTATCATTACCAGTATTAGCTGGAGCTATTACAA
TATTATTAACAGATCGAAATTTAAATACTTCATTCTTTGATCCTGCTGGAGGAGGAGACC
CAATTTTATATCAACATTTATTTTGATTTTTTGGACACCCAGAAGTTTACATTTTAATTTT
ACCAGGATTTGGAATAATTTCTCATATTATTACACAAGAAAGAGGGAAAAAGGAAACAT
TTGGAAATTAGGAATAATTTATGCTATATTAGCTATTGGATTATTAGGATTTATTGTTTGA
GCTCATCATATATTTACTGTAGGAATAGACGTTGATACACGAGCTTATTTTACTTCTGCAA
CAATAATTATTGCTGTACCAACTGGAATTAAAATTTTTA

（24）大劣按蚊 *An. dirus* Peyton et Harrison，1979

国内分布：海南、云南。

国外分布：孟加拉国、缅甸、柬埔寨、印度、老挝、马来西亚、泰国、越南。

COⅠ参考序列：BIN（Cluster ID），AAC7100；长度，639 bp。

GGAGCCTGAGCAGGAATAGTAGGAACTTCTTTAAGAGTCTTAATTCGAGCTGAAT
TAGGACATCCAGGAGCTTTTATTGGAGATGATCAAATTTATAATGTTATTGTTACTGCTC
ACGCATTTATCATAATTTTTTTTATAGTTATACCAATTATAATTGGGGGATTTGGAAATTG
ATTAGTTCCTTTAATACTAGGAGCACCAGATATAGCATTTCCTCGAATAAATAATATAAG
TTTTTGAATACTACCTCCTTCACTTACACTTTTAATTTCTAGAAGTATAGTAGAAAATGG
AGCAGGTACAGGATGAACAGTTTATCCCCCTTTATCGTCTGGAATTGCTCATGCAGGAG
CTTCTGTTGATTTAGCAATTTTTCTTTACATTTAGCAGGAATTTCTTCTATTTTAGGAGC
AGTAAATTTTATTACTACTGTAATTAATATACGATCACCAGGAATTACTTTAGATCGAAT
ACCTTTATTTGTTTGATCGGTTGTAATTACTGCAATTTTATTACTTTTATCTTTACCCGTAT
TAGCAGGAGCCATTACTATATTACTAACAGACCGAAATTTAAATACTTCTTTTTTTGATC
CAGCTGGTGGAGGAGATCCTATTTTATATCAACACTTATTC

（25）美彩按蚊 *An. splendidus* Koidzumi，1920

国内分布：福建、海南、广东、广西、云南、江西、台湾、四川、贵州。

国外分布：阿富汗、缅甸、柬埔寨、印度、尼泊尔、巴基斯坦、泰国、越南。

COⅠ参考序列：BIN（Cluster ID），AAE5370；长度，668 bp。

TTTTGGACTGAGCCGGATAGTAGGAACTTCTTTAAGAATTCTTATTCGAGCTGAAT
TAGGCCATCCAGGGGCTTTTATTGGTGATGATCAAATTTATAATGTTATTGTTACAGCCC
ATGCTTTTATTATAATTTTTTTTATAGTAATACCTATTATAATTGGAGGATTTGGAAATTGA
TTAGTTCCTTTAATATTAGGAGCTCCAGATATGGCATTTCCACGAATAAATAACATAAGT
TTTTGAATGCTTCCTCCCTCATTAACTTTACTTATTTCTAGAAGTATAGTAGAAAATGGA
GCAGGAACAGGATGAACAGTGTATATCCCCCTCTTTCATCAGGAATTGCTCATGCGGGAGC
CTCAGTAGATTTAGCTATTTTTTCATTACATTTAGCAGGAATTTCATCTATTTTAGGGGCA
GTAAATTTTATTACTACAGTAATTAATATACGATCACCAGGAATTACATTAGACCGAATAC
CTTTATTTGTTTGATCAGTTGTAATTACTGCAATTTTATTATTATTATCTTTACCTGTTTTAG
CTGGAGCTATTACAATACTTCTTACAGATCGAAATTTAAATACATCTTTTTTCGATCCTGC

TGGAGGAGGAGATCCAATTCTATATCAACATTTATTTTGATTTTTTGGTCACCTGGGAAGTTTAA

2. 库蚊属 Genus *Culex* Linnaeus，1758

（1）贪食库蚊 *Cx. halifaxia* Theobald，1903

国内分布：河北、山西、山东、江苏、安徽、浙江、江西、福建、台湾、河南、湖北、湖南、陕西、甘肃、广东、广西、四川、贵州、云南。

COⅠ参考序列：BIN（Cluster ID），ACC8609；长度，658 bp。

AACATTATATTTATTTTGGAGCTTGAGCAGGAATAATCGGAACTTCTTTAAGAATTCTTATTCGTGCAGAATTAAGTCAACCCGGTGTATTTATTGGAAATGATCAAATTTATAATGTTATTGTAACAGCGCATGCTTTTATTATAATTTTTTTATAGTTATACCAATTATAATTGGAGGATTTGGAAATTGATTAGTTCCTTTAATATTAGGAGCTCCTGATAGCTTTCCTCGAATAAATAATATAAGTTTTTGAATACTACCTCCCTCATTAACTTTACTCCTTTCAAGTAGTTTAGTAGAAAATGGAGCTGGAACTGGATGAACTGTTTACCCCCCTCTTTCATCTGGAACTGCTCATGCGGGTGCATCAGTTGATTTAGCTATTTTTCTTTACATTTAGCGGGTATTTCATCAATTTTAGGAGCTGTTAATTTTATTACAACAGTTATTAATATACGATCTTCAGGAATTACTCTAGATCGAATACCTTTATTTGTCTGATCAGTAGTAATTACTGCTGTTTTATTATTACTTTCTTTACCTGTATTAGCAGGAGCAATTACTATATTACTAACAGATCGAAATTTAAATACTTCATTTTTTGATCCTATTGGAGGAGGAGACCCAATTTTATATCAACATTTATTT

（2）短须库蚊 *Cx. brevipalpis*（Giles，1902）

国内分布：福建、海南、四川、贵州、云南、浙江、安徽、江西、台湾、湖南。

国外分布：东洋界。

COⅠ参考序列：BIN（Cluster ID），ACC8753；长度，679 bp。

TTTTTATTTTCGGAGCTTGAGCAGGAATAATTGGGACATCATTAAGAATTTTAATTCGAACAGAATTAAGACAACCTGGTATTTTTATTGGAAATGATCAAATTTATAATGTTATTGTAACAGCTCATGCTTTTATTATAATTTTCTTTATAGTAATACCTATCATAATTGGAGGATTTGGAAATTGATTAGTTCCTTTAATATTAGGAGCTCCTGATATAGCATTCCCTCGAATAAATAATATAAGATTTTGAATACTTCCCCCTTCACTAACACTTTTACTTTCTAGAAGTCTAGTTGAAAACGGAGCCGGAACTGGTTGAACAGTTTATCCTCCTTTATCTTCAAGAACTGCTCATGCTGGAGCTTCTGTAGACTTAGCAATTTTTTCTCTTCATTTAGCAGGAATTTCTTCAATTTTAGGTGCAGTTAATTTCATTACCACAGTAATTAATATACGTTCTTCTGGAATTACTTTAGATCGAATACCTTTATTTGTATGATCTGTTATTATTACTGCTATCTTATTATTATTCTTTACCAGTATTAGCAGGAGCTATTACTATACTATTAACAGATCGAAACTTAAATACATCTTTTTTTGATCCAATTGGAGGGGGAGACCCAATTTTATATCAACATTTATTTTGATTTTTTGGTCACCTTGAAAGTTTAAA

（3）叶片库蚊 *Cx. foliatus* Brug，1932

国内分布：浙江、福建、广东、海南、四川、贵州、云南、台湾、湖北、广西。

国外分布：印度、尼泊尔、斯里兰卡、越南、泰国、菲律宾、马来西亚和印度尼西亚等。

CO Ⅰ参考序列：BIN（Cluster ID），ACC8647；长度，672 bp。

TTTTGGTGCTTGGGCAGGAATAATCGGAACTTCATTAAGTATTCTTATTCGAGCTGAATTAAGCCAACCAGGAGTATTTATTGGAAATGATCAAATTTATAATGTAATTGTTACAGCTCATGCTTTTATTATAATTTTTTTATAGTTATACCTATTATAATTGGAGGATTTGGTAATTGATTAGTCCCTTTAATATTAGGTGCCCCAGATATGGCTTTCCCTCGAATAAATAATAAGATTTTGAATACTACCCCCTCATTAACTTTACTCCTTTCTAGAAGTATAGTAGAAATGGGGCTGGAACTGGATGAACTGTTTACCCCCCTCTTTCTTCAGGAACAGCTCACGCAGGAGCTTCTGTTGATTTAGCTATTTTTTCATTACATTTAGCGGGGATTTCTTCTATTTTAGGGGCCGTAAATTTTATTACTACTGTAATTAATATGCGATCTTCTGGTATTACATTAGACCGAATACCTTTATTTGTATGATCAGTAGTTATTACTGCTGTTTATTATTACTATCTTTACCAGTACTAGCTGGAGCTATTACTATACTTCTAACTGATCGAAATTTAAATACTTCATTTTTTGATCCTATTGGAGGAGGAGACCCTATTCTTTATCAACATTTATTTTGATTTTTTGGTCACCCTGGAAGTTTAA

（4）小型库蚊 *Cx. minor*（Leicester，1908）

国内分布：浙江、福建、广东、海南、贵州、云南。

国外分布：印度、斯里兰卡、泰国、新加坡、马来西亚、印度尼西亚、菲律宾和琉球群岛等地。

CO Ⅰ参考序列：BIN（Cluster ID），ACC8728；长度，663 bp。

GTCTGAGCCGGAATATTGGAACTTCTTTAAGTTTATTAATTCGTGCAGAATTAAGTCAACCTGGGGTATTTATTGGAAATGACCAAATTTATAATGTTATTGTAACAGCTCATGCTTTTATTATAATTTTTTTATAGTTATACCTATTATAATTGGAGGATTTGGAAATTGATTAGTTCCCTTAATATTAGGAGCCCCTGATATAGCTTTTCCTCGAATAAATAATATAAGTTTTGAATACTACCTCCTTCATTAACACTTCTACTTTCTAGTAGTTTAGTAGAAAATGGGGCTGGAACTGGATGAACAGTATATCCCCCACTTTCATCTGGTACTGCCCATGCTGGGGCATCAGTTGATTTAGCTATTTTTTCTCTCCATTTAGCTGGAATTCTTCTATTTTAGGAGCTGTAAATTTTATTACTACAGTAATTAATATACGATCTTCAGGAATTACTTTAGATCGAATACCTTTATTTGTATGATCTGTAGTTATTACAGCTATTTTACTACTTTTATCATTACCTGTTTTAGCAGGAGCTATTACTATATTATTAACAGACCGAAATCTTAATACTTCCTTTTTTGATCCTATTGGAGGAGGAGACCCAATTTTATATCAACACTTATTTTGATTTTTTGGTCACCCTGAAAGTTTAA

（5）幼小库蚊 *Cx. infantulus* Edwards，1922

国内分布：浙江、福建、广东、海南、广西、四川、贵州、云南、河南、江苏、安徽、江西、湖北、湖南、甘肃。

国外分布：印度、尼泊尔、马尔代夫、斯里兰卡、缅甸、泰国、越南、马来西亚、菲律宾、日本、印度尼西亚。

CO Ⅰ参考序列：BIN（Cluster ID），AAZ3192；长度，651 bp。

TTATATTTTATTTTTGGTGCTTGAGCTGGAATAATTGGAACTTCTTTAAGTTTATTAA
TTCGAGCAGAATTAAGTCAACCAGGTGTATTTATTGGAAATGATCAAATTTATAATGTTA
TTGTAACAGCACATGCTTTTATTATAATTTTTTTTATAGTTATACCTATTATAATTGGAGGA
TTTGGAAATTGATTAGTACCTTTAATATTAGGTGCTCCTGATATAGCTTTCCCTCGAATAA
ATAATATAAGTTTTTGAATACTTCCTCCTTCATTAACTTTACTACTTTCTAGTAGTTTAGTA
GAAAATGGAGCTGGAACTGGATGAACAGTTTATCCCCCACTTTCATCTGGAACTGCTCA
TGCTGGAGCTTCTGTTGATTTAGCTATTTTTTCTTTACATTTAGCAGGAATTTCTTCTATT
TTAGGAGCTGTAAATTTTATTACAACAGTAATTAATATACGTTCTTCAGGAATTACTCTTG
ATCGAATACCATTATTTGTTTGATCTGTTGTTATTACTGCCGTTTTATTACTTCTGTCTTTA
CCTGTATTAGCTGGAGCTATTACTATACTATTAACAGATCGAAATTTAAATACTTCATTTT
TTGACCCTATTGGAGGAGGGGATCCAATTTTATATCAACATTTA

（6）马来库蚊 *Cx. malayi*（Leicester，1908）

国内分布：江苏、浙江、福建、广东、海南、广西、四川、贵州、云南、河南、山东、安徽、台湾、湖南、湖北、甘肃。

国外分布：缅甸、印度、印度尼西亚、马来西亚、柬埔寨、马尔代夫、尼泊尔、巴布亚新几内亚、泰国、越南等。

CO I 参考序列：GenBank 登录号，JQ728092；长度，653 bp。

AATAATTGGAACTTCTTACAGTCTTCTTATTCGAGCTGAATTAAGTCAACCTGGAG
TATTTATTGGAAATGATCAAATTTATAACGTAATTGTTACAGCTCATGCTTTTATTATAAT
TTTCTTTATAGTTATACCTATTATAATTGGAGGGTTTGGAAATTGATTAGTTCCTTTAATAT
TAGGAGCTCCTGATATAGCTTTCCCTCGAATAAATAATATAAGATTTTGAATACTACCTC
CTTCATTAACTTTACTCCTTTCTAGAAGTATAGTAGAAAATGGAGCTGGAACTGGTTGA
ACAGTTTATCCCCCTCTTTCTTCTGGAACAGCTCATGCTGGTGCTTCAGTTGATTTAGCA
ATTTTTTCTTTACATTTAGCTGGGATTTCTTCTATTTTAGGAGCAGTTAATTTTATTACAAC
AGTAATTAATATACGATCATCAGGAATTACTTTAGATCGAATACCTTTATTTGTATGATCT
GTAGTAATTACAGCTGTTTTACTTTTATTATCATTACCTGTATTAGCTGGAGCTATTACTAT
ACTACTAACTGATCGAAACCTTAATACTTCATTCTTTGATCCTATTGGAGGAGGAGACCC
AATTTTATATCAACACTTATTTTGATTTTTTGGTCACCTGGAAGTTTAAA

（7）里奇库蚊 *Cx. richei* Klein，1970

国内分布：广西、贵州、四川。

国外分布：柬埔寨。

CO I 参考序列：BIN（Cluster ID），ACC8742；长度，671 bp。

TTTGGTGCTTGAGCCGGAATAATTGGGACTTCTTTAAGTCTTCTTATTCGAGCTGA
ATTAAGCCAACCCGGAGTATTTATTGGAAATGATCAAATTTATAATGTAATTGTAACTGC
TCATGCTTTTGTTATAATTTTTTTTATAGTAATACCTATTATAATTGGGGATTCGGAAAT
TGATTAGTTCCTTTAATATTAGGAGCTCCTGATATAGCTTTTCCTCGAATAAATAATATAA

GATTTTGAATACTACCTCCTTCATTAACTTTATTACTTTCTAGTAGTTTAGTAGAAAATGG
AGCTGGAACTGGTTGAACAGTATACCCTCCTCTTTCTTCAGGAACAGCTCACGCTGGG
GCTTCAGTTGATTTAGCAATTTTTCTTTACATTAGCTGGAATTTCTTCTATTTTAGGAG
CAGTAAATTTTATTACTACTGTAATTAATATACGATCATCAGGAATTACTCTTGATCGAAT
ACCATTATTTGTATGATCAGTAGTAATTACAGCTGTATTATTACTTTTATCATTACCTGTTT
TAGCTGGAGCTATTACTATATTATTAACTGATCGAAATTTAAATACTTCTTTCTTTGACCC
AATTGGTGGAGGAGACCCAATTTTATACCAACACTTATTTTGATTTTTTGGTCACCTGGG
AAAGTTTAA

（8）佩顿库蚊 *Cx. peytoni* Bram et Rattanarithikul，1967

国内分布：云南。

国外分布：泰国、越南、马来西亚、印度尼西亚、印度。

CO Ⅰ 参考序列：BIN（Cluster ID），ACC8804；长度，664 bp。

TGGTCTGACCGGATAATTGGAACTTCTTTAAGTTTATTAATTCGAGCAGAACTAAG
CCAACCTGGAGTATTTATTGGAAATGACCAAATTTATAATGTTATTGTAACAGCACATG
CTTTTATTATAATTTTCTTTATAGTTATACCTATTATAATTGGAGGATTTGGAAATTGATTA
GTTCCATTAATATTAGGAGCCCCTGATATAGCTTTCCCCCGAATAAATAATATAAGTTTTT
GAATACTTCCTCCTTCATTAACTTTACTACTTTCTAGTAGTTTAGTAGAAAATGGGGCTG
GGACTGGATGAACTGTGTATCCCCACTATCATCTGGTACTGCCCATGCTGGAGCATCT
GTTGATTTAGCTATTTTTTCTCTTCATTTAGCAGGAATTTCTTCAATTTTAGGAGCTGTAA
ATTTTATTACTACAGTAATTAATATACGATCTTCAGGAATTACTTTAGATCGTATACCTTTA
TTTGTTTGATCAGTAGTTATTACAGCTATTTTATTACTTTTATCTTTACCTGTTTTAGCAGG
AGCTATTACTATATTATTAACAGATCGAAATCTTAATACTTCCTTTTTTGATCCTATTGGAG
GAGGAGACCCTATTTTATATCAACATTTATTTTGATTTTTTGGTCACCCTGGAAGTTTAA

（9）细刺库蚊 *Cx. spiculosus* Bram et Rattanarithikul，1967

国内分布：贵州、云南、台湾。

国外分布：泰国、缅甸和马来西亚等地。

CO Ⅰ 参考序列：BIN（Cluster ID），ACC8804；长度，665 bp。

GTCTTGAGCCGGAATAATTGGAACTTCTTTAAGTTTATTAATTCGAGCAGAACTAA
GCCAACCTGGAGTATTTATTGGAAATGACCAAATTTATAATGTTATTGTAACAGCACAT
GCTTTTATTATAATTTTCTTTATAGTTATACCTATTATAATTGGAGGATTTGGAAATTGATT
AGTTCCATTAATATTAGGAGCCCCTGATATAGCTTTCCCCCGAATAAATAATATAAGTTTT
TGAATACTTCCTCCTTCATTAACTTTACTACTTTCTAGTAGTTTAGTAGAAAATGGGGCT
GGGACTGGATGAACTGTGTATCCCCACTATCATCTGGTACTGCCCATGCTGGAGCATC
TGTTGATTTAGCTATTTTTTCTCTTCATTTAGCAGGAATTTCTTCAATTTTAGGAGCTGTA
AATTTTATTACTACAGTAATTAATATACGATCTTCAGGAATTACTTTAGATCGTATACCTTT
ATTTGTTTGATCAGTAGTTATTACAGCTATTTTATTACTTTTATCTTTACCTGTTTTAGCAG

GAGCTATTACTATATTATTAACAGATCGAAATCTTAATACTTCCTTTTTTGATCCTATTGGG
GGAGGAGACCCTATTTTATATCAACATTTATTTTGATTTTTTGGTCACCCTGGAAGTTTAA

（10）须喙库蚊 *Cx. bicornutus*（Theobald，1910）

国内分布：海南、广西、贵州、云南、台湾。

国外分布：泰国、缅甸、马来西亚、印度、越南、日本。

CO Ⅰ参考序列：BIN（Cluster ID），ACC8728；长度，582 bp。

TGAGCCGGAATAATTGGAACTTCTTTAAGTTTATTAATTCGTGCAGAATTAAGTCA
ACCTGGAATATTTATTGGAAATGACCAAATTTATAATGTTATTGTAACAGCTCATGCTTT
TATTATAATTTTTTTATAGTTATACCTATTATAATTGGAGGATTTGGAAATTGATTAGTTC
CCTTAATATTAGGAGCCCCTGATATAGCTTTTCCTCGAATAAATAATATAAGTTTTTGAAT
ACTACCTCCTTCATTAATACTTCTACTTTCTAGTAGTTTAGTAGAAAATGGGGCTGGAA
CTGGATGAACAGTATATCCCCCACTTTCATCTGGTACTGCCCATGCTGGAGCATCAGTTG
ATTAGCTATTTTTTCTCTTCATTTAGCTGGAATTTCTTCTATTTTAGGAGCTGTAAATTTT
ATTACTACAGTAATTAATATACGATCTTCAGGAATTACTTTAGATCGAATACCTCTATTTGT
ATGATCTGTAGTTATTACAGCTATTTTACTACTTTTATCATTACCTGTTTTAGCAGGAGCTA
TTACTATATTAACAGGCCGAAATCTTAATACTTCC

（11）棕头库蚊 *Cx. fuscocephala* Theobald，1907

国内分布：福建、广东、海南、广西、四川、贵州、云南、甘肃、新疆、山西、山东、江苏、安徽、江西、台湾、湖北、湖南、西藏。

国外分布：印度、尼泊尔、越南、柬埔寨、老挝、泰国、缅甸、菲律宾、新加坡、马来西亚、斯里兰卡、印度尼西亚。

CO Ⅰ参考序列：BIN（Cluster ID），AAJ7295；长度，658 bp。

AACATTATATTTTATTTTTGGGGCTTGAGCTGGAATAATTGGTACTTCATTAAGTAT
TCTTATTCGAGCAGAATTAAGTCAACCTGGAGTTTTATTGGAAATGATCAAATTTATA
ATGTAATTGTAACTGCTCATGCTTTTATTATAATTTTTTTTATAGTTATACCAATTATAATT
GGAGGATTTGGAAATTGATTAGTTCCTTTAATGTTAGGAGCTCCAGATATAGCATTCCC
TCGAATAAATAATATAAGTTTTTGAATACTACCACCTTCTCTAACATTACTACTTTCAAG
TAGTTTAGTAGAAAATGGAGCTGGAACTGGATGAACAGTTTATCCCCCTCTTTCATCTG
GAACAGCTCACGCCGGAGCATCAGTAGACTTAGCTATTTTTTCTCTTCATTAGCTGGG
ATTTCATCAATTTTAGGTGCTGTAAATTTTATTACAACAGTAATTAATATACGATCTTCAG
GGATTACTTTAGATCGAATACCATTATTTGTTTGATCAGTAGTTATTACTGCTGTTTTACT
TCTTTTATCTTTACCTGTATTAGCCGGAGCCATTACTATATTAACAGATCGAAATTTA
AATACTTCATTCTTTGACCCAATTGGAGGAGGGGACCCAATTCTATATCAACATTTATTT

（12）林氏库蚊 *Cx. hayashii* Yamada，1917

国内分布：北京、吉林、辽宁、河北、山东、河南、江苏、浙江、安徽、江西、湖南、四川、台湾、福建、广西、贵州、云南。

国外分布：俄罗斯（滨海）、琉球群岛、朝鲜半岛。

CO Ⅰ 参考序列：BIN（Cluster ID），ACC8740；长度，650 bp。

TATATTTTATTTTTGGTGCTTGAGCTGGAATAATTGGAACTTCTTTAAGTCTTCTTAT
TCGAGCTGAATTAAGTCAACCCGGAGTATTTATTGGAAATGATCAAATTTATAATGTAAT
TGTAACTGCTCATGCTTTTATTATAATTTTTTTTATAGTAATACCTATTATAATTGGAGGAT
TTGGAAATTGATTAGTTCCTTTAATATTAGGAGCCCCTGATAGCTTTTCCTCGAATAAA
TAATATAAGATTTTGAATACTACCCCCTTCATTAACTTTATTACTTTCTAGTAGTTTAGTAG
AAAATGGAGCTGGGACTGGTTGAACAGTATACCCTCCCCTTTCTTCAGGAACAGCTCAT
GCTGGGGCCTCAGTTGATTTAGCAATTTTTTCTTTACATTTAGCTGGGATTTCTTCTATTT
TAGGAGCAGTAAATTTTATTACTACTGTAATTAATATACGATCATCAGGGATTACCCTTGA
TCGAATACCATTATTTGTTTGATCAGTAGTAATTACAGCTGTATTATTACTTTTATCATTAC
CTGTTTTAGCCGGGGCTATTACTATATTATTAACTGATCGAAATTTAAATACTTCTTTCTTT
GACCCAATTGGAGGAGGAGACCCAATTTTATATCAACATTTA

（13）褐尾库蚊 *Cx. fuscanus* Wiedemann，1820

国内分布：广布全国。

国外分布：东洋界。

CO Ⅰ 参考序列：BIN（Cluster ID），AAG3834；长度，658 bp。

AACATTATATTTTATTTTTGGAGCTTGAGCAGGAATAATCGGAACTTCTTTAAGAAT
TCTTATTCGTGCAGAATTAAGTCAACCCGGTGTATTTATTGGAAATGATCAAATTTATAAT
GTTATTGTAACAGCGCATGCTTTTATTATAATTTTTTTTATAGTTATACCAATTATAATTGG
AGGATTTGGAAATTGATTAGTTCCTTTAATATTAGGAGCTCCTGATATAGCTTTTCCTCGA
ATAAATAATATAAGTTTTTGAATACTACCTCCCTCATTAACTTTACTCCTTTCAAGTAGTT
TAGTAGAAAATGGAGCTGGAACTGGATGAACTGTTTACCCCCCTCTTTCATCTGGAACT
GCTCATGCGGTGCATCAGTTGATTTAGCTATTTTTTCTTTACATTTAGCGGGTATTTCAT
CAATTTTAGGAGCTGTTAATTTTATTACAACAGTTATTAATATACGATCTTCAGGAATTAC
TCTAGATCGAATACCTTTATTTGTCTGATCAGTAGTAATTACTGCTGTTTTATTATTACTTT
CTTTACCTGTATTAGCAGGAGCAATTACTATATTACTAACAGATCGAAATTTAAATACTTC
ATTTTTTGATCCTATTGGAGGAGGAGACCCAATTTTATATCAACATTTATTT

（14）红胸库蚊 *Cx. rubithoracis*（Leicester，1908）

国内分布：福建、海南、贵州、云南、浙江、台湾、广东、香港。

国外分布：印度、缅甸、斯里兰卡、泰国、柬埔寨、越南、马来西亚、新加坡、印度尼西亚、菲律宾、日本。

CO Ⅰ 参考序列：BIN（Cluster ID），AAR4911；长度，552 bp。

TTTATTTTTGGAGCTTGAGCTGGAATAATTGGAACTTCTTTAAGTTTATTAATTCGA
GCAGAATTAAGTCAACCCGGAGTATTTATTGGAAATGATCAAATTTATAATGTTATTGTA
ACAGCACATGCTTTTATTATAATTTTCTTTATAGTTATACCTATTATAATTGGAGGATTTG

GAAATTGACTTGTTCCTTTAATATTAGGAGCTCCTGATATAGCTTTCCCCCGAATAAATA
ATATAAGATTTTGAATACTTCCTCCTTCATTAACTTTGCTACTTTCTAGTAGTTTAGTAG
AAAATGGAGCTGGGACAGGATGAACAGTTTATCCTCCCCTATCATCTGGAACTGCTCAC
GCGGGGGCTTCAGTTGATTTAGCTATTTTTTCTTTACATTTAGCCGGGATTTCTTCTATTT
TAGGAGCTGTAAATTTTATTACTACAGTAATTAATACGATCTTCTGGAATTACTCTTGA
CCGAATACCTTTATTTGTATGATCTGTTGTTATTACGGCTGTATTATTATTATCTTTACC
AGTACTAGCA

（15）类二带喙库蚊 *Cx. infula* Theobald，1901

国内分布：台湾、云南（西双版纳）。

国外分布：泰国、马来西亚、越南、缅甸、孟加拉国、印度尼西亚、菲律宾、印度、斯里兰卡。

CO Ⅰ 参考序列：BIN（Cluster ID），AAJ7281；长度，661 bp。

AATTATTTTTGGACATGAGCTGGATAATTGGTACTTCTTTAAGTATTTTAATTCGTGC
TGAATTAAGTCAACCTGGAGTATTTATTGGAAATGATCAAATTTATAATGTTATTGTAACT
GCTCATGCTTTTATTATAATTTTTTTTATAGTTATACCAATTATAATTGGAGGATTTGGAAA
TTGATTAGTTCCTCTAATATTAGGAGCTCCTGATATAGCCTTTCCTCGAATAAATAATATA
AGTTTTTGAATATTACCTCCTTCATTAACTTTGTTACTTTCAAGTAGCATAGTTGAAAATG
GAGCTGGAACTGGATGAACAGTTTACCCCCCACTTTCATCTGGAACAGCTCATGCTGG
AGCTTCAGTAGATTTAGCTATTTTTTCTCTTCATTTAGCTGGAATTTCATCAATTTTAGGA
GCTGTAAATTTTATTACAACAGTAATTAATACGATCTTCAGGAATTACACTTGATCGAA
TACCTTTATTTGTTTGATCAGTTGTAATTACTGCTATTTTATTACTTTTATCACTACCTGTT
TTAGCTGGAGCTATTACTATATTATTAACAGATCGAAATTTAAATACTTCATTTTTTGACC
CAATTGGAGGAGGAGATCCAATTTTATATCAACATTTATTTTGATTTTTTGGTCC

（16）黑点库蚊 *Cx. nigropunctatus* Edwards，1926

国内分布：海南、广西、贵州、云南。

国外分布：印度、泰国、斯里兰卡、马来西亚等地。

CO Ⅰ 参考序列：BIN（Cluster ID），AAR4910；长度，658 bp。

AACATTATATTTTATTTTTGGAGCTTGAGCTGGAATAATTGGAACTTCTCTTAGTTTA
CTTATTCGAGCAGAATTAAGTCAACCCGGAGTATTTATTGGAAATGATCAAATTTATAAT
GTTATTGTAACTGCTCATGCTTTTATTATAATTTTTTTTATAGTAATACCAATTATAATTGG
AGGATTTGGAAATTGATTAGTTCCTCTTATATTAGGAGCTCCTGATATAGCATTTCCTCGA
ATAAATAATATAAGTTTTTGAATACTTCCCCTTCTTAACTCTACTACTTTCAAGTAGTAT
AGTAGAAAATGGAGCTGGAACAGGATGAACTGTATATCCTCCTCTTTCTTCTGGGACTG
CTCATGCAGGAGCTTCAGTTGATTTAGCTATTTTTTCATTACATTTAGCTGGGATTTCATC
TATTTTAGGTGCAGTAAATTTCATTACTACAGTAATTAATACGATCTTCAGGAATTACT
CTTGATCGAATACCTTTATTTGTATGATCAGTAATTATTACTGCAGTATTATTACTTCTTTC

TTTACCTGTATTAGCAGGAGCAATTACTATACTATTAACAGACCGAAATCTAAATACATC
ATTCTTTGACCCAATCGGAGGAGGAGACCCAATTTTATATCAACATTTATTC

（17）尖音库蚊 *Cx. pipiens* Linnaeus，1758

国内分布：新疆。

国外分布：欧洲、亚洲、非洲、南美洲和北美洲。

CO I 参考序列：BIN（Cluster ID），AAU1454；长度，658 bp。

AACATTATATTTTATTTTCGGAGCTTGAGCTGGAATAATTGGAACTTCTTTAAGTTTA
TTAATTCGAGCAGAATTAAGTCAACCCGGTGTATTTATTGGAAATGATCAAATTTATAAT
GTTATTGTAACTGCTCATGCTTTTATTATAATTTTCTTTATAGTTATACCAATTATAATTGGA
GGATTTGGAAATTGATTAGTTCCTTTAATATTAGGAGCCCCAGATATAGCCTTCCCTCGA
ATAAATAATATAAGTTTTTGAATACTACCTCCTTCATTAACACTGCTACTTTCAAGTAGTT
TAGTAGAAAATGGAGCTGGGACTGGATGAACAGTGTATCCCCCTCTTTCATCTGGAACA
GCTCATGCTGGAGCTTCAGTAGACTTAGCTATTTTTCTTTACATCTAGCAGGAATTTCA
TCAATTTTAGGAGCAGTAAATTTTATTACAACAGTAATTAATATGCGATCTTCAGGAATTA
CTCTTGATCGAATACCTTTATTTGTTTGATCAGTAGTAATTACTGCAGTATTATTACTTCTT
TCTTTACCTGTTTTAGCTGGAGCTATTACTATATTATTAACAGATCGAAACTTAAATACTT
CATTCTTTGACCCAATTGGAGGAGGAGACCCAATTTTATATCAACATTTATTT

（18）致倦库蚊 *Cx. quinquefasciatus* Say，1823

国内分布：上海、江苏、安徽、河南、西藏、陕西及上述区域以南的中国广大地区。

国外分布：热带和亚热带地区。

CO I 参考序列：BIN（Cluster ID），AAA4751；长度，639 bp。

GGGGCTTGAGCTGGAATAGTTGGAACTTCTTTAAGTTTACTAATTCGAGCAGAATT
AAGTCAACCAGGTGTATTTATTGGAAATGATCAAATTTATAATGTTATTGTAACTGCTCA
TGCTTTTATTATAATTTTTTTATAGTAATACCAATCATAATTGGAGGATTTGGAAATTGAT
TAGTTCCTTTAATGTTAGGAGCTCCAGATATGGCCTTTCCTCGAATAAATAATATAAGTT
TTTGAATACTACCTCCTTCATTGACACTACTACTTTCAAGTAGTTTAGTAGAAAATGGGG
CTGGGACTGGATGAACAGTGTATCCCCCTCTTTCATCTGGAACAGCTCATGCTGGAGCT
TCAGTAGACTTAGCTATTTTTCTTTACATTAGCAGGAATTTCATCAATTTTAGGTGCAG
TAAATTTTATTACAACAGTAATTAATATACGATCTTCAGGAATTACTCTTGATCGAATACC
TTTATTTGTTTGATCAGTAGTAATTACTGCAGTTTTATTACTTCTTTCTTTACCTGTTTTAG
CTGGTGCTATTACTATGTTATTAACAGATCGAAATTTAAATACTTCATTCTTTGATCCAAT
TGGAGGAGGAGATCCAATTTTATATCAACATTTATTT

（19）淡色库蚊 *Cx. pallens* Coquillett，1898

国内分布：河北、山西、内蒙古、辽宁、吉林、黑龙江、江苏、浙江、安徽、山东、河南、湖北、陕西、甘肃、宁夏。

国外分布：朝鲜半岛、日本、俄罗斯、美国、德国、法国、西班牙、匈牙利、北美洲、加拿大、英国等。

CO I 参考序列：GenBank 登录号，JQ728040；长度，683 bp。

CAACATTTATTTTTGGGGCTTGAGCTGGATAGTTGGAACTTCTTTAAGTTTACTAATTCGAGCAGAATTAAGTCAACCAGGTGTATTTATTGGAAATGATCAAATTTATAATGTTATTGTAACTGCTCATGCTTTTATTATAATTTTTTTTATAGTAATACCAATCATAATTGGAGGATTTGGAAATTGATTAGTTCCTTTAATGTTAGGAGCTCCAGATATAGCCTTTCCTCGAATAAATAATATAAGTTTTTGAATACTACCTCCTTCATTGACACTACTACTTTCAAGTAGTTTAGTAGAAAATGGAGCTGGGACTGGATGAACAGTGTATCCCCCTCTTTCATCTGGAACAGCTCATGCTGGAGCTTCAGTAGACTTAGCTATTTTTTCTTTACATTTAGCAGGAATTTCATCAATTTTAGGTGCAGTAAATTTTATTACAACAGTAATTAATATACGATCTTCAGGAATTACTCTTGATCGAATACCTTTATTTGTTTGATCAGTAGTAATTACTGCAGTTTTATTACTTCTTTCTTTACCTGTTTTAGCTGGTGCTATTACTATGTTATTAACAGATCGAAATTTAAATACTTCATTCTTTGATCCAATTGGAGGAGGAGATCCAATTTTATATCAACATTTATTTTGATTTTTTGGTCACCTGGAAAGTTTAAAA

（20）白胸库蚊 *Cx. pallidothorax* Theobald，1905

国内分布：江苏、浙江、福建、湖南、广东、广西、海南、四川、贵州、云南、江西、山东、山西、安徽、湖北、台湾。

国外分布：印度、斯里兰卡、尼泊尔、缅甸、越南、老挝、柬埔寨、泰国、菲律宾、马来西亚、日本、巴布亚新几内亚。

CO I 参考序列：BIN（Cluster ID），AAZ3501；长度，657 bp。

TTCGGAGCTTGAGCTGGAATAATTGGAACTTCTCTTAGTTTACTTATTCGAGCAGAATTAAGTCAACCTGGAGTATTTATTGGAAATGATCAAATTTATAATGTTATTGTAACTGCTCATGCTTTTATTATAATTTTTTTTATAGTAATACCAATTATAATTGGAGGATTTGGAAATTGATTAGTTCCTCTTATATTAGGAGCTCCTGATATAGCATTTCCTCGAATAAATAATATAAGTTTTTGAATACTTCCTCCTTCTTAACTTTACTACTTTCAAGTAGTATAGTAGAAAATGGAGCTGGGACAGGATGAACAGTTTATCCACCACTTTCTTCTGGAACTGCTCATGCAGGAGCTTCAGTTGATTTAGCTATTTTTTCATTACATTTAGCTGGAATTTCATCTATTTTAGGAGCAGTAAATTTTATTACAACAGTAATTAATATACGATCTTCAGGAATTACTCTTGATCGAATACCTTTATTTGTATGATCTGTAATTATTACTGCAGTATTATTACTTCTTTCTTTACCTGTATTAGCAGGAGCTATTACTATATTACTAACAGATCGAAATTTAAATACATCATTCTTTGACCCAATTGGAGGAGGAGACCCTATTCTATACCAACATTTATTTTGATTTTTTGGTCAC

（21）白霜库蚊 *Cx. whitmorei*（Giles，1904）

国内分布：吉林、河南、浙江、福建、广东、海南、广西、四川、贵州、云南、辽宁、山东、江苏、安徽、江西、台湾、湖北、湖南、西藏。

国外分布：印度、孟加拉国、斯里兰卡、泰国、越南、马来西亚、印度尼西亚、菲律宾、日本、朝鲜半岛、苏联、巴布亚新几内亚、澳大利亚。

CO Ⅰ参考序列：BIN（Cluster ID），ABZ8943；长度，672 bp。

TTCATTTATTTTGGGCTGACTGATATTGGTACTTCTTTAAGTATTTTAATTCGTGCAGAATTAAGTCAACCTGGTGTATTTATTGGAAATGATCAAATTTATAATGTTATTGTAACTGCTCATGCTTTTATTATAATTTTCTTTATAGTTATACCAATTATAATTGGAGGATTTGGAAATTGATTAGTTCCTTTAATATTAGGAGCTCCTGATATAGCCTTTCCTCGAATAAATAATATAAGTTTTTGAATACTACCACCTTCATTAACTTTACTACTTTCAAGTAGTTTAGTAGAAAATGGAGCTGGTACTGGATGAACAGTTTATCCACCTCTTTCTTCTGGGACAGCCCACGCTGGAGCTTCAGTTGATTTAGCTATTTTTCTTTACATTTAGCAGGGATTTCATCAATTTTAGGAGCAGTAAATTTTATTACTACAGTAATTAATATACGATCTTCAGGAATTACTTGATCGAATACCCCTATTTGTTTGATCAGTAGTAATTACTGCTGTCTTATTATTATTATCATTACCTGTTTTAGCTGGAGCTATTACAATATTATTAACAGACCGAAATTTAAATACTTCATTCTTTGACCCAATTGGAGGAGGAGATCCAATTTTATATCAACATTTATTTTGATTTTTTGGTCACGGAAAATTATAA

（22）二带喙库蚊 *Cx. bitaeniorhynchus* Giles，1901

国内分布：除陕西、青海外，全国其他地区均有分布。

国外分布：广布于古北界、东洋界、非洲界、澳洲界。

CO Ⅰ参考序列：BIN（Cluster ID），AAJ7281；长度，658 bp。

AACATTATATTTTATTTTTGGAGCTTGAGCTGGAATAATTGGTACTTCTTTAAGTATTTTAATTCGTGCTGAATTAAGTCAACCTGGAGTATTTATTGGAAATGATCAAATTTATAATGTTATTGTAACTGCTCATGCTTTTATTATAATTTTTTTTATAGTTATACCAATTATAATTGGAGGATTTGGAAATTGATTAGTTCCTTTAATATTAGGAGCTCCTGATATAGCATTTCCTCGAATAAATAATATAAGTTTTTGAATACTACCTCCTTCATTAACTTTGTTACTTTCAAGTAGCATAGTTGAAAATGGAGCTGGAACTGGATGAACAGTTTACCCCCCACTTTCATCTGGAACAGCACATGCCGGAGCTTCAGTAGATTTAGCTATTTTTCTCTTCATTTAGCTGGGATTTCATCAATTTTAGGAGCTGTAAATTTTATTACAACAGTAATTAATATACGATCTTCAGGAATTACACTTGATCGAATACCTTTATTTGTATGATCAGTAGTAATTACTGCTATTTTATTACTTTTATCATTACCTGTTTTAGCAGGAGCTATTACTATATTATTAACAGATCGAAATTTAAATACTTCATTTTTTGATCCTATTGGAGGAGGAGATCCAATTTTATATCAACATTTATTT

（23）海滨库蚊 *Cx. sitiens* Wiedemann，1828

国内分布：浙江、福建、海南、山东、江苏、台湾、广西。

国外分布：广布于东洋界、非洲南部、马达加斯加、大洋洲和南太平洋群岛。

CO Ⅰ参考序列：BIN（Cluster ID），AAB7378；长度，658 bp。

AACATTATATTTTATTTTTGGTGCTTGAGCTGGAATAATTGGTACTTCTTTGAGTATTTTAATTCGTGCAGAATTAAGTCAACCTGGAGTATTTATTGGAAATGATCAAATTTATAATGTTATTGTAACTGCTCATGCTTTTATTATAATTTTTTTTATAGTTATACCAATTATAATTGGAGGATTTGGAAATTGATTAGTTCCTTTAATATTAGGAGCTCCTGATATAGCTTTTCCTCGAATAAATAATATAAGTTTTTGAATATTACCTCCTTCATTAACTCTACTCCTTTCAAGTAGTTT

116

AGTAGAAAATGGAGCTGGGACAGGATGAACTGTTTACCCTCCTCTTTCTTCTGGGACA
GCTCATGCTGGAGCTTCAGTTGATTAGCTATTTTTCTTTACATTTAGCTGGAATTTCAT
CAATTTTAGGAGCAGTAAATTTTATTACAACAGTAATTAATATACGATCTTCAGGAATTAC
TCTTGATCGAATACCTTTATTTGTTTGATCTGTAGTTATTACTGCTGTATTGCTATTATTAT
CATTACCTGTATTAGCTGGAGCTATTACAATATTATTAACAGATCGAAATTTAAATACTTC
ATTTTTTGACCCTATTGGAGGAGGAGACCCTATTTTATATCAACACTTATTT

（24）小拟态库蚊 *Cx. mimulus* Edwards，1915

国内分布：浙江、福建、广东、海南、广西、四川、贵州、云南、甘肃、陕西、河南、江苏、安徽、江西、台湾、湖北、湖南、西藏。

国外分布：印度、尼泊尔、斯里兰卡、马来西亚、新加坡、缅甸、泰国、越南、老挝、柬埔寨、印度尼西亚、菲律宾、巴布亚新几内亚，大洋洲北部。

CO I 参考序列：BIN（Cluster ID），AAV9078；长度，648 bp。

TTGGAACTTCATTAAGAATTCTAATTCGTGCAGAATTAAGTCAGCCTGGAGTATTT
ATTGGAAATGATCAAATTTATAATGTTATTGTAACTGCTCATGCATTTATTATAATTTTTTT
TATAGTTATACCTATTATAATTGGAGGATTTGGAAATTGATTAGTACCTTTAATATTAGGA
GCTCCTGATATAGCATTTCCTCGAATAAATAATATAAGTTTTTGAATACTACCTCCTTCAT
TAACTCTACTACTTTCAAGTAGCTTAGTAGAAAATGGAGCTGGAACTGGATGAACAGT
TTACCCCCTCTTTCATCTGGTACAGCTCATGCTGGAGCTTCAGTAGACTTAGCTATTT
TTTCTCTTCATTTAGCTGGGATTTCATCAATTTTAGGAGCTGTAAATTTTATTACAACAG
TAATTAATATGCGATCTTCAGGAATTACTCTTGATCGAATACCTTTATTTGTTTGATCTGT
AGTAATTACAGCTGTCTTATTACTTCTTTCTTTACCAGTATTAGCAGGAGCTATTACTATG
TTATTAACTGATCGAAACTTAAATACTTCATTCTTCGATCCAATTGGAGGAGGAGATCC
AATTTTATATCAACATTTATTTGATTTTTTGGTCACCGGGAAAGTTTTAA

（25）拟态库蚊 *Cx. mimeticus* Noe，1899

国内分布：除内蒙古、青海、新疆外，全国其他地区均有分布。

国外分布：广布东洋界和古北界南部及欧洲大陆南部。

CO I 参考序列：BIN（Cluster ID），AAM3149；长度，675 bp。

TTTATTTTTGGAGCTTGAGCTGGATAATTGGAACTTCATTAAGAATTCTTATTCGTGC
AGAATTAAGTCAACCTGGAGTATTTATTGGAAATGATCAAATTTATAATGTTATTGTAACT
GCTCATGCATTTATTATAATTTTTTTTATAGTTATACCAATTATAATTGGAGGATTCGGAAAT
TGATTAGTTCCTTTAATATTAGGAGCTCCTGATATAGCTTTTCCTCGAATAAATAATATAAG
TTTTTGAATACTACCTCCTTCATTAACTCTACTACTTTCAAGTAGCTTAGTAGAAAATGGA
GCTGGAACTGGATGAACAGTTTACCCCCTCTTTCATCTGGAACCGCTCACGCTGGAGC
CTCAGTAGATTAGCTATTTTTTCTCTTCATTTAGCAGGAATTTCATCAATTTTAGGAGCTG
TAAATTTTATTACAACAGTAATTAATATACGATCTTCAGGAATCACTCTTGATCGAATACCT
TTATTTGTTTGATCTGTAGTAATTACAGCTGTATTATTACTTCTTTCTTTACCAGTATTAGCAG

GAGCTATTACTATATTATTAACTGATCGAAATTTAAATACTTCATTCTTTGACCCAATCGGAG
GAGGAGACCCAATTTTATATCAACATTTATTTTGATTTTTTGGTCACCTTGAAAGTTTAA

（26）类拟态库蚊 *Cx. murrelli* Lien，1968

国内分布：江苏、浙江、福建、湖南、广东、广西、海南、四川、贵州、云南、台湾。

国外分布：泰国、越南、马来西亚、新加坡、印度。

COⅠ参考序列：BIN（Cluster ID），AEA6777；长度，631 bp。

GGTATAATTGGAACTTCATTAAGAATTCTAATTCGTGCAGAATTAAGTCAACCTGG
AGTATTTATTGGAAATGATCAAATTTATAATGTTATTGTAACTGCTCATGCATTTATTATA
ATTTTTTTATAGTTATACCTATTATAATTGGAGGATTTGGAAATTGATTAGTACCTTTAAT
ATTAGGAGCTCCTGATATAGCTTTTCCTCGAATAAATAATATAAGTTTTTGAATACTACC
TCCTTCATTAACTCTACTACTTTCAAGTAGCATAGTAGAAAATGGAGCTGGAACTGGAT
GAACAGTTTATCCCCCTCTTTCATCTGGTACAGCTCACGCTGGAGCTTCAGTAGATTTA
GCTATTTTTTCTCTTCATTTAGCTGGGATTTCATCAATTTTAGGAGCTGTAAATTTTATTA
CAACAGTAATTAATATACGATCTTCAGGAATTACTCTTGATCGAATACCTCTATTTGTTT
GATCTGTAGTAATTACAGCTGTTTTATTACTTCTTTCTTTACCAGTATTAGCAGGAGCTA
TTGCTATATTATTAACTGATCGAAATTTAAATACTTCATTCTTTGATCCAATTGGAGGAG
GAGACCCAATTTTATATCAACATTTATTTTGAT

（27）迷走库蚊 *Cx. vagans* Wiedemann，1828

国内分布：除陕西、青海、新疆外，全国其他地区均有分布。

国外分布：日本、印度、马来西亚、朝鲜半岛、俄罗斯。

COⅠ参考序列：BIN（Cluster ID），AAE7784；长度，658 bp。

AACATTATATTTTATTTTTGGAGCTTGAGCTGGAATAATTGGAACTTCTTTAAGTTT
ACTTATTCGAGCAGAATTAAGTCAACCCGGTGTATTTATTGGAAATGATCAAATTTATA
ATGTTATTGTAACTGCTCATGCTTTTATTATAATTTTCTTTATAGTAATACCAATTATAATT
GGAGGATTTGGAAATTGATTAGTTCCTTTAATATTAGGGGCTCCTGATATGGCCTTTCCT
CGAATAAATAATATAAGTTTTTGAATACTACCTCCTTCATTGACATTACTACTTTCAAGT
AGTTTAGTTGAAATGGAGCTGGAACTGGATGAACAGTGTATCCCCCACTTTCATCTG
GAACAGCTCATGCTGGGGCTTCAGTTGATTTAGCTATTTTTTCTTTACATTTAGCAGGA
ATTTCATCAATTTTAGGAGCAGTAAATTTTATTACTACAGTAATTAATATACGATCTTCAG
GAATTACTCTTGATCGAATACCTTTATTTGTTTGATCTGTAGTAATTACTGCTGTTTTATT
ACTTCTTTCTTTACCGGTATTAGCAGGAGCTATTACTATATTATTAACAGATCGAAATTTA
AATACTTCATTCTTTGACCCAATTGGAGGAGGAGACCCAATTTTATATCAACATTTATTT

（28）凶小库蚊 *Cx. modestus* Ficalbi，1889

国内分布：河北、黑龙江、吉林、辽宁、内蒙古、宁夏、甘肃、青海、新疆、山东、山西、浙江、江苏、安徽、河南、湖南、四川。

国外分布：欧洲南部、阿尔及利亚、巴勒斯坦、伊拉克、巴基斯坦、摩洛哥、伊朗、俄罗斯（西伯利亚到滨海）、日本。

CO I 参考序列：BIN（Cluster ID），AAJ7317；长度，658 bp。

AACATTATATTTTATTTTCGGAGCTTGAGCTGGAATAGTGGGTACTTCTTTAAGTTT
ACTTATTCGAGCCGAATTAAGTCAACCAGGAGTATTTATTGGAAATGATCAAATTTATA
ATGTTATTGTAACTGCACATGCTTTTATTATAATTTTTTTATAGTAATACCAATTATAATT
GGAGGATTTGGAAATTGATTAGTTCCTTTAATATTAGGAGCCCCAGATATGGCATTTCC
TCGAATGAATAATATAAGTTTTTGAATACTACCTCCTTCATTGACACTTCTACTTTCAAG
TAGTATAGTAGAAAATGGAGCTGGGACTGGATGAACAGTTTATCCCCCTCTTTCATCCG
GGACCGCTCATGCTGGAGCATCAGTTGATTTAGCTATTTTTTCATTACATTTAGCAGGAA
TTTCATCAATTTTAGGAGCAGTAAATTTTATTACAACAGTAATTAATATACGATCTTCGG
GAATTACTCTTGACCGAATACCTTTATTTGTTTGATCAGTAGTAATTACTGCTGTTTTATT
ACTTCTTTCTTTACCAGTATTAGCCGGAGCAATTACTATATTATTAACTGATCGAAATTTA
AATACTTCATTCTTCGACCCAATTGGAGGAGGGGACCCAATTTTATACCAACATTTATTT

（29）三带喙库蚊 *Cx. tritaeniorhynchus* Giles，1901

国内分布：除西藏和新疆外，全国其他地区均有分布。

国外分布：世界性广泛分布。

CO I 参考序列：BIN（Cluster ID），AAE3201；长度，658 bp。

AACATTATATTTTATTTTGGAGCTTGAGCTGGAATAGTAGGTACTTCTTTAAGTATT
TTAATTCGAGCAGAATTAAGTCAACCTGGAGTATTTATTGGAAATGATCAAATTTATAAT
GTAATTGTAACTGCTCATGCTTTTATTATAATTTTTTTTATAGTAATACCTATTATAATTGGA
GGATTTGGAAATTGATTAGTTCCTTTAATACTTGGAGCTCCTGATATAGCTTTCCCCCGA
ATAAATAATATAAGTTTTTGAATACTTCCACCTTCATTAACTCTACTACTTTCAAGTAGTT
TAGTAGAAAATGGAGCTGGGACTGGATGAACAGTTTATCCCCCTTTATCGTCTGGGACA
GCACATGCTGGAGCTTCAGTTGATTTAGCTATTTTTTCATTACACTTAGCAGGGATTTCA
TCAATTTTAGGGGCAGTAAATTTTATTACTACAGTAATTAATATACGATCTTCAGGGATTA
CACTTGATCGAATACCTTTATTTGTTTGATCAGTAGTAATTACTGCTGTTTTATTACTTCTT
TCATTACCTGTTTTAGCTGGAGCTATTACTATACTATTAACAGACCGAAATCTTAATACTT
CATTCTTTGATCCAATTGGAGGAGGTGATCCAATTCTTTATCAACATTTATTT

3. 伊蚊属 *Genus Aedes* Meigen，1818

（1）显著伊蚊 *Ae. prominens*（Barraud，1923）

国内分布：福建、云南、浙江、湖南、贵州。

国外分布：印度、印度尼西亚、越南。

CO I 参考序列：BIN（Cluster ID），ADU0915；长度，663 bp。

TTTTATTTTTGGAGTTTGATCAGGAATAATCGGAACATCTTTAAGAGTTTTAATCCG
AACTGAATTAAGACAACTGGAATATTTATTGGAAATGATCAAATTTATAATGTAATTG
TAACAGCTCATGCATTTATTATAATTTTTTTTATAGTTATACCTATTATAATTGGGGGATT

TGGAAATTGACTAGTTCCTTTAATATTAGGAGCCCCTGATATAGCTTTTCCTCGAATAAA
TAATATAAGATTTTGAATATTACCTCCTTCATTAACTCTACTACTTTCTAGCGGTATAGTA
GAAAATGGGTCAGGGACTGGGTGAACGGTTTATCCCCTTTGTCATCTGGAACAGCCC
ACGCCGGAGCTTCAGTTGATTTAACAATTTTTTCTCTTCATTTAGCAGGAATTTCCTCA
ATTTTAGGGGCAGTAAATTTTATTACTACTGTTATTAATACGATCTTCAGGAATTACTT
TAGATCGTCTTCCTTTATTTGTTTGATCTGTTGTAATTACAGCAATTTTACTTCTTTTATC
TTTACCTGTATTAGCCGGAGCTATTACTATATTAACTGATCGAAATTTAAATACTTCA
TTTTTGATCCTATTGGAGGAGGAGATCCTATTTTATATCAACATTTATTTTGATTTTTTGG
CAC

（2）哈萨克伊蚊 *Ae. kasachstanicus* Gutzevich，1962

国内分布：新疆。

国外分布：哈萨克斯坦。

CO Ⅰ参考序列：BIN（Cluster ID），ADT5963；长度，651 bp。

TTCGGGTTGACAGGATAGTTGGAACATCTCTAAGAATCTTAATTCGAGCTGAATTA
AGTGTTCCAGGAATATTTATTGGAAATGATCAAATTTATAATGTAATTGTTACAGCCCAT
GCATTATTATAATTTTCTTTATAGTAATGCCTATCATAATTGGAGGATTTGGAAATTGATT
AGTCCCTTTAATATTAGGAGCCCCAGACATAGCTTTTCCTCGAATAAATAATATAAGTTT
TTGAATACTACCCCATCCTTAACCCTCCTGCTCTCAAGTAGTATAGTAGAAAACGGCT
CAGGGACAGGATGAACGGTATACCCCCTCTCTCTTCTGGAACCGCCCATGCCGGCGC
TTCAGTAGATTTAACAATTTTTTCTCCATTTAGCTGGTGTCTCTTCAATTTTAGGAGC
AGTAAATTTTATTACTACTGTTATTAACATACGATCTGTAGGAATTACCTTAGATCGGTTA
CCTTTATTCGTATGATCTGTTGTAATTACAGCTGTATTATTACTTTTGTCATTACCTGTTTT
AGCAGGAGCTATTACTATATTAACAGACCGAAATTTAAATACCTCATTCTTTGACCC
TATTGGAGGAGGAGACCCGATTCTATACCAACATTTATTTTGATTTTTGGCC

（3）黄色伊蚊 *Ae. flavescens*（Muller，1764）

国内分布：黑龙江、吉林、内蒙古、青海、新疆。

国外分布：俄罗斯、中欧、北欧、北美。

CO Ⅰ参考序列：BIN（Cluster ID），AAA6145；长度，658 bp。

TACATTATATTTTATTTTCGGAGTTTGAGCAGGAATAGTTGGAACATCCCTAAGAA
TCTTAATTCGTGCTGAATTAAGCGTACCAGGAATATTTATTGGAAATGACCAAATTTATA
ACGTAATTGTTACAGCTCATGCATTTATTATAATTTTCTTTATAGTAATACCTATTATAATT
GGAGGATTCGGAAACTGATTAGTTCCTTTAATACTAGGAGCCCCAGATATAGCTTTTCC
TCGAATAAATAATATAAGTTTTTGAATATTACCTCCATCATTGACTCTACTACTCTCAAGT
AGTATAGTAGAAAATGGATCAGGGACAGGGTGAACTGTTTACCCTCCACTTTCATCAG
GAACTGCTCATGCTGGAGCCTCAGTAGACTTAACAATTTTCTCTCTTCATTTAGCTGGT
GTATCTTCAATTTTAGGAGCAGTAAATTTCATTACTACTGTTATTAATATACGATCTGCAG

GAATTACTTTAGACCGATTACCATTATTTGTCTGATCTGTTGTAATTACAGCAGTATTATT
ACTTTTATCACTACCTGTATTAGCAGGAGCTATTACTATACTATTAACAGATCGAAATTTA
AATACTTCATTTTTTGATCCTATTGGAGGTGGAGACCCTATTCTATACCAACATTTATTT

（4）背点伊蚊 *Ae. dorsalis*（Meigen，1830）

国内分布：东北、华北、西北地区，江苏、安徽、浙江、台湾。

国外分布：俄罗斯、蒙古、日本、北美、中欧、北欧、北非。

CO Ⅰ 参考序列：BIN（Cluster ID），AAA6148；长度，658 bp。

TACATTATATTTTATTTTCGGAGTTTGATCAGGAATAGTTGGAACATCATTAAGAATT
TTAATTCGTGCTGAATTAAGTCAACCAGGTATATTTATTGGAAATGACCAAATTTATAATG
TAATTGTTACAGCTCATGCTTTTATTATAATTTTCTTTATAGTAATACCTATTATAATTGGA
GGGTTTGGAAATTGATTAGTTCCTTTAATATTAGGAGCACCAGACATAGCATTTCCTCGA
ATAAATAATATAAGTTTTTGAATACTACCTCCTTCATTAACACTACTACTTTCAAGTAGTA
TAGTGGAAAATGGATCAGGAACAGGATGAACAGTTTATCCACCTCTTTCATCTGGAACT
GCTCATGCAGGAGCCTCAGTAGATTTAACAATTTTTCTTTACATTAGCAGGAGTATCA
TCAATTTTAGGAGCAGTAAATTTTATTACTACTGTTATTAACATACGATCAGCAGGAATTA
CATTAGATCGATTACCTTTATTTGTTTGATCTGTTGTAATTACAGCTGTATTATTACTTTTA
TCATTACCTGTTTTAGCTGGAGCTATTACTATATTATTAACTGATCGAAATTTAAATACTT
CATTCTTTGACCCTATTGGAGGAGGAGACCCTATTCTGTATCAACATTTATTT

（5）大森伊蚊 *Ae. omorii* Lien，1968

国内分布：海南、云南、台湾。

国外分布：未见报道。

CO Ⅰ 参考序列：BIN（Cluster ID），ADS3431；长度，658 bp。

TTATTTTGGATTTGATCCGGAATAATCGGGACATCTTTAAGAATTCTAATTCGTGCTG
AATTAAGCCAACCTGGAGTTTTTATTGGGAATGACCAAATTTACAATGTAATTGTTACAG
CTCATGCTTTTATTATAATTTTTTTATAGTTATACCTATTATAATTGGAGGATTCGGAAAC
TGATTAGTACCCTTAATATTAGGAGCTCCCGATATGGCATTCCTCGAATAAATAATATAA
GTTTTTGGATATTACCTCCTTCATTAACACTTCTTCTTTCAAGAAGTATAGTAGATAATGG
ATCAGGGACAGGATGAACGGTTTACCCCCCTCTATCTTCTGGGACAGCCCATGCTGGAG
CCTCAGTTGACTTAACAATTTTTTCTCTTCATTTAGCCGGGGTTTCTTCAATTTTAGGAG
CAGTAAATTTTATTACTACTGTTATTAATATACGATCTTCTGGGATTACTTTAGACCGATT
GCCTTTATTTGTTTGATCTGTAGTTATTACTGCAGTATTGTTACTATTATCTTTACCTGTTT
TAGCCGGAGCAATTACTATATTATTGACAGACCGAAATTTAAATACATCATTTTTTGACC
CTATTGGAGGAGGTGACCCAATTTTATACCAACATTTATTTTGATTTTTTGGTC

（6）冯氏伊蚊 *Ae. fengi* Edwards，1935

国内分布：浙江、江西、福建、湖南、台湾、广西、四川、贵州、安徽。

国外分布：未见报道。

CO Ⅰ参考序列：BIN（Cluster ID），ADV4282；长度，631 bp。

GGTATAATTGGAACCTCTTTAAGAGTACTAATTCGTACTGAATTAAGACAACCAGG
AATATTTATTGGAAATGATCAAATTTATAATGTTATTGTTACAGCTCATGCTTTCATTATAA
TTTTTTTTATAGTAATACCTATTATAATTGGAGGATTTGGTAATTGACTAGTTCCCCTAAT
ACTAGGAGCCCCAGATATGGCCTTCCCACGAATAAACAATATAAGTTTTTGAATACTTC
CGCCTTCTTTAACACTCCTCCTTTCAAGTAGTATGGTTGAAAATGGATCTGGAACAGGG
TGAACAGTTTACCCACCTCTTTCTTCTGGTACAGCTCATGCTGGAGCTTCAGTAGATCT
AACAATTTTTTCTCTTCATTAGCAGGTGTCTCTTCAATTTTAGGAGCAGTAAATTTTAT
TACTACTGTAATTAATATACGATCTTCAGGAATTACCTTAGACCGACTTCCCCTTTTTGT
ATGGTCTGTAGTAATTACAGCAGTATTATTACTTTTATCTTTACCTGTTTTAGCGGGAGCT
ATTACTATATTATTAACTGACCGAAATTTAAATACCTCATTTTTTGACCCTATTGGAGGGG
GAGACCCAATTTTATATCAACATTTATTTTGAT

（7）侧白伊蚊 *Ae. albolateralis*（Theobald，1908）

国内分布：福建、海南、广西、四川、贵州、云南、台湾。

国外分布：朝鲜、印度尼西亚、印度、马来西亚、尼泊尔、斯里兰卡。

CO Ⅰ参考序列：BIN（Cluster ID），ADS0305；长度，651 bp。

TGGGTTTGATCTGGAATAATTGGAACATCACTAAGTATTTTAATTCGTGCTGAATTA
AGTCAACCAGGAGTGTTTATTGGAAACGATCAAATTTATAATGTAATTGTAACTGCTCA
TGCCTTTATTATAATTTTTTTATAGTAATACCAATTATAATTGGTGGATTTGGAAATTGA
TTAGTACCTTTAATATTAGGAGCTCCTGATATAGCTTTCCCTCGAATAAATAATATAAGTT
CTGAATACTTCCCCCATCATTAACTTTACTACTTTCGAGTAGTATAGTAGATAATGGAT
CAGGAACTGGATGGACCGTTTATCCTCCTCTATCTTCTGGAACAGCTCATGCTGGGGC
TTCAGTTGATCTAACAATTTTTTCTCTCCATTTAGCAGGAGTATCTTCAATCTTAGGAGC
AGTAAATTTTATTACTACTGTAATTAATATACGATCTGCAGGAATTACTTTAGACCGATT
ACCTTTATTTGTTTGATCTGTTGTAATTACTGCTGTATTATTACTTTTATCTCTACCTGTTT
TAGCTGGAGCTATTACTATATTATTAACTGACCGAAATCTAAATACCTCATTTTTCGACC
CAATCGGAGGAGGAGACCCCATTTTATATCAACATTTATTTTGATTTTTGGCC

（8）竖鳞伊蚊 *Ae. khazani* Edwards，1922

国内分布：广西、云南。

国外分布：印度、泰国、越南。

CO Ⅰ参考序列：BIN（Cluster ID），ADU9508；长度，666 bp。

TTTGGGTTTGATAGGATATTGGACATCATTAAGAATTTTAATTCGAACTGAATTAA
GCCAACCAGGAATATTTATTGGTAATGATCAAATTTATAATGTTATCGTAACAGCTCATG
CATTTATTATAATTTTTTTATAGTAATACCTATTATAATTGGAGGATTTGGAAATTGATTA
GTACCTTTAATATTAGGAGCTCCTGATATAGCATTCCCTCGAATAAATAATATAAGTTTT
TGAATATTACCTCCTTCCTTAACTCTCCTTCTCTCAAGCAGTATAGTAGAAAATGGATCT

GGAACTGGCTGAACTGTTTATCCCCCACTTTCATCTGGAACAGCTCATGCTGGAGCTTC
TGTTGATTTAACTATTTTTTCACTACATTTAGCAGGTATTTCTTCAATTTTAGGAGCAGTA
AATTTTATTACAACTATTATTAATATACGATCTTCAGGAATTACATTAGATCGTTTACCTTT
ATTTGTTTGATCTGTAATAATCACAGCTATTTTACTTCTTTTATCTCTTCCTGTTTTAGCAG
GAGCTATTACAATATTATTAACAGATCGAAATTTAAATACCTCTTTTTTTGATCCCATTGG
AGGAGGAGACCCAATTTTATACCAACATTTATTTTGATTTTTTGGTCACCCTGAAAGTT
TAA

（9）环胫伊蚊 *Ae. desmotes*（Giles，1904）

国内分布：云南、台湾。

国外分布：菲律宾、印度尼西亚、马来西亚、印度、泰国。

CO Ⅰ 参考序列：BIN（Cluster ID），ADK1864；长度，666 bp。

GAGTTTGATCCGGATAGTCGGAACTTCCTTAAGAATTCTAATTCGAACAGAGTTA
AGACACCCTGGGATATTTATTGGAAATGATCAAATTTATAATGTTATCGTAACAGCCCAT
GCTTTTATTATAATTTTTTTTATAGTTATACCTATTATAATTGGAGGATTTGGAAATTGATT
GGTTCCATTAATATTGGGAGCCCCTGATATAGCTTTTCCACGTATAAATAATATAAGATTT
TGAATACTTCCTCCTTCATTAACTTTACTTCTTTCTAGATCTATAGTAGAAACTGGAGCA
GGAACAGGATGAACCGTTTACCCTCCTTTATCTTCTGGAACCGCCCATGCTGGAGCATC
AGTTGATTAGCTATTTTTCCCTTCATTTAGCTGGTATTTCTTCTATTTTAGGAGCAGTA
AATTTTATCACTACTGTAATTAATATACGATCATCTGGGATTACCTTAGATCGTTTACCTTT
ATTTGTTTGATCAGTAGTTATTACAGCAATTCTCTTACTTTTATCATTACCTGTACTAGCA
GGAGCTATTACTATATTATTGACAGACCGAAATTTAAATACTTCATTTTTTTGACCCTATT
GGAGGAGGAGACCCAATTTTATATCAACATTTATTTTGATTTTTTGGTCACCCTGAAAGT
TTAA

（10）北部伊蚊 *Ae. tonkinensis* Galliard et Ngu，1947

国内分布：海南、广西、四川、贵州、云南。

国外分布：越南。

CO Ⅰ 参考序列：BIN（Cluster ID），ADV3843；长度，663 bp。

ATATTTTGGAGTTGATCAGGAATAGTGGGAACATCCTTAAGAATTTTAATCCGAGC
TGAACTAAGTCACCCAGGAATATTTATTGGGAATGATCAAATTTATAATGTTATTGTAAC
AGCTCATGCTTTTATTATAATTTTTTTTATAGTTATGCCAATCATAATTGGAGGATTTGGA
AATTGATTAGTCCCTTTAATATTAGGAGCCCCTGACATAGCATTCCCACGAATAAATAAT
ATAAGTTTTTGAATATTACCTCCATCATTAACTCTACTACTTTCAAGTAGTATAGTAGAA
AATGGGTCAGGAACCGGTTGAACAGTTTACCCACCTCTTTCCTCAGGAACTGCTCATG
CAGGAGCTTCGGTAGATTTAACTATTTTTTCATTACATTTAGCTGGTATTTCATCAATTTT
AGGGGCAGTAAATTTTATTACTACTGTTATTAATATACGATCAGCAGGAATTACTTTAGA
TCGACTACCCCTATTTGTTTGATCTGTTGTAATTACTGCAATTTTATTATTATTATCTTTAC

CTGTTTTAGCCGGAGCTATTACAATACTTCTTACTGACCGAAATTTAAATACTTCATTTTTTGACCCAATTGGAGGAGGAGACCCTATTTTATATCAACATTTATTTTGATTTTTTGGTCACCGG

（11）日本伊蚊 *Ae. japonicus*（Theobald，1901）

国内分布：河南、浙江、福建、湖北、海南、广西、四川、贵州、云南、河北、江西、湖南、台湾。

国外分布：日本、俄罗斯。

CO Ⅰ参考序列：BIN（Cluster ID），AAC5210；长度，639 bp。

GGAGTTTGATCCGGAATAGTAGGAACATCTTTAAGAATTTTAATTCGTACTGAATTAAGACACCCAGGAATATTTATTGGAAATGATCAAGTTTATAATGTTATTGTAACAGCTCATGCTTTTATTATAATTTTTTTATAGTTATACCTATTATAATTGGAGGGTTTGGAAATTGACTAGTTCCTTTAATATTAGGAGCTCCAGATATAGCTTTCCCTCGAATAAATAATATAAGTTTTTGAATATTACCCCCTTCTTTAACCTTACTACTTTCAAGTAGAATGGTAGAAAATGGATCTGGAACTGGATGAACTGTTTATCCTCCCCTTTCTTCAGGAACTGCTCATGCAGGAGCTTCAGTAGATTTAACTATTTTTTCTTTACATTTAGCCGGGATTTCCTCAATTTTAGGAGCAGTAAATTTTATTACGACTGTAATTAATATACGATCTGCTGGAATTACTTTAGACCGACTACCTTTATTTGTATGATCTGTAGTAATTACAGCTGTATTATTACTTTTATCTCTCCCTGTATTAGCTGGTGCAATTACTATATTATTAACTGACCGAAACTTAAATACTTCTTTCTTTGACCCAATTGGAGGAGGAGACCCTATTCTTACCAACATTTATTT

（12）白线伊蚊 *Ae. albolineatus*（Theobald，1904）

国内分布：海南、台湾。

国外分布：印度、印度尼西亚、马来西亚、菲律宾、越南，太平洋岛屿。

CO Ⅰ参考序列：BIN（Cluster ID），AAB7378；长度，669 bp。

TTGGATTTGATCAGGAATAGTAGGTACATCCCTTAGTGTACTAATTCGAACTGAATTAAGTCATCCTGGAATATTTATTGGAAATGACCAAATTTATAATGTAATTGTTACAGCTCATGCTTTTATTATAATTTTTTTCATAGTAATACCTATTATAATTGGAGGATTTGGAAATTGATTAATCCCATTAATATTAGGAGCACCAGATATAGCATTTCCTCGAATAAATAATATAAGCTTTTGAATACTTCCCCCTTCATTAACCCTACTACTTTCTAGTTCAATAGTAGAAAATGGGGCAGGAACAGGTTGAACAGTTTATCCACCTCTATCTTCTGGAACAGCTCATGCTGGTGCATCAGTTGATTTAGCTATTTTTTCTTTACATTTAGCTGGAATTTCATCTATTCTAGGAGCTGTAAATTTTATTACCACAGTAATTAATATGCGATCTTCAGGTATTACATTAGACCGATTACCATTATTTGTTTGATCTGTTGTTATTACAGCAATTCTATTACTTCTTTCATTACCAGTTTTAGCTGGAGCAATTACTATATTATTAACTGACCGAAATTTAAATACTTCCTTCTTTGATCCTATCGGAGGTGGAGATCCTATTTTATATCAACATTTATTTTGATTTTTTGGTCATTTTGGAAAGTTAAA

（13）金线伊蚊 *Ae. chrysolineatus*（Theobald, 1907）

国内分布：福建、广西、云南。

国外分布：印度、印度尼西亚、马来西亚、斯里兰卡、泰国、越南。

CO Ⅰ参考序列：BIN（Cluster ID），ADU0566；长度，658 bp。

TTTTGGAGTTTGATCTGGAATAGTCGGAACATCATTAAGAATTTTAATTCGAACTG
AATTAAGACACCCTGGAATATTCATTGGAAATGATCAAGTCTATAATGTTATTGTAACAG
CTCATGCTTTCATCATAATTTTTTTTATAGTTATACCAATTATAATTGGAGGATTTGGAAA
TTGATTAGTTCCTCTAATATTAGGGGCCCCGATATAGCTTTCCCACGAATAAATAATATA
AGTTTTTGAATACTACCTCCTTCATTAACACTCCTACTTTCAAGTAGTATAGTAGAAAAT
GGATCTGGAACAGGATGAACCGTTTACCCCCCTTTATCTTCAGGAACTGCTCATGCAG
GAGCTTCAGTTGATTTAACTATTTTCTCTCTTCACTTAGCAGGTATTTCTTCAATTTTAG
GGGCAGTAAATTTTATTACAACTGTAATTAATATACGATCAGCTGGAATTACATTAGACC
GATTGCCTTTATTTGTTTGATCTGTTGTTATTACTGCTATTTTACTTCTTTTATCTCTCCCA
GTTTTAGCTGGGGCTATTACTATGTTACTAACAGACCGAAATTTAAATACTTCATTTTTT
GATCCAATTGGAGGAGGAGACCCTATTTTATATCAACATTTATTTTGATTTTTTGGTCAC

（14）台湾伊蚊 *Ae. formosensis* Yamada, 1921

国内分布：福建、海南、广西、贵州、四川、西藏、台湾。

国外分布：印度、印度尼西亚、马来西亚、泰国。

CO Ⅰ参考序列：BIN（Cluster ID），ADU2443；长度，651 bp。

GGGTTTGATCAGGAATAGTCGGAACATCCTTAAGAATTTTAATTCGAACTGAATTA
AGACATCCTGGAATATTTATTGGAAATGACCAAGTTTATAATGTTATTGTTACAGCTCAT
GCTTTTATTATAATTTTTTTTATAGTTATACCAATTATAATTGGAGGGTTTGGTAATTGATT
AGTACCTCTGATATTAGGTGCCCCTGATATAGCTTTTCCTCGAATAAATAATATAAGTTTT
TGAATATTACCTCCTTCATTAACTTTGCTGCTTTCTAGCAGCATAGTAGAAAATGGAGC
TGGTACCGGATGAACTGTTTATCCCCCATTATCCTCAGGAACTGCTCATGCAGGAGCTT
CAGTAGATTTAACTATTTTTCTCTTCATTTAGCTGGGATTTCTTCAATTTTAGGAGCAGT
AAATTTTATTACTACTGTAATTAATATACGATCGACAGGAATTACTTTAGATCGTCTTCCC
TTATTTGTATGATCAGTAGTAATTACTGCTGTATTATTACTTTTATCTCTACCTGTCTTAGC
TGGAGCTATTACTATATTATTAACAGATCGAAATCTAAATACTTCATTTTTTGACCCAGTA
GGAGGAGGAGATCCTATTTTATATCAACATTTATTTTGATTTTTTGGCC

（15）棘刺伊蚊 *Ae. elsiae*（Barraud, 1923）

国内分布：河南、浙江、江西、福建、台湾、海南、广西、四川、贵州、云南、安徽、西藏。

国外分布：印度、马来西亚、泰国、越南。

CO Ⅰ参考序列：BIN（Cluster ID），ADS2969；长度，639 bp。

ATAGTAGGAACATCCTTAAGAATACTAATTCGTGCTGAATTAAGTCATCCTGGAATA

TTTATTGGGAATGACCAAATTTATAACGTAATTGTAACAGCTCATGCCTTTATTATAATTT
TTTTTATAGTTATACCAATTATAATTGGAGGATTTGGAAATTGATTAGTTCCTTTAATATTA
GGAGCCCCTGATATAGCTTTCCCACGAATAAATAATATAAGTTTTTGAATGCTTCCCCCA
TCATTAACCCTTCTTCTTTCAAGAAGAATGGTTGAAAGTGGATCAGGAACTGGATGAA
CGGTTTATCCTCCCTTATCTTCCGGAACTGCCCATGCTGGAGCCTCTGTTGACTTAACAA
TTTTTTCTTTACACTTAGCAGGAATTTCTTCAATTTTAGGAGCAGTTAATTTTATTACTAC
TGTAATTAATATGCGATCAGCAGGAATTACATTAGACCGATTGCCTCTATTTGTTTGATCA
GTAGTAATTACAGCAATTTTATTATTATCATTACCTGTATTAGCAGGAGCTATTACCAT
ATTATTAACAGATCGAAACTTAAATACATCTTTTTTTGACCCAATAGGAGGAGGAGATCC
TATTTTATATCAACATTTATTTTGATTTTTTGGTCATTG

（16）东乡伊蚊 *Ae. togoi*（Theobald，1907）

国内分布：辽宁、山东、江苏、浙江、海南、北京、福建、台湾、广东、香港。

国外分布：日本、朝鲜、俄罗斯、泰国、马来西亚、加拿大。

CO I 参考序列：BIN（Cluster ID），AAC6901；长度，658 bp。

TACTTTATATTTTATTTTTGGAGTATGATCTGGAATAGTTGGAACATCTTTAAGAAT
TTTAATTCGAGCTGAACTTAGACATCCAGGAATATTTATTGGTAATGATCAAATTTACA
ATGTAATTGTTACAGCTCATGCCTTTATTATAATTTTTTTTATAGTAATACCAATTATAATT
GGAGGATTTGGAAACTGATTAGTTCCATTAATATTAGGAGCTCCTGATATAGCTTTTCCT
CGAATAAATAATATAAGATTCTGAATACTACCACCTTCATTAACTCTCCTGCTTTCAAGT
AGTATAGTAGAAAATGGATCTGGGACTGGATGAACAGTTTATCCTCCTCTTTCATCTGGA
ACTGCTCATGCTGGTGCATCAGTTGATTTAACAATTTTTCTCTTCATTAGCTGGAATTT
CTTCAATTTTAGGGGCAGTAAATTTTATTACCACTGTAATTAATATACGATCAGCAGGAA
TTACTTTAGATCGATTGCCATTATTTGTTTGATCTGTAGTAATTACAGCAATTCTATTACTT
TTATCACTACCTGTATTAGCCGGAGCTATTACTATGCTATTAACGGATCGAAATTTAAATA
CATCATTCTTTGATCCAATTGGAGGAGGAGACCCGATCCTATATCAACACCTATTT

（17）刺扰伊蚊 *Ae. vexans*（Meigen，1830）

国内分布：全国广泛分布。

国外分布：全北界、东洋界、太平洋岛屿、非洲南部等。

CO I 参考序列：BIN（Cluster ID），AAA7067；长度，639 bp。

GGAGTTTGATCAGGAATAGTAGGAACATCTTTAAGTATATTAATTCGTGCTGAATT
AAGTCACCCAGGGATATTTATTGGAAATGATCAAATTTATAACGTAATTGTTACAGCTCA
TGCATTTATTATAATTTTTTTTATAGTAATACCAATTATAATTGGAGGATTTGGAAATTGA
TTAGTTCCTTTAATATTAGGAGCTCCTGATATAGCATTTCCTCGAATAAATAATATAAGTT
TTTGAATATTACCTCCTTCTTTAACTCTACTACTTTCTAGTTCAATAGTAGAAAATGGAG
CAGGGACAGGATGAACAGTTTATCCCCCTCTTTCATCAGGAACAGCTCACGCTGGAGC
TTCTGTTGATTTAGCAATTTTCTCTCTTCATTTAGCAGGAATTTCATCTATTTTAGGAGCA

GTAAATTTTATTACTACTGTTATTAATATACGATCATCTGGAATTACTTTAGATCGATTACC
TTTATTTGTTTGATCTGTAGTAATTACTGCTATTTTATTACTTTTATCTCTTCCTGTATTAGC
TGGAGCTATTACTATATTATTAACTGACCGAAATTTAAATACTTCCTTCTTTGACCCAATT
GGGGGAGGAGACCCAATTCTTTATCAACATTTATTT

（18）埃及伊蚊 *Ae. aegypti*（Linnaeus，1762）

国内分布：广东、广西、海南、香港、澳门、台湾。

国外分布：美国、葡萄牙、西班牙、法国、意大利、希腊、阿尔巴尼亚，非洲大部分国家、东南亚等。

CO Ⅰ 参考序列：BIN（Cluster ID），AAA4210；长度，639 bp。

GGAGTATGATCCGGAATAGTCGGAACTTCTCTAAGAATTTTAATTCGTGCTGAACT
TAGCCACCCTGGTATATTTATTGGGAATGACCAAATTTATAATGTAATTGTAACAGCTCA
TGCATTTATTATAATTTTCTTTATAGTAATACCAATTATAATTGGAGGATTTGGAAATTGA
TTAGTTCCTTTAATATTAGGAGCCCCTGATATAGCCTTTCCTCGAATAAATAATATAAGTT
TTTGAATACTACCTCCTTCATTGACTCTTCTATTATCAAGCTCAATAGTAGAAAATGGGG
CAGGAACTGGGTGAACAGTTTATCCTCCTCTCTCTTCAGGAACAGCTCATGCTGGAGCT
TCTGTTGATTAGCTATTTTTCTCTTCATTTAGCTGGAATTTCCTCAATTTTAGGGGCAG
TAAATTTTATTACAACTGTAATTAATATACGATCGTCAGGAATTACTTTAGATCGACTACC
TTTATTTGTTTGATCTGTAGTTATTACAGCTATCTTATTACTTCTTTCTCTTCCTGTTTTAG
CTGGAGCTATTACTATGTTATTAACAGACCGAAACTTAAATACATCTTTCTTTGATCCAAT
CGGAGGAGGAGATCCTATTTTATACCAACACTTATTC

（19）异形伊蚊 *Ae. dissimilis*（Leicester，1908）

国内分布：福建、海南、云南。

国外分布：马来西亚、印度。

CO Ⅰ 参考序列：BIN（Cluster ID），ADU2309；长度，644 bp。

GATCCGGATAATTGGAACATCATTAAGAGTTTTAATTCGTATTGAATTAAGTCAACC
TGGAACATTATTGGAAATGATCAAATTTACAATGTAATTGTTACAGCACATGCATTTAT
TATAATCTTCTTTATAGTAATACCTATCATAATTGGAGGATTTGGAAATTGACTAGTTCCT
TTAATATTAGGAGCCCCAGATATAGCCTTTCCTCGAATAAATAATATAAGTTTTTGAATAT
TACCTCCTTCCTTAACACTCCTCCTTTCAAGAGCTATAGTAGAAAATGGAGCTGGAACC
GGTTGAACGGTTTATCCCCCCTCTCATCAGGAACTGCACATGCTGGAGCTTCAGTAG
ATTTAACAATCTTTTCTCTTCATTTAGCTGGAATTTCTTCAATTTTAGGAGCTGTTAATT
TCATTACTACGGTAATTAATATACGTTCTTCAGGAATTACTTTAGACCGATTACCCTTATT
TGTTTGGTCAGTAGTTATTACTGCTATTTTATTACTCCTTTCCCTTCCTGTATTAGCTGGA
GCCATTACTATATTACTAACTGACCGAAACTTAAATACTTCATTTTTTGATCCAATTGGA
GGGGGAGACCCTATTTTATACCAACATTTATTTTGATTTTTTGGTC

（20）尖斑伊蚊 *Ae. craggi* （Barraud，1923）

国内分布：安徽、浙江、江西、湖南、福建、四川、贵州。

国外分布：印度、泰国。

CO Ⅰ参考序列：BIN（Cluster ID），ADT2217；长度，658 bp。

TATTTTTGGAGTTTGATCAGGAATAATCGGAACATCATTAAGAGTTTTAATTCGAA
CAGAACTTAGACATCCAGGAATATTTATTGGAAATGATCAAGTTTATAATGTAATTGTTA
CAGCTCATGCATTTATTATAATTTTTTTTATAGTAATACCAATTATAATTGGAGGATTCGG
AAATTGATTAGTACCTTTAATATTAGGAGCTCCTGATATGGCATTTCCTCGAATAAATAAT
ATAAGTTTTTGAATACTTCCCCCATCATTAACACTACTACTTTCTAGTTCTATAGTAGAA
AATGGAGCAGGAACAGGATGAACAGTTTATCCTCCTCTTTCATCAGGTACTGCTCACG
CTGGATCTTCAGTAGATTTAGCAATTTTCTCTTTACATTTAGCAGGTATTTCATCAATTTT
AGGAGCAGTAAATTTTATTACAACTGTAATTAATATACGATCAGCTGGAATTACCCTTG
ATCGATTACCTCTTTTTGTATGATCAGTTGTAATTACAGCAATTTTATTACTTCTTTCTTT
ACCTGTATTAGCAGGAGCAATTACTATATTATTAACTGATCGAAATTTAAATACATCTTTT
TTTGATCCTATTGGAGGAGGAGATCCTATTCTCTATCAACACTTATTTTGATTTTTTGGC

（21）类雪伊蚊 *Ae. niveoides* Barraud，1934

国内分布：云南、香港。

国外分布：印度、印度尼西亚、马来西亚、越南。

CO Ⅰ参考序列：BIN（Cluster ID），ADS7980；长度，663 bp。

CTATTATTTTGGAGTTTGATCAGGAATAATCGGAATATCACTAAGTATTTTAATTCG
CGCTGAACTAAGTCAACCTGGAGTTTTTATTGGAAATGATCAAATCTATAATGTAATTGT
TACTGCTCATGCATTCATTATAATTTTCTTTATAGTAATACCCATTATAATTGGAGGATTTG
GAAATTGATTAGTTCCTTTAATATTAGGAGCCCCTGATATAGCATTCCCCCGAATAAATAA
TATAAGTTTTTGAATACTTCCCCCTTCATTAACTCTCCTTCTCTCAAGAAGTATAGTAGAT
AATGGATCAGGGACTGGATGAACTGTATATCCTCCTCTATCATCAGGAGTAGCTCATGCT
GGAGCTTCTGTTGATTTAACAATTTTTTCTCTTCATTTAGCAGGAGTATCTTCAATTCTAG
GAGCAGTAAATTTTATTACTACTGTAATTAACATACGATCCGCAGGAATTACTTTAGATC
GTCTACCTTTATTTGTTTGATCTGTTGTAATTACTGCAATTTTATTACTATTATCTTTACCT
GTTTTAGCTGGAGCTATTACTATATTACTAACTGATCGAAATTTAAATACTTCATTTTTTG
ACCCAATTGGTGGAGGAGACCCAATTCTTTACCAACATTTATTTTGATTTTTTGGCC

（22）圆斑伊蚊 *Ae. annandalei* （Theobald，1910）

国内分布：广西、四川、贵州、云南、浙江、福建、台湾。

国外分布：缅甸、印度、印度尼西亚、泰国、越南。

CO Ⅰ参考序列：BIN（Cluster ID），ADT2217；长度，658 bp。

TATTTTTGGAGTTTGATCAGGAATAATCGGAACATCATTAAGAGTTTTAATTCGAA
CAGAACTTAGACATCCAGGAATATTTATTGGAAATGATCAAGTTTATAATGTAATTGTTA

CAGCTCATGCATTTATTATAATTTTTTTATAGTAATACCAATTATAATTGGAGGATTCGG
AAATTGATTAGTACCTTTAATATTAGGAGCTCCTGATATGGCATTTCCTCGAATAAATAAT
ATAAGTTTTTGAATACTTCCCCCATCATTAACACTACTACTTTCTAGTTCTATAGTAGAA
AATGGAGCAGGAACAGGATGAACAGTTTATCCTCCTCTTTCATCAGGTACTGCTCACG
CTGGATCTTCAGTAGATTAGCAATTTTCTCTTTACATTTAGCAGGTATTTCATCAATTTT
AGGAGCAGTAAATTTTATTACAACTGTAATTAATATACGATCAGCTGGAATTACCCTTG
ATCGATTACCTCTTTTTGTATGATCAGTTGTAATTACAGCAATTTTATTACTTCTTTCTTT
ACCTGTATTAGCAGGAGCAATTACTATATTATTAACTGATCGAAATTTAAATACATCTTTT
TTTGATCCTATTGGAGGAGGAGATCCTATTCTCTATCAACACTTATTTTGATTTTTTGGC

（23）亚同伊蚊 *Ae. subsimilis*（Barraud，1927）

国内分布：海南。

国外分布：印度。

CO I 参考序列：GenBank 登录号，JQ728226；长度，660 bp。

CTATTATCTTGGAGCTGATCAGGAATAATTGGTACTTCATTAAGTATATTAATTCGAA
CTGAATTAAGTCACCCAGGAATATTTATTGGAAATGATCAAGTCTATAATGTAATTGTAA
CAGCTCATGCCTTTATTATAATTTTTTTTATAGTTATACCTATCATAATTGGAGGATTCGGA
AATTGATTAGTTCCTTTAATATTAGGAGCTCCTGATATAGCTTTTCCTCGAATAAACAACA
TAAGTTTTTGAATACTACCTCCCTCATTAACATTACTACTTTCTAGATCAATAGTAGAAAA
CGGGGCTGGGACAGGATGAACTGTATACCCTCCTTTATCATCTGGAACTGCTCATGCAG
GAGCATCGGTAGATTAGCCATTTTTCTCTTCATCTTGCTGGAATTTCATCTATTTTAGG
AGCAGTAAATTTTATTACAACTGTAATTAATATACGATCTTCAGGAATTACACTTGATCG
ACTACCCCTATTTGTTTGATCAGTTGTAATTACAGCAATTCTTCTTTTATTATCATTACCTG
TGTTAGCTGGAGCTATTACTATATTATTAACTGATCGAAATTTAAATACTTCATTTTTTGA
CCCAATTGGAGGAGGAGATCCAATTTTATACCAACATTTATTTTGATTTTTGGCC

（24）金条伊蚊卡那拉亚种 *Ae. aureostriatus kanaranus*（Barraud，1924）

国内分布：广西、海南、四川、云南。

国外分布：印度尼西亚、斯里兰卡、巴布亚新几内亚、印度、尼泊尔、日本、泰国。

CO I 参考序列：GenBank 登录号，JQ728225；长度，657 bp。

ATTTTGGAGTTGATCCGGAATAATTGGAACATCTTTAAGAGTATTAATTCGTGCTG
AATTAAGTCAACCTGGAGTATTTATTGGAAATGATCAAATTTATAATGTAATTGTAACAG
CTCATGCCTTTATTATAATTTTCTTTATAGTAATACCTATTATAATTGGAGGATTTGGAAA
TTGACTAGTTCCTTTAATATTAGGAGCCCCTGATATAGCATTCCCTCGAATAAATAATATA
AGTTTTTGAATATTACCCCCATCATTAACACTTCTTCTTCTAGAAGTATAGTAGAAAAT
GGATCAGGAACAGGTTGAACTGTTTACCCTCCTCTCTCTTCTGGAACTGCTCATGCAGG
AGCTTCAGTTGATTTAACAATTTTTTCTCTTCATTAGCTGGAATTTCATCAATTTTAGGA
GCAGTAAATTTTATTACAACTGTTATTAATATACGATCTTCAGGAATTACTTTAGATCGAC

TTCCTTTATTTGTTTGATCAGTTGTAATTACAGCAATTTTACTTCTTTTATCATTACCTGTA
TTAGCAGGAGCCATTACTATATTATTAACAGATCGAAATTTAAATACTTCTTTCTTTGACC
CTATTGGAGGAGGAGACCCAATTTTATATCAACATTTATTTTGATTTTTTGGCCC

（25）金背伊蚊 *Ae. gilli*（Barraud，1924）

国内分布：云南。

国外分布：印度。

CO Ⅰ参考序列：BIN（Cluster ID），ADT1829；长度，663 bp。

CTTTATTTTTGGATTTGATCAGGAATAGTAGGAACATCTTTAAGAATCTTAATTCGTT
TAGAATTAAATCAACCAGGTGTATTTATTGGAAATGACCAAATTTATAATGTAATCGTAA
CAGCTCATGCTTTTATTATAATTTTTTTTATAGTAATACCTATTATAATTGGAGGATTTGGA
AATTGATTAGTCCCACTAATACTAGGAGCTCCCGATATAGCATTTCCTCGTATAAATAATA
TAAGTTTTTGAATACTTCCTCCATCTTTAACTCTTCTTCTATCCAGAAGTATAGTAGAAAA
TGGATCTGGTACTGGATGAACAGTTTATCCACCTCTTTCATCAGGAACTGCCCATGCTG
GAGCTTCAGTTGATTTAACAATTTTTTCTCTTCATTTAGCTGGGGTATCTTCAATTTTAGG
AGCAGTAAATTTTATTACTACTGTAATTAATATACGATCTTCAGGTATTACCTTAGATCGA
CTACCTTTATTTGTTTGATCTGTTGTTATTACTGCTATTTTATTACTTTTATCTTTACCAGTT
TTAGCTGGAGCTATTACTATACTATTAACAGATCGAAACTTAAATACTTCTTTTTTTGATC
CTATTGGAGGTGGAGATCCTATTTTATATCAACATTTATTTTGATTTTTTGGCCCG

（26）白纹伊蚊 *Ae. albopictus*（Skuse，1894）

国内分布：全国广泛性分布。

国外分布：东洋界、大洋洲、古北区、南美洲。

CO Ⅰ参考序列：BIN（Cluster ID），AAA4210；长度，639 bp。

GGTATTTGATCTGGAATAGTCGGAACTTCACTAAGAGTTTTAATTCGTATTGAACT
TAGACATCCTGGTATATTTATTGGAAATGATCAAATTTATAATGTAATTGTTACTGCTCAT
GCTTTTATTATAATTTTTTTTATAGTAATACCTATCATAATTGGAGGATTTGGAAACTGAC
TAGTACCCTTAATACTAGGAGCCCCTGATATAGCTTTTCCTCGAATAAATAATATAAGTT
TTTGAATATTACCCCCTCTTTAACACTGCTGCTTTCTAGTTCTATAGTAGAAAACGGAG
CTGGAACAGGGTGAACGGTTTATCCTCCCCTTTCTTCTGGAACAGCTCATGCTGGGGCT
TCAGTTGATTTAGCAATTTTTTCTTTACATTTAGCGGGAATCTCATCTATTTTAGGAGCAG
TAAATTTTATTACAACTGTAATTAATATACGATCAGCTGGTATTACTCTTGATCGACTACC
TTTATTTGTGTGATCAGTAGTAATTACAGCTATTTTATTACTTCTTTCTCTACCCGTATTAG
CCGGAGCTATTACTATATTATTAACAGACCGAAATTTAAATACATCTTTTTTTGATCCAAT
TGGAGGAGGAGACCCTATTTTATATCAACATTTATTT

（27）亚白纹伊蚊 *Ae. subalbopictus* Barraud，1931

国内分布：海南、四川、云南。

国外分布：印度。

GenBank 登录号：JQ728198。

CO Ⅰ 参考序列：BIN（Cluster ID），ACB9480；长度，661 bp。

AATTATTTTGGAGTTTGATCGGGATAGTAGGAACTTCATTAAGAATTTTAATTCGT
ACAGAACTTAGCCACCCAGGAATATTTATTGGAAATGATCAAATTTATAATGTAATTGTT
ACAGCTCATGCATTTATTATAATTTTTTTTATAGTTATACCAATTATAATTGGAGGATTTGG
AAATTGATTAGTACCTTTAATATTAGGAGCCCCTGATATAGCTTTTCCTCGAATAAATAA
TATAAGTTTCTGAATACTTCCTCCTTCTTTAACACTTCTTCTTTCTAGTTCTATAGTAGAA
AATGGAGCTGGAACTGGATGAACTGTTTACCCTCCTCTTTCTTCTGGAACTGCTCATGC
CGGGGCTTCAGTTGATTTAGCAATTTTTCTTTACATTTAGCAGGAATTTCTTCAATTTTA
GGAGCAGTAAATTTTATTACGACTGTAATTAATATACGATCAGCTGGAATTACTCTTGAT
CGTCTTCCATTATTTGTATGATCTGTTGTTATTACAGCTATTTATTACTTCTATCTTTACCT
GTTTTAGCGGGAGCTATTACTATATTATTAACTGACCGAAATTTAAATACTTCTTTTTTG
ATCCAATTGGAGGAGGAGACCCTATTCTTTACCAACATTTATTTTGATTTTTTGGCC

（28）伪白纹伊蚊 *Ae. pseudalbopictus*（Borel，1928）

国内分布：江苏、浙江、江西、湖南、福建、海南、广西、四川、贵州、云南、安徽。

国外分布：印度、缅甸、泰国、越南、马来西亚、印度尼西亚。

CO Ⅰ 参考序列：BIN（Cluster ID），ACB9480；长度，676 bp。

CATTTATTTTGGAGTTGATCGGGATAGTAGGAACTTCATTAAGAATTTTAATTCGTA
CAGAACTTAGTCACCCAGGAATATTTATTGGAAATGATCAAATTTATAATGTAATTGTTA
CAGCTCATGCATTTATTATAATTTTTTTTATAGTTATACCAATTATAATTGGAGGATTTGG
AAATTGATTAGTACCTTTAATATTAGGAGCCCCTGATATAGCTTTTCCTCGAATAAAAAA
TTAAGTTTTTGAATACTTCCTCCTTCTTTAACACTTCTTCTTTCTAGTTCTATAGTAGA
AAATGGAGCTGGAACTGGATGAACTGTTTACCCTCCTCTTTCTTCTGGAACTGCTCATG
CCGGAGCTTCAGTTGATTTAGCAATTTTTCTTTACATTTAGCAGGAATTTCTTCAATTTT
AGGAGCAGTAAATTTTATTACAACTGTAATTAATATACGATCAGCTGGAATTACTCTTGA
TCGTCTTCCATTATTTGTATGATCTGTTGTTATTACAGCTATTTATTACTTCTATCTTTACC
TGTTTTAGCGGGAGCTATTACTATATTATTAACTGACCGAAATTTAAATACTTCTTTTTTT
GACCCAATTGGAGGAGGAGACCCTATTCTTTACCAACATTTATTTTGATTTTTTGGTCAC
TGGGAAAATTTTAA

（29）白带伊蚊米基尔亚种 *Ae. albotaeniatus mikiranus* Edwards，1922

国内分布：海南、贵州、云南。

国外分布：马来西亚、印度尼西亚、斯里兰卡、印度。

CO Ⅰ 参考序列：GenBank 登录号，JQ728248；长度，661 bp。

TTATTTTGGATTTGATCAGGAATAATTGGAACATCTCTAAGAGTATTAATTCGTGC
TGAATTAAGTCAACCAGGAGTATTTATTGGAAATGATCAAATTTATAATGTTATTGTAAC
AGCTCATGCATTTATCATAATTTTTTTTATAGTAATACCAATTATAATTGGAGGATTTGGA

AATTGATTAGTACCTTTAATATTAGGAGCTCCAGATATAGCATTTCCTCGAATAAATAAT
ATAAGTTTCTGAATACTACCTCCTTCCTTAACTCTCCTCCTTTCGAGTAGTATAGTTGAA
AATGGATCAGGAACAGGGTGAACCGTTTATCCTCCACTTTCTTCAGGAACAGCTCATG
CAGGAGCTTCAGTAGATTAACAATTTTTTCTCTTCATTAGCTGGAGTATCATCAATTT
TAGGAGCAGTAAATTTTATTACCACTGTAATTAATATACGATCTTCGGGAATTACATTAG
ACCGATTACCTTTATTTGTATGATCAGTTGTAATTACAGCAGTATTATTACTTTTATCTTTA
CCTGTTCTAGCAGGAGCTATTACTATACTTTTAACTGATCGAAATTTAAATACATCATTT
TTTGACCCTATTGGAGGTGGAGATCCAATTTTATATCAACATTTATTTTGATTTTTTGGTC
AC

（30）阿萨姆伊蚊 *Ae. assamensis*（Theobald，1908）

国内分布：海南、广西、贵州、云南。

国外分布：印度、印度尼西亚、泰国、越南、尼泊尔。

CO Ⅰ 参考序列：BIN（Cluster ID），ADU0914；长度，637 bp。

AATTGGAACATCTTAAGAATTTTAATTCGAACTGAATTAAGACATCCTGGTATATTT
ATTGGAAATGATCAAATTTATAATGTAATTGTAACAGCTCATGCTTTTATTATAATTTTTTT
TATAGTTATACCTATTATAATTGGAGGATTTGGTAATTGATTAGTACCATTAATATTAGGAG
CTCCTGATATAGCATTCCCTCGAATAAATAACATAAGTTTCTGAATACTACCTCCGTCATT
AACCCTACTACTTTCCAGAAGTATAGTAGAAAATGGATCTGGAACTGGTTGAACAGTTT
ACCCACCTCTTTCATCCGGAACAGCTCATGCTGGAGCTTCTGTTGATTTAACAATTTTTT
CTCTTCATCTAGCTGGAATTTCTTCTATTTTAGGAGCAGTAAATTTTATTACAACCGTTAT
TAATATACGATCATCAGGTATTACTTTAGATCGATTACCTTTATTTGTTTGATCGGTTGTAA
TTACAGCCATTTTACTATTATTATCTCTTCCTGTATTAGCAGGAGCAATTACTATACTATTA
ACAGATCGAAATTTAAATACTTCCTTTTTTGACCCTATTGGAGGAGGAGATCCAATTTTA
TATCAACATTTATTTTGATTTTTTGGTCCC

（31）白点伊蚊 *Ae. vittatus*（Bigot，1861）

国内分布：海南、云南、广西、四川、贵州。

国外分布：地中海、埃塞俄比亚、印度、缅甸、越南、老挝、柬埔寨、马来西亚、巴基斯坦、斯里兰卡。

CO Ⅰ 参考序列：BIN（Cluster ID），AAJ5884；长度，675 bp。

CTATTTTGGAGTTTGATCAGGAATAGTTGGAACTTCATTAAGTATATTAATTCGTGCT
GAACTTAGTCATCCTGGAATATTTATTGGAAATGACCAAATTTATAATGTTATTGTAACAG
CTCATGCATTTATTATAATTTTCTTTATAGTAATACCAATTATAATTGGTGGATTTGGAAAT
TGATTAGTTCCTTTGATATTAGGAGCTCCTGATATAGCTTTCCCTCGAATAAATAATATAA
GTTTTTGAATATTACCTCCTTCATTAACACTACTACTTTCTAGTTCTATAGTAGAAAATGG
AGCAGGAACAGGTTGAACAGTTTATCCTCCTCTATCTTCTGGAACTGCTCATGCTGGTG
CATCAGTTGATTTAGCTATTTTTTCTCTTCATTTAGCAGGGATTTCTTCAATTTTAGGAGC

AGTAAATTTTATTACTACTGTAATTAATATACGATCAGCAGGAATTACTTTAGATCGTTTA
CCTTTATTTGTCTGATCTGTTGTAATTACAGCTATTCTATTACTTTTATCATTACCAGTATT
AGCAGGAGCTATTACTATATTATTAACAGATCGAAATTTAAATACTTCATTCTTCGATCCA
ATTGGAGGAGGAGATCCTATTCTTTATCAACATTTATTTTGATTTTTTGGTCACTTGGAA
AGTTTTAA

（32）中线伊蚊 *Ae. mediolineatus*（Theobald，1901）

国内分布：海南、广西、云南。

国外分布：越南、缅甸、泰国、柬埔寨。

CO Ⅰ 参考序列：BIN（Cluster ID），ADS9867；长度，668 bp。

TATTTTTGGGTTGATCAGGAATAGTAGGAACATCCCTAAGTATATTAATTCGTGCTG
AATTAAGTCACCCTGGGATATTTATTGGAAATGATCAAATTTATAATGTAATTGTTACTGC
TCATGCATTTATTATAATTTTCTTTATAGTTATACCAATTATAATTGGAGGATTTGGAAATT
GATTAGTTCCACTAATATTAGGAGCCCCAGATATAGCATTTCCTCGAATAAATAATATAAG
TTTTTGAATATTACCTCCTTCATTAACTCTACTACTTTCTAGTTCTATAGTAGAAAATGGA
GCTGGTACAGGATGAACAGTTTATCCCCCACTTTCATCAGGAACAGCCCATGCTGGTGC
TTCAGTTGATTAGCAATTTTTTCTCTTCATTTAGCTGGAATTTCTTCAATTTTAGGAGCA
GTTAATTTTATTACTACTGTTATTAATATACGATCTTCAGGAATTACTCTTGACCGATTAC
CTTTATTTGTTTGATCTGTTGTAATTACAGCTATTCTTTTACTTCTTTCTCTACCTGTATTA
GCTGGAGCTATTACAATGTTATTAACTGATCGAAATCTTAATACTTCATTCTTTGACCCAA
TTGGAGGAGGAGACCCAATTCTTTATCAACATTTATTTTGATTTTTTGGTCCTGGGAAGG
TT

（33）马利伊蚊 *Ae. malikuli* Huang，1973

国内分布：江西、福建、台湾。

国外分布：泰国。

CO Ⅰ 参考序列：BIN（Cluster ID），ADV6299；长度，655 bp。

TTTGGAGTTTGATCAGGAATAGTCGGAACTTCACTAAGAGTTTTAATTCGAACTG
AATTAAGACATCCAGGAATATTTATTGGAAATGATCAGATTTATAATGTAATTGTAACTG
CACATGCATTTATTATAATTTTCTTTATAGTTATACCAATTATAATTGGAGGATTTGGAAA
TTGATTAGTTCCTTTAATATTAGGAGCCCCAGATATAGCTTTCCTCGAATAAATAATATA
AGTTTTTGAATATTACCCCCATCATTAACTCTTCTTCTTTCAAGATCTATAGTAGAAAAT
GGAGCTGGTACAGGTTGAACAGTTTACCCTCCCCTTTCTTCAGGAACAGCTCATGCTG
GAGCTTCGGTTGATTTAGCAATTTTTTCTCTTCATTTAGCAGGAATTTCTTCAATTCTAG
GGGCAGTTAATTTTATTACTACTGTAATTAATATACGATCAGCTGGAATTACTCTTGATCG
ATTACCTTTATTTGTTTGATCAGTTGTAATTACAGCAATCTTATTACTTCTTTCTCTTCCT
GTTTTAGCTGGAGCAATTACTATATTATTAACTGATCGAAACTTAAATACATCTTTTTTG
ACCCAATTGGAGGAGGAGATCCTATTCTTTACCAACACTTATTTTGATTTTTTGGCA

（34）新雪伊蚊 *Ae. novoniveus* Barraud，1934

国内分布：广西、海南、四川、云南。

国外分布：印度尼西亚、斯里兰卡、巴布亚新几内亚、印度、尼泊尔、日本、泰国。

COⅠ参考序列：BIN（Cluster ID），ADT0072；长度，658 bp。

TTATTTTGGGTTGATCTGGATATTGGAACATCATTAAGAATTTTAATTCGTGCTGAAT
TAAGACAACCAGGAGTTTTTATTGGAAATGATCAAATTTATAATGTAATTGTTACAGCTC
ATGCATTTATTATAATTTTTTTTATAGTAATACCTATTATAATTGGAGGATTCGGAAATTGA
TTAGTACCTTTAATATTAGGAGCACCTGATATAGCATTCCCTCGAATAAATAATATAAGTT
TTTGAATATTACCTCCTTCATTAACTCTCCTCCTTTCAAGTAGTATAGTAGATAATGGATC
AGGAACTGGATGAACCGTTTATCCTCCTTTATCATCTGGTACTGCACATGCAGGAGCTT
CAGTAGATTTAACAATTTTTTCTCTTCATTTAGCTGGGGTATCTTCAATTTTAGGAGCTGT
AAATTTTATTACTACTGTTATTAATATACGATCTTCAGGAATTACTCTAGATCGATTACCTT
TATTTGTATGATCAGTTGTTATTACTGCTGTTTTATTACTTTTATCATTACCTGTTTTAGCA
GGAGCTATTACTATATTATTAACTGACCGAAATCTAAATACTTCATTTTTTGACCCTATTG
GAGGTGGAGACCCTATTTTATATCAACATTTATTTTGATTTTTTGGTCACC

（35）哈维伊蚊 *Ae. harveyi*（Barraud，1923）

国内分布：安徽、福建、江西、广西、海南、四川、贵州、云南、西藏、台湾。

国外分布：印度、印度尼西亚、马来西亚、斯里兰卡、泰国、越南。

COⅠ参考序列：BIN（Cluster ID），ADU0566；长度，658 bp。

TTTTGGAGTTTGATCTGGAATAGTCGGAACATCATTAAGAATTTTAATTCGAACTG
AATTAAGACACCCTGGAATATTCATTGGAAATGATCAAGTCTATAATGTTATTGTAACAG
CTCATGCTTTCATCATAATTTTTTTTATAGTTATACCAATTATAATTGGAGGATTTGGAAA
TTGATTAGTTCCTCTAATATTAGGGGCCCCTGATATAGCTTTCCCTCGAATAAATAATATA
AGTTTTTGAATACTACCTCCTTCATTAACACTCCTACTTTCAAGTAGTATAGTAGAAAAT
GGATCTGGAACAGGATGAACCGTTTACCCCCCTTTATCTTCAGGAACTGCTCATGCAG
GAGCTTCAGTTGATTTAACTATTTTCTCTCTTCACTTAGCAGGTATTTCTTCAATTTTAG
GGGCAGTAAATTTTATTACAACTGTAATTAATATACGATCAGCTGGAATTACATTAGACC
GATTACCTTTATTTGTTTGATCTGTTGTTATTACTGCTATTTTACTTCTTTTATCTCTCCCA
GTTTTAGCTGGAGCTATTACTATATTACTAACAGACCGAAATTTAAATACTTCATTTTTT
GACCCAATTGGAGGAGGAGACCCTATTTTATATCAACATTTATTTTGATTTTTTGGTCA

4. 阿蚊属 Genus *Armigeres* Theobald，1901

（1）黄色阿蚊 *Ar. flavus*（Leicester，1908）

国内分布：广西、云南、台湾。

国外分布：孟加拉国、缅甸、印度、印度尼西亚、马来西亚、菲律宾、泰国、越南。

COⅠ参考序列：BIN（Cluster ID），ACP1995；长度，643 bp。

ACTTCATTAAGTATTTTAATTCGAACAGAATTAAATCATCCTGGAATATTTATTGGTA

ATGACCAAATTTATAATGTAATTGTTACAGCTCATGCTTTTATTATAATTTTTTTATAGTT
ATACCTATTATAATTGGAGGATTTGGAAATTGATTAGTTCCTTTAATATTAGGAGCTCCTG
ATATAGCTTTTCCTCGAATAAATAATATAAGTTTTTGAATATTACCTCCATCATTAACTCTT
TTAATTTCAAGCTCTATAGTAGAAAGAGGGGCTGGAACAGGATGAACGGTTTATCCTCC
TCTTTCATCTGGGACAGCTCATGCAGGAGCTTCTGTAGATCTAGCTATTTTTTCTCTTCA
TTTAGCAGGAATTTCCTCAATTTTAGGAGCAATTAATTTTATTACAACTGTAATTAATATA
CGTTCTTCAGGAATTACATTAGATCGTTTACCTTTATTTGTATGATCAGTTATTATTACAGC
AATTCTTCTTCTTTTATCATTACCTGTTTTAGCTGGAGCTATTACAATATTATTAACAGAC
CGAAATTTAAATACATCATTTTTTGACCCTATTGGAGGAGGAGATCCAATTTTATATCAA
CATTTATTTTGATTTTTTGGTCACTGGGAAGGTTTAA

（2）达勒姆阿蚊 *Ar. durhami* Edwards，1917

国内分布：安徽、福建、湖北、湖南、海南、广西、四川、云南。

国外分布：印度、印度尼西亚、马来西亚、泰国、新加坡、越南、柬埔寨、老挝。

CO Ⅰ参考序列：BIN（Cluster ID），ADU2633；长度，636 bp。

GGGAACTTCTTTAAGTATTTTAATTCGAACAGAATTAAATCACCCCGGAATATTTAT
TGGAAATGATCAAATTTACAATGTAATTGTAACAGCACATGCTTTTATCATAATTTTTTTT
ATAGTTATACCAATTATAATTGGAGGATTTGGAAATTGATTAGTTCCTCTAATACTTGGAG
CCCCTGATATAGCTTTTCCTCGAATAAATAATATAAGTTTTTGAATATTACCTCCTTCATT
AACCCTCTTAATTTCAAGCTCTTTAGTAGAAACCGGAGCTGGAACAGGTTGAACTGTT
TATCCCCCCTTATCTTCTGGAACTGCTCATGCTGGAGCTTCTGTAGATCTTACTATTTTT
CTCTTCATTTAGCTGGTATTTCTTCAATTTTAGGGGCAGTAAATTTTATTACAACAGTTAT
TAATATACGATCATCAGGAATTACTCTTGATCGTTTACCTTTATTTGTTTGATCTGTTGTA
ATTACAGCTATTTTACTTCTTCTTTCTCTTCCCGTATTAGCTGGAGCTATTACAATATTACT
AACTGACCGAAATTTAAATACTTCATTTTTTGATCCAATCGGAGGAGGTGACCCAATTTT
ATATCAACATTTATTTTGATTTTTTGGTCACTG

（3）骚扰阿蚊 *Ar. subalbatus*（Coquillett，1898）

国内分布：除内蒙古、辽宁、吉林、黑龙江、山东、青海、宁夏和新疆外，全国其他地区均有分布。

国外分布：日本、朝鲜半岛、越南、柬埔寨、泰国、缅甸、印度、马来西亚、菲律宾、巴基斯坦、斯里兰卡等。

CO Ⅰ参考序列：BIN（Cluster ID），AAC8113；长度，639 bp。

GGTGCTTGAGCTGGAATAGTGGGAACTTCTTTAAGTATTTTAATTCGAACAGAATT
AAATCACCCTGGAGTATTTATTGGAAATGATCAAATTTATAATGTAATTGTAACAGCTCA
TGCTTTTATTATAATTTTTTTTATAGTTATACCAATTATAATTGGAGGATTTGGAAATTGAT
TAGTACCCCTTATACTTGGAGCTCCAGATATAGCCTTCCCTCGAATAAATAATATAAGTT
TTTGAATATTACCCCCTTCATTAACTCTACTAATTTCAAGTTCTTTAGTAGAAACAGGAG

CTGGAACTGGATGAACCGTTTATCCTCCTTTATCTTCTGGAACTGCCCATGCTGGAGCTTCTGTTGATTAGCTATTTTCTCTCTTCATTTAGCAGGTATTTCTTCTATTTTAGGAGCAGTAAATTTTATTACAACTGTAATTAATATACGATCATCAGGGATTACTCTTGATCGATTACCCTTATTTGTTTGATCTGTTGTTATTACAGCTATTTTACTTCTTCTTTCTTTACCAGTTTTAGCAGGAGCTATTACTATACTATTAACTGATCGGAATTTAAATACCTCATTCTTTGACCCAATTGGAGGAGGAGATCCGATCTTATACCAACATTTATTT

5. 领蚊属 Genus *Heizmannia* Ludlow，1905

（1）多枊领蚊 *Hz. reidi* Mattingly，1957

国内分布：台湾、海南、云南。

国外分布：缅甸、印度、马来西亚、泰国、越南。

CO Ⅰ参考序列：BIN（Cluster ID），ADT6221；长度，651 bp。

GGACTGATCTGGTATAGTTGGAACATCCCTTAGTGTTTTAATTCGTACTGAATTAAGTCATCCAGGAATATTTATTGGAAATGACCAAATTTATAATGTAATTGTTACAGCTCATGCATTTATTATAATTTTTTTATAGTTATACCTATTATAATTGGAGGATTTGGAAATTGATTAGTTCCATTAATATTAGGAGCTCCAGATATAGCATTTCCTCGAATAAATAATATAAGATTTTGAATATTACCACCTTCATTAACTTTACTACTTTCAAGTTCTATAGTAGAAAGTGGAACTGGGACAGGATGAACTGTTTATCCCCCTTTATCTTCTGGAACAGCTCATGCCGGAGCATCTGTTGATTTAGCAATTTTCTCACTTCATTTAGCAGGGATTTCTTCAATTTTAGGAGCAGTAAATTTTATTACTACTGTAATTAATATACGATCTTCTGGGATTACTCTTGATCGACTTCCTTTATTTGTTTGATCAGTTGTAATTACAGCTATTTTATTACTTCTTTCATTACCTGTTTTAGCCGGAGCTATTACTATATTATTAACAGATCGAAATTTAAATACTTCATTTTTTGACCCAATTGGAGGAGGTGACCCAATTTTATATCAACATTTATTTTGATTTTTTGGTCA

（2）异枊领蚊 *Hz. chengi* Lien，1968

国内分布：台湾、海南。

国外分布：未见报道。

CO Ⅰ参考序列：BIN（Cluster ID），ADU9069；长度，653 bp。

GTCGGACATGATCTGGAATAGTTGGAACATCATTAAGAATTTTAATTCGTACTGAATTAAGTCATCCTGGAATATTTATTGGAAATGACCAAATTTATAATGTAATTGTTACAGCTCATGCATTTATTATAATTTTCTTTATAGTTATACCAATTATAATTGGGGGATTTGGAAATTGATTAGTTCCATTAATGTTAGGTGCCCCAGATATAGCATTTCCACGAATAAATAATATAAGTTTCTGAATACTACCACCCTCTTTAACCCTGTTGTTGTCAAGTTCAATAGTAGAAAGTGGAGCTGGGACTGGGTGAACAGTTTATCCCCCTTTATCATCCGGAACAGCACATGCTGGAGCTTCTGTTGATTTAGCTATTTTTCATTACATTTAGCAGGGATTTCTTCAATTTTAGGAGCTGTTAATTTTATTACAACTGTTATTAATATACGTTCTTCAGGAATTACTCTTGATCGATTACCTTTATTTGTTTGATCTGTTGTAATTACAGCTATTTTATTACTTCTTTCCCTCCAGTATTAGCCGGAGCTATTACTATATTACTAACTGATCGAAACTTAAATACTTCATTTTTTGATCCAA

TTGGAGGAGGAGACCCAATTTTATATCAACACTTATTTTGATTTTTTGGC

（3）李氏领蚊 *Hz. lii* Wu，1936

国内分布：安徽、浙江、江西、福建、海南、广西、贵州、云南。

国外分布：朝鲜半岛。

CO Ⅰ参考序列：BIN（Cluster ID），ADT7777；长度，653 bp。

TGGAGCTGATCCGGAATAGTAGGGACATCTTTAAGAATTTTAATTCGAACTGAATT
AAGACACCCGGGAATATTTATTGGAAATGATCAAATTTATAATGTAATTGTAACTGCTCA
TGCTTTTATTATAATTTTTTTATAGTTATACCAATCATAATTGGAGGATTTGGAAATTGA
TTAATTCCATTAATATTAGGAGCTCCAGATATAGCTTTCCCTCGAATAAATAATATAAGTT
TTTGAATATTACCCCCTTCTTTAACTCTATTACTCTCAAGTTCTTTAGTAGAAAGTGGAG
CTGGTACAGGATGAACCGTTTATCCCCACTATCCTCAGGTACTGCTCATGCTGGAGCTT
CTGTTGATCTTGCTATTTTTTCCCTTCATTTAGCTGGAATTTCTTCAATTTTAGGAGCAGT
AAATTTTATTACAACTGTAATTAATATACGTTCTTCTGGAATTACTTTAGATCGACTACCT
TTATTTGTATGATCTGTTGTAATTACAGCTATTTTATTACTTCTTTCATTGCCAGTATTAGC
CGGAGCTATTACTATATTATTAACTGATCGAAATTTAAATACTTCTTTTTTTGACCCTATTG
GAGGGGGAGACCCAATTTTATACCAACATTTATTTTGATTTTTTGGCCC

（4）近接领蚊 *Hz. proxima* Mattingly，1970

国内分布：云南。

国外分布：泰国。

CO Ⅰ参考序列：BIN（Cluster ID），ADT7778；长度，662 bp。

TATTATTTTTGGGGCTGATCTGGTATAGTTGGAACTTCCCTTAGAGTTTTAATTCGTA
CTGAATTAAGCCACCCAGGAATATTTATTGGAAATGACCAAATTTATAATGTAATTGTAA
CAGCCCATGCTTTCATTATAATTTTTTTCATAGTTATACCTATTATAATTGGAGGATTCGGA
AATTGATTAATCCCATTAATACTTGGAGCCCCAGATATAGCTTTCCCTCGTATAAATAATA
TAAGTTTTTGAATATTACCTCCTTCATTAACCCTTTTACTTTCAAGATCAATAGTAGAAAG
TGGAGCTGGTACTGGATGAACAGTTTATCCTCCTCTTTCTTCTGGAACAGCTCATGCTG
GAGCCTCAGTTGATTAGCTATTTTCTCTCTTCATTTAGCAGGAATTTCTTCTATTTTAGG
AGCTGTAAATTTTATTACGACAGTAATTAATATACGATCTTCTGGTATTACTCTTGATCGA
TTACCTTTATTTGTTTGATCAGTTGTTATTACTGCAATCTTATTACTTCTTTCTTTACCTGT
ATTAGCAGGAGCTATTACTATATTATTAACTGATCGAAATTTAAATACTTCTTTCTTTGAC
CCTATTGGAGGAGGAGACCCTATTTATACCAACATTTATTTTGATTTTTTGGCAC

（5）孟连领蚊 *Hz. menglianensis* Lu et Gong，1986

国内分布：云南。

国外分布：未见报道。

CO Ⅰ参考序列：BIN（Cluster ID），ADS2968；长度，667 bp。

TGGACTGATCAGGAATAGTTGGAACATCCCTTAGAGTTCTAATTCGTACTGAATTA

AGTCACCCTGGTATATTTATTGGAAATGATCAAATTTATAATGTAATTGTTACAGCTCATG
CATTTATTATAATTTTCTTTATAGTAATACCTATCATAATTGGAGGATTTGGAAACTGATT
AATCCCATTAATATTAGGAGCTCCTGATATAGCCTTCCCTCGAATAAATAATATAAGTTTT
TGAATATTACCTCCTTCTTTAACACTCCTCCTTTCAAGCTCAATAGTAGAAAGTGGAGC
TGGGACAGGATGAACCGTTTACCCCCCTCTATCTTCAGGAACAGCACATGCTGGAGCTT
CTGTAGATCTTGCTATTTTCTCTCTACATTAGCTGGTATTTCCTCAATTTTAGGAGCTGT
AAATTTTATTACTACTGTAATTAATATACGATCATCAGGAATTACTTTAGATCGACTTCCT
TTATTTGTATGATCTGTTGTAATTACTGCCATTTTATTACTTCTTTCATTACCTGTATTAGC
AGGAGCTATTACTATATTATTAACAGATCGAAATTTAAATACTTCCTTTTTTGACCCTATT
GGAGGAGGTGATCCAATTTTATATCAACATTTATTTTGATTTTTTGGTCACCTGGGAAGT
TTAAA

6. 蓝带蚊属 Genus *Uranotaenia* Lynch Arribalzaga，1891

（1）白胸蓝带蚊 *Ur. nivipleura* Leicester，1908

国内分布：海南、广西、四川、云南、江西、台湾、广东、贵州、香港。

国外分布：日本、越南、老挝、柬埔寨、泰国、马来西亚、印度尼西亚、斯里兰卡、印度。

COⅠ参考序列：BIN（Cluster ID），ADT1156；长度，656 bp。

CTGGAATAGTTGGAACTTCTTTAAGATTACTAATTCGCATTGAATTAAGTCAACCT
GGAGTATTTATTGGAAATGATCAAATTTATAATGTAATTGTAACAGCTCACGCTTTTATTA
TAATTTTTTTTATAGTTATACCTATTATAATTGGAGGATTTGGAAATTGATTAGTTCCTTTA
ATATTAGGAGCACCTGATATAGCTTTTCCTCGAATAAATAATATAAGTTTTTGACTACTTC
CTCCATCTTTAACGCTCCTCTTGTCAAGAGGAATAGTTGAAAATGGGGCTGGAACAGG
GTGAACCGTCTATCCCCCCTTATCTTCTGGAACTGCTCATGCCGGAGCTTCAGTTGATTT
AGCTATTTTTCCCTTCATTAGCTGGAATTTCTTCAATTTTAGGAGCTGTAAATTTTATT
ACAACTGTAATTAATATACGATCAATAGGAATTACTTTAGATCGAATACCTTTATTTGTTT
GATCTGTAATTATTACTGCAATTCTTCTTCTTTTATCCTTACCTGTATTAGCTGGAGCTATT
ACAATATTATTAACTGATCGAAATTTAAATACTTCTTTTTTTGATCCAATTGGTGGAGGA
GATCCTATTTTATATCAACACTTATTTTGATTTTTTGGTCACCCTGGAAAGTTT

（2）麦氏蓝带蚊 *Ur. macfarlanei* Edwards，1914

国内分布：浙江、福建、海南、广西、贵州、云南、安徽、湖北、江西、湖南、台湾、广东、四川、香港。

国外分布：日本（琉球群岛）、越南、老挝、泰国、印度尼西亚、马来西亚、印度。

COⅠ参考序列：BIN（Cluster ID），AAH7619；长度，650 bp。

AGCTTGATCAGGAATAGTAGGAACATCAATAAGTTTATTAATTCGAATAGAATTAAG
TCAACCAGGTGTATTTATTGGAAATGATCAAATTTATAATGTAATTGTTACTGCTCATGCA
TTTATTATAATTTTTTTTATAGTAATACCTATTATAATTGGAGGATTTGGAAATTGATTAGT
TCCATTAATATTAGGAGCTCCTGATATAGCATTTCCACGAATAAATAATATAAGATTCTGA

TTACTTCCCCCTGCTTTAACATTATTATTATCAAGTAGTATAGTTGAAAATGGAGCTGGTA
CAGGTTGAACTGTTTATCCTCCTTTATCATCTGGTACAGCTCATGCCGGAGCTTCAGTAG
ATCTTGCAATTTTTCTTTACATTAGCAGGGATTTCATCTATTTTAGGAGCTGTAAATTT
TATTACAACAGTAATTAATATACGATCTTCAGGAATTACATTAGATCGTATACCTTTATTTG
TATGATCAGTAATTATTACAGCTGTTTTACTTTTATTATCTTTACCAGTATTAGCAGGAGC
AATTACAATACTTTTAACAGATCGAAATTTAAATACTTCATTTTTTGATCCAATTGGTGGA
GGAGATCCTATTTTATATCAACATTTATTTTGATTTTTTGGCC

（3）贫毛蓝带蚊 *Ur. lutescens* Leicester，1908

国内分布：云南（河口）。

国外分布：越南、柬埔寨、泰国、马来西亚。

CO Ⅰ参考序列：BIN（Cluster ID），ACC8604；长度，671 bp。

TTTTGGTGCATGAGCAGGATAGTTGGAACTTCTTTAAGAATTTTAATTCGAATTG
AACTAAGACAACCTGGAGTATTTATTGGAAATGACCAAATTTATAATGTTATTGTTACAG
CTCATGCTTTTATTATAATTTTTTTTATAGTAATACCAATTATAATTGGAGGATTTGGAAA
TTGATTAGTTCCTTTAATATTAGGAGCCCCAGATATAGCTTTTCCTCGAATAAATAATATA
AGTTTTTGATTACTACCTCCTTCCCTTACCTTATTATTGTCAAGTAGTATGGTCGAAAAT
GGAGCTGGAACTGGATGAACAGTTTACCCTCCTTTATCATCAGGTACCGCTCATGCAGG
AGCTTCAGTAGATTTAGCAATTTTTTCTCTTCATTTAGCAGGTATTTCTTCTATTCTAGGA
GCTGTAAATTTTATTACAACTGTAATTAATATACGATCAACTGGTATTACTTTAGATCGTAT
ACCTTTATTTGTTTGATCAGTAATTATTACAGCTATTTTATTACTTTTATCTTTACCAGTTTT
AGCTGGAGCTATTACTATATTATTAACAGATCGTAATTTAAATACTTCATTTTTTGATCCA
ATTGGGGGAGGAGACCCTATTTTATACCAACATTTATTTTGATTTTTTGGTCACCTTGAA
GGTTTAA

（4）新糊蓝带蚊 *Ur. novobscura* Barraud，1934

国内分布：浙江、安徽、福建、江西、河南、湖南、湖北、广东、广西、海南、贵州、四川、云南、西藏、香港、台湾。

国外分布：日本、老挝、柬埔寨、泰国、马来西亚、印度。

CO Ⅰ参考序列：BIN（Cluster ID），ADK3414；长度，665 bp。

GTTGCTGAGCAGGATAGTAGGAACTTCTTTAAGTTTATTAATTCGTATTGAATTAAG
ACAACCAGGAGTTTTTATTGGAAATGATCAAATTTATAATGTAATTGTTACAGCTCATG
CCTTTATTATAATTTTTTTTATAGTAATACCTATTATAATTGGAGGATTTGGAAATTGATTA
GTACCTTTAATATTAGGAGCCCCTGATATAGCCTTTCCTCGAATAAATAATATAAGTTTTT
GATTATTACCCCCTTCCCTTACACTTCTCTTGTCAAGAAGTATAGTAGAAAATGGAGCT
GGTACAGGATGAACTGTTTACCCCCCTTTATCATCTGGTACTGCTCATGCTGGGGCATCA
GTAGATTTAGCTATTTTTTCTCTTCATTAGCTGGAATTTCTTCAATTTTAGGAGCTGTAA
ATTTTATTACTACTGTTATTAATATACGATCTCATGGAATTACTTTAGACCGAATACCCTTA

TTTGTCTGATCTGTAATTATTACTGCTGTATTATTATTATTATCTCTTCCAGTTTTAGCAGGA
GCAATTACTATACTATTAACAGACCGAAATTTAAATACCTCATTTTTCGATCCCATTGGAG
GAGGAGACCCAATTCTATACCAACATTTATTTTGATTTTTTGGTCACCCTGGAAGTTTAA

（5）景洪蓝带蚊 *Ur. jinhongensis* Dong，Dong et Zhou，2003

国内分布：云南。

国外分布：未见报道。

CO Ⅰ 参考序列：BIN（Cluster ID），ACC8604；长度，661 bp。

AATTATTTTGGTGCATGAGCAGGAATAGTTGGGACTTCTTTAAGAATTTTAATTCG
AATTGAACTAAGACAACCTGGAGTATTTATTGGAAATGACCAAATTTATAATGTTATTG
TTACAGCTCATGCTTTTATTATAATTTTTTTATAGTAATACCAATTATAATTGGAGGATT
TGGAAATTGATTAGTTCCTTTAATATTAGGAGCCCCAGATATAGCTTTTCCTCGAATAAA
TAATATAAGTTTTTGATTACTACCTCCTTCCCTTACCTTATTATTGTCAAGTAGTATGGTC
GAAAATGGAGCTGGAACTGGATGAACAGTTTACCCTCCTTTATCATCAGGTACCGCTCA
TGCAGGAGCTTCAGTAGATTTAGCTATTTTTTCTCTTCATTTAGCAGGTATTTCTTCTATT
CTAGGAGCTGTAAATTTTATTACAACTGTAATTAATATACGATCAACTGGTATTACCTTAG
ATCGTATACCTTTATTTGTTTGATCAGTAATTATTACAGCTATTTTATTACTTTTATCTTTAC
CAGTTTTAGCTGGAGCTATTACTATATTATTAACAGATCGTAATTTAAATACTTCATTTTTT
GATCCAATTGGGGGAGGAGACCCTATTTTATACCAACATTTATTTGATTTTTTGGC

（6）双色蓝带蚊 *Ur. bicolor*（Leicester，1908）

国内分布：海南、广西、贵州、云南、四川。

国外分布：越南、柬埔寨、泰国、马来西亚、印度尼西亚、菲律宾、斯里兰卡、印度。

CO Ⅰ 参考序列：BIN（Cluster ID），ADS4956；长度，660 bp。

GATCTGGAATAGTTGGAACTTCTTTAAGTCTATTAATTCGTATTGAATTAAGTCAAC
CAGGAGTATTTATTGGAAATGACCAAATTTATAATGTTATTGTAACAGCCCATGCTTTTA
TTATAATTTTTTTTATAGTAATACCTATTATAATTGGAGGGTTTGGAAATTGATTAGTTCC
CTTAATATTAGGAGCTCCAGATATAGCCTTCCCCCGAATAAATAATATAAGATTTTGATTA
CTTCCTCCTTCATTAACTCTTCTTCTTTCTAGAAGAATAGTAGAAAATGGGGCAGGAAC
CGGATGAACAGTTTACCCTCCTCTCTCTTCTAGTACTGCTCATGCTGGGGCATCTGTAGA
TCTTGCTATTTTTTCATTACATTTAGCAGGAATTTCTTCAATTTTAGGGGCAGTAAATTTT
ATTACAACAGTAATTAATATACGATCAAATGGAATTACCCTTGATCGTATACCCCTTTTG
TTTGATCTGTAATTATTACTGCAATTTTATTATTACTTTCTCTTCCAGTATTAGCAGGAGCT
ATTACTATATTACTTACAGACCGAAATTTAAATACTTCATTTTTTGACCCAATTGGAGGA
GGAGACCCAATTCTATATCAACATTTATTTTGATTTTTTGGTCACCCTGAAGTTTAAA

7. 巨蚊属 Genus *Toxorhynchites* Theobald，1901

（1）紫腹巨蚊 *Tx. gravelyi*（Edwards，1921）

国内分布：福建、四川、贵州、云南。

国外分布：印度、泰国。

CO Ⅰ 参考序列：BIN（Cluster ID），ADT4174；长度，662 bp。

TTTTGGAGCATGGGCTGGAATAATTGGAACCTCTTTAAGTATTTTAGTTCGAGCTGAATTAAGACAACCAGGAATATTTATTGGTAATGATCAAATTTATAATGTAATTGTAACTGCTCATGCATTTGTAATAATTTTTTTTATAGTTATGCCTATCATAATTGGAGGGTTTGGAAATTGACTAGTCCCATTAATATTAGGAGCCCCTGATATAGCCTTCCCTCGAATAAATAATATAAGTTTCTGATTACTTCCTCCTTCAATCACTCTCCTCCTTTCTAGAAGTATAGTAGAAAATGGGTCAGGTACAGGATGAACTGTTTATCCCCCTCTTTCTTCTAATATTGCTCATAATGGAGCCTCTGTAGATTTAACTATTTTTCTCTACACCTAGCAGGAATTTCTTCTATTTTAGGAGCAGTAAATTTTATTACAACAATTATTAACATACGATCTGAAGGAATTTCATTAGATCGAATACCTTTATTTGTTTGATCTGTTATTATTACAGCTATTCTTCTTTTATTATCTCTCCCTGTACTAGCAGGAGCAATTACTATACTCTTAACAGATCGTAATTTAAATACTTCATTCTTTGACCCAATTGGAGGAGGAGACCCAATTTTATATCAACATTTATTTTGATTTTTTGGTCACCGA

（2）黄边巨蚊 *Tx. edwardsi*（Barraud，1924）

国内分布：安徽、湖北、云南、四川、贵州。

国外分布：印度。

CO Ⅰ 参考序列：BIN（Cluster ID），ADV7656；长度，678 bp。

TTTTATTTTTGGGAGCATGAGCTGGAATAATTGGAACTTCTTTAAGAATTTTAATTCGTATAGAATTAAGTCAACCAGGAATATTTATTGGAAATGATCAAATTTATAATGTTATTGTAACTGCTCATGCTTTTGTAATAATTTTTTTTATAGTTATACCTATTATAATTGGAGGATTTGGAAATTGATTAGTACCCCTTATATTAGGAGCTCCTGATATAGCATTCCCTCGAATAAATAATATAAGATTTTGACTTTTACCTCCATCAATTACTCTTCTTCTTTCAAGAAGAATAGTAGAAAATGGGTCAGGGACAGGATGAACGGTTTATCCACCCTTATCTTCTAATATTGCTCATAATGGATCATCAGTTGATTTAACTATTTTTCTTTACATTTAGCAGGAATTTCTTCTATTTTAGGAGCAATTAATTTTATTACTACTATTATTAATATACGATCAAAGGGAATTACATTAGATCGAATACCTTTATTTGTTTGATCTGTTATTATTACAGCTATTCTTCTCCTTTTATCTCTTCCTGTTTTAGCAGGAGCTATTACTATACTTCTTACAGATCGTAATTTAAATACTTCATTTTTTGACCCAATTGGAGGAGGAGACCCAATTTTATACCAACATTTATTTTGATTTTTTGGTCACCCTGGAAGTTTAA

（3）金毛巨蚊 *Tx. aurifluus*（Edwards，1921）

国内分布：台湾、湖北、海南。

国外分布：未见报道。

CO Ⅰ 参考序列：GenBank 登录号，JQ728204；长度，670 bp。

CTTTGGAGCATGAGCTGGATAATTGGAACTTCTTTAAGAATTTTAATTCGTATAGAATTAAGTCAACCAGGAATATTTATTGGAAATGATCAAATTTATAATGTTATTGTAACTGCTCATGCTTTTGTAATAATTTTTTTTATAGTTATACCTATTATAATTGGAGGATTTGGAAAT

TGATTAGTACCCCTTATATTAGGAGCTCCTGATATAGCATTCCCTCGAATAAATAATATAA
GATTTTGACTTTTACCTCCATCAATTACTCTCCTTCTTTCAAGAAGAATAGTAGAAAATG
GGTCAGGAACAGGATGAACGGTTTATCCCCCTTATCTTCTAATATTGCTCATAATGGAT
CATCAGTTGATTTAACTATTTTTTCTTTACATTAGCAGGAATTTCTTCTATTTTAGGAGC
AATTAATTTTATTACTACTATTATTAATATACGATCAAAGGGAATTACATTAGATCGAATAC
CTTTATTTGTTTGATCTGTTATTATTACAGCTATTCTTCTTCTTTATCTCTTCCTGTTTTAG
CCGGAGCTATTACTATACTTCTTACAGATCGTAATTTAAATACTTCATTTTTTGACCCAAT
TGGAGGAGGAGACCCAATTTTATACCAACATTTATTTTGATTTTTTGGTCACTGGGAAG
GTTTAA

（4）华丽巨蚊 *Tx. splendens*（Wiedemann，1819）

国内分布：安徽、广东、海南、广西、贵州、云南、香港。

国外分布：东洋界、南太平洋群岛。

CO Ⅰ参考序列：BIN（Cluster ID），AAC7483；长度，639 bp。

GGAGCATGAGCAGGAATAATTGGAACTTCACTAAGAATTTAGTACGAACAGAAT
TAAGTCAACCAGGAATATTCATTGGAAATGATCAAATTTATAATGTAATTGTAACTGCTC
ATGCATTTGTAATAATTTTTTTATAGTTATACCTATTATAATTGGAGGATTTGGAAATTGA
TTAGTACCTTTAATATTAGGAGCACCTGATATAGCTTTTCCTCGAATAAATAATATAAGTT
TTTGACTTTTACCTCCTTCTATTACCCTTCTTCTTTCAAGATCTATAGTTGAAAATGGAG
CTGGAACCGGTTGAACAGTTTATCCCCCATTATCCTCTAATATTGCTCATAATGGATCTTC
AGTAGATCTAACTATTTTTTCCTTACATTAGCAGGTATTTCTTCTATTCTTGGAGCAATT
AATTTTATTACAACTATTATTAATATACGATCAGAAGGAATTTCTCTAGATCGTATACCTTT
ATTCGTTTGATCAGTAATTATTACTGCTATTCTTCTTTTATTATCTCTTCCTGTTTTAGCAG
GAGCTATTACTATACTTCTTACCGATCGTAATTTAAATACTTCATTTTTTGACCCTATTGG
AGGAGGAGATCCTATTTTATACCAACATTTATTT

（5）肯普巨蚊 *Tx. kempi*（Edwards，1921）

国内分布：云南。

国外分布：印度、印度尼西亚、越南、老挝、柬埔寨。

CO Ⅰ参考序列：GenBank 登录号，JQ728329；长度，675 bp。

GCATACTATTTGGACTGACTGGAATAATTGGGACTTCTTTAAGTATCCTAATTCGA
ACTGAATTAAGTCAACCAGGAATATTTATTGGGAATGACCAAATTTATAATGTAATTGTC
ACTGCTCATGCATTTGTAATAATTTTTTTCATAGTTATACCTATCATAATTGGAGGATTCG
GAAACTGATTAGTACCATTAATATTAGGGGCTCCTGATATAGCTTTTCCTCGAATAAATA
ATATAAGTTTTTGATTATTACCCCCTTCTATTACTCCTCCTTTCTAGAAGTATAGTAGA
AAATGGGTCAGGTACAGGATGAACTGTTTACCCCCCCCTTTCATCTAATATTGCTCATAA
TGGTTCTTCAGTAGACTAACTATTTTTTCTTTACATTAGCAGGAATTTCATCTATTTTA
GGAGCAGTTAATTTTATTACAACAGTGATTAATATACGTTCTGAAGGAATTTCATTAGAT

CGAATACCTTTATTTGTTTGATCAGTTGTTATTACAGCTATTCTTCTTTTATTATCTCTTCC
TGTTTTAGCAGGAGCAATTACTATACTTTTAACAGATCGTAATTTAAATACTTCATTTTTT
GATCCTATCGGAGGAGGAGACCCAATCCTATATCAACATTTATTTTGATTTTTTGGTCAC
CTGGAAAGTTAAA

8. 杵蚊属 Genus *Tripteroides* Giles，1904

（1）蛛形杵蚊 *Tr. aranoides*（Theobald，1901）

国内分布：海南、广西、四川、贵州、云南。

国外分布：缅甸、印度、新加坡。

CO Ⅰ参考序列：BIN（Cluster ID），ADU4225；长度，661 bp。

CATTTTTGGAGCTTGATCTGGAATAGTCGGGACGTCTTTAAGAATTTTAATTCGTA
CTGAATTAAGACATCCTGGCGCTTTTATTGGAAATGACCAAATTTATAACGTAATTGTTA
CAGCTCACGCATTCATTATAATTTTTTTTATAGTTATACCTATTATAATTGGAGGGTTTGG
GAATTGATTAGTCCCTCTTATACTAGGAGCCCCAGATATAGCTTTCCCTCGAATAAATAA
TATAAGTTTTTGAATACTTCCTCCTTCTTTAACCCTCCTCCTTTCAGGAAGTATAGTTGA
AAATGGGGCAGGAACCGGGTGAACAGTATACCCCCCTCTTTCTTCAGGTACAGCCCAT
GCTGGCGCTTCTGTAGATTTATCTATTTTTCTTTACATCTAGCCGGAATTTCTTCAATTT
TAGGAGCAGTAAATTTTATTACTACAGTAATTAATATACGAGCCACAGGAATTACATTAG
ACCGAATACCTTTATTTGTATGATCAGTTGTAATTACTGCTGTTCTTCTTCTTTTATCATT
ACCTGTTTTAGCAGGAGCTATTACCATATTATTAACTGATCGAAACTTAAATACTTCATTT
TTCGACCCAATTGGAGGAGGAGACCCTATTTTATACCAACACCTATTTTGATTTTTTGGT
CAC

（2）毛跗杵蚊 *Tr. tarsalis* Delfinado et Hodges，1968

国内分布：云南。

国外分布：马来西亚、泰国。

CO Ⅰ参考序列：BIN（Cluster ID），ADU4062；长度，673 bp。

ATTTTTGGAGCCTGATCGGGAATAGTAGGAACTTCTTTAAGAATTTTAATTCGAAC
TGAATTAAGCCACCCCGGAGCTTTCATTGGAAATGATCAAATTTATAATGTTATTGTAA
CTGCTCATGCTTTTATTATAATTTTTTTTATAGTAATACCTATTATAATTGGAGGATTTGGA
AATTGATTAGTCCCATTAATATTAGGAGCCCCTGATATAGCTTTCCCTCGAATAAATAAT
ATAAGTTTTTGAATACTACCTCCTTCTCTTACCCTTCTTCTTTCTGGAAGTATAGTAGAA
AATGGGGCTGGAACAGGATGAACCGTTTATCCCCCTCTTTCATCAGGAACTGCTCATG
CAGGAGCTTCCGTCGATCTATCTATTTTTCTCTTCATTTAGCAGGTATCTCATCAATTTT
AGGGGCTGTAAATTTTATTACAACAGTAATTAATATGCGATCAACTGGGATTACTCTTGA
TCGTATACCTCTATTTGTTTGATCTGTTGTTATTACTGCAATCTTGCTTTTATTATCTTTAC
CTGTACTTGCAGGGGCTATTACCATATTATTAACTGACCGAAACTTAATACATCCTTTT
TTGACCCAATTGGAGGAGGAGACCCAATTTTATACCAACATTATTCTGATTTTTTGGTC

ACCTTGAAAGTTTAA

（3）似同杵蚊 *Tr. similis*（Leicester，1908）

国内分布：江西、福建、贵州。

国外分布：印度、印度尼西亚、马来西亚、泰国。

CO Ⅰ参考序列：BIN（Cluster ID），ADU6746；长度，654 bp。

TTTGGTCTTGATCCGGAATAGTAGGAACTTCTTTAAGAATTTTAATTCGAACTGAATTAAGACACCCTGGAGCTTTTATTGGTAATGACCAAATCTATAATGTAATTGTAACAGCTCATGCTTTTATTATAATTTTTTTTATAGTTATACCTATTATAATTGGAGGATTCGGAAACTGATTAGTTCCTTTAATATTAGGAGCCCCAGATATAGCTTTTCCCCGAATAAATAATATAAGTTTTTGAATACTTCCCCCCTCTCTTACACTCTTACTCTCAGGGAGCATAGTAGAAAATGGGGCAGGAACTGGTTGAACTGTTTACCCTCCTCTTTCATCAGGAACTGCCCATGCTGGGGCATCTGTTGATTTATCTATTTTTTCTCTTCATTTAGCTGGTATTTCTTCAATTTTAGGAGCAGTAAATTTTATTACTACAGTAATTAATATACGAGCAACAGGAATTACTTTAGACCGAATACCCCTATTTGTGTGATCTGTAGTAATTACTGCTATTTTACTCCTTTTATCCCTACCTGTATTAGCTGGGGCAATTACTATATTATTAACTGACCGAAATTTAAATACTTCTTTTTTTGACCCAATTGGAGGGGGAGACCCAATCCTATACCAACATTTATTTTGATTTTTTGGCC

9. 钩蚊属 Genus *Malaya* Leicester，1908

（1）灰唇钩蚊 *Ml. jacobsoni* Edwards，1930

国内分布：云南、台湾、广西。

国外分布：印度、越南、泰国、马来西亚、印度尼西亚。

CO Ⅰ参考序列：BIN（Cluster ID），ADT3218；长度，648 bp。

GAATAGTTGGTACTTCTTTGAGAATTTTAATTCGTACTGAATTAAGTCATCCTGGAGCTTTTATTGGAAATGATCAAATTTATAATGTAATTGTTACTGCTCACGCTTTTATTATAATTTTTTTTATAGTAATACCTATTATAATTGGAGGATTTGGAAATTGATTAGTTCCCTTAATATTAGGTGCACCTGATATAGCTTTTCCTCGAATAAATAATATAAGCTTTTGAATACTCCCACCTTCTTTAATATTATTATTGTCAGGTAGTATAGTAGAAAATGGAGCTGGAACAGGATGAACAGTTTATCCACCTCTCTCTTCTAATAATGCTCATGCAGGAGCTTCTGTTGATTTATCTATTTTTTCTCTTCACTTAGCTGGAATTTCCTCTATTTTAGGAGCTGTTAATTTTATTACAACAGTAATTAATATACGATCTTCTGGGATCACTCTAGACCGAATACCATTGTTTGTTTGATCTGTAGTAATTACTGCTTTACTTCTCTTATTATCTTTACCTGTATTAGCAGGAGCTATTACTATATTATTAACAGATCGTAATTTTAATACTTCATTCTTTGATCCTATTGGAGGAGGAGACCCTATTCTTTATCAACATTTATTTTGATTTTTTGGTCACCTGGAAGTT

（2）肘喙钩蚊 *Ml. genurostris* Leicester，1908

国内分布：湖南、福建、台湾、广东、海南、广西、云南、西藏。

国外分布：马来西亚、印度、斯里兰卡、缅甸、泰国、马尔代夫群岛、印度尼西亚、新加坡、菲律宾、日本、澳大利亚、巴布亚新几内亚。

CO Ⅰ 参考序列：BIN（Cluster ID），AAJ1297；长度，666 bp。

TTATTTTGGTGCTTGATCTGGAATAGTAGGAACATCTTTAAGAATTTTAATTCGTACAGAATTAAGTCATCCAGGAGCATTTATTGGAAATGACCAAATTTATAATGTAATTGTTACTGCTCATGCTTTTATTATAATTTTTTTATAGTAATACCTATTATAATTGGAGGATTTGGAAATTGATTAGTTCCTTTAATATTAGGTGCCCCTGATATAGCTTTCCCTCGAATAAATAATATAAGTTTTTGAATACTTCCCCCTTCTTTAATATTATTATTATCAGGAAGAATAGTAGAAAACGGTGCTGGGACTGGATGAACTGTATACCCCCCTTTATCTTCAGGAAATGCTCATGCTGGGGCTTCTGTTGATTTATCTATTTTTTCTTTACATTTAGCAGGAATTTCATCTATTTTAGGAGCTGTAAATTTTATTACTACAGTAATTAATATACGTTCAGCAGGAATTACTCTAGATCGAATACCCCTATTTGTTTGATCTGTTGTTATTACAGCTTATTACTTTTATTATCATTACCTGTATTAGCAGGAGCAATTACAATATTATTAACAGATCGAAATTTTAACACTTCATTTTTTGACCCAATTGGAGGAGGTGACCCTATTCTTTATCAACATTTATTTTGATTTTTTGGTCACCGGG

10. 轲蚊属 Genus *Coquillettidia* Dyar，1905

（1）粗腿轲蚊 *Cq. crassipes*（van der Wulp，1881）

国内分布：海南、云南、香港。

国外分布：印度、缅甸、印度尼西亚、菲律宾、马来西亚、泰国、斯里兰卡、日本，大洋洲部分地区。

CO Ⅰ 参考序列：BIN（Cluster ID），AAU6779；长度，660 bp。

ATTAGGAGCCCCTGATATAGCATTTCCTCGAATAAATAATATAAGATTTTGAATACTTCCTCCTTCATTAACTCTTCTTCTTTCAGGGGGTTTAGTTGAAAACGGGGCTGGGACAGGATGAACTGTTTATCCTCCTTTATCATCAGGAACAGCTCATGCTGGTGCTTCCGTAGACCTATCCATTTTTTCCTTACACTTAGCAGGAATTTCTTCTATTTTAGGGGCTGTAAATTTTATTACAACAGTAATTAATATACGAACATCAGGAATTACCTTAGACCGATTACCTTTATTTGTTTGATCAGTTGTAATTACAGCAGTACTTTTACTTCTATCATTACCTGTTTTAGCTGGGGCTATTACAATACTTTTAACAGATCGAAACTTAAATACTTCTTTTTTTGACCCAACAGGAGGGGGAGACCCAATTTTATACCAACATTTATTTTGATTTTTTGGTCATCCCGAAGTTTATATTTTAATTTTACCAGGATTTGGAATAATTTCTCATATTATTACTCAAGAAAGAGGAAAAAGGAGACATTTGGAACCTTAGGAATAATTTATGCTATATTATCAATTGGGTTATTAGGATTATTGTATGAGCCCATCATATATTTACAGTTGGTATAGACGTAGATACTCGAGCTTATTTTAC

（2）环跗轲蚊 *Cq. richiardii*（Ficlbi，1889）

国内分布：宁夏、新疆。

国外分布：欧洲东部至西伯利亚西部。

CO Ⅰ 参考序列：BIN（Cluster ID），AAS0072；长度，658 bp。

TACATTATATTTTATTTTTGGAGCTTGATCTGGAATAGTTGGGACTTCTTTAAGTATTCTTATTCGAGCAGAATTAAGTCAACCTGGGATTTTTATTGGAAATGACCAAATTTATAAT

GTTATTGTAACAGCTCATGCTTTTATTATAATTTTTTTTATAGTTATACCTATTATAATTGGA
GGATTTGGTAATTGATTAGTCCCTTTAATATTAGGAGCTCCTGATATAGCCTTTCCTCGAA
TAAATAATATAAGATTTTGAATACTTCCCCCTTCATTAACCCTTCTTCTTTCCGGGGGTAT
AGTGGAAAGCGGGGCTGGTACTGGATGAACTGTTTATCCCCACTTTCCTCTGGCACA
GCTCACGCAGGAGCATCTGTAGATCTCTATTTTTCTCTTCATTTAGCGGGAATTTCT
TCTATTTTAGGAGCAGTAAATTTTATTACTACAGTGATTAATATACGAACTTCAGGAATTA
CTTTAGATCGTTTACCATTATTTGTTTGATCAGTAGTAATTACAGCAGTTCTATTACTCCT
TTCTCTCCCAGTCCTTGCTGGAGCAATTACTATACTTTTAACTGATCGAAATTTAAATAC
TTCTTTCTTTGACCCAACAGGAGGAGGAGACCCTATCTTATACCAACATTTATTT

11. 脉毛蚊属 Genus *Culiseta* Felt，1904

（1）日本脉毛蚊 *Cs. nipponica* LaCasse et Yamaguti，1950

国内分布：黑龙江、吉林、内蒙古、宁夏。

国外分布：俄罗斯、朝鲜半岛、日本。

COⅠ参考序列：BIN（Cluster ID），AAJ7123；长度，652 bp。

ATTTGGACTGAGCTGGAATAGTTGGAACTTCTTTAAGTTTATTAATTCGAGCTGAA
TTAAGCCAACCAGGAATATTTATTGGAAATGATCAAATTTATAATGTAATTGTTACAGCT
CATGCTTTTATTATAATTTTTTTTATAGTAATACCTATTATAATTGGAGGATTTGGTAATTG
ATTAGTACCTCTTATACTAGGAGCTCCTGATATAGCTTTCCCTCGAATAAATAATATAAGT
TTTTGAATACTACCTCCTTCATTGACCCTACTCCTTAGAAGAAGTATAGTGGAAAATGG
ATCAGGAACTGGATGAACAGTTTATCCCCCTTTATCATCTGGAACAGCTCATGCTGGAG
CATCTGTTGATTAACTATTTTTCTCTTCATTTAGCAGGAATTTCATCTATTTTAGGAGC
AGTAAATTTTATTACTACAGTAATTAATATACGATCTTCTGGAATTACTTTAGATCGAATA
CCTTTATTTGTGTGATCTGTTGTAATTACAGCAGTATTACTTTTATTATCTTTACCAGTATT
AGCAGGTGCTATTACTATATTATTAACTGATCGAAATTTAAATACATCATTCTTTGACCCT
ATTGGTGGAGGAGACCCAATTCTTTATCAACATCTATTTTGATTTTTGGC

（2）环跗脉毛蚊 *Cs. annulata*（Schrank，1776）

国内分布：新疆。

国外分布：俄罗斯，西欧、地中海沿岸国家、北非、南至撒哈拉布绿洲、亚洲西南。

COⅠ参考序列：BIN（Cluster ID），AAD6954；长度，658 bp。

TACTTTATATTTTATTTTTGGAGCTTGAGCTGGAATAGTAGGAACTTCTTTAAGTTTA
CTAATTCGAGCTGAATTAAGTCAACCTGGAATATTTATTGGAAATGATCAAATTTATAAT
GTGATTGTTACTGCCCATGCATTTATTATAATTTTTTTTATAGTTATACCTATTATAATTGGA
GGATTTGGAAATTGATTAGTCCCTCTTATATTAGGAGCCCCTGATATAGCTTTCCCTCGAA
TAAATAATATAAGTTTTTGAATACTTCCACCTTCATTAACACTACTGCTTTCTAGAAGTAT
AGTTGAAAATGGGTCTGGGACAGGATGAACTGTTTATCCCCCTCTTTCGTCTGGAACAG
CTCATGCCGGAGCTTCTGTCGACTTAACAATTTTTTCCCTTCATTAGCTGGAGTATCTT

CTATTTTAGGAGCAGTAAATTTTATTACAACTGTAATTAATATACGATCAGCTGGTATTAC
TCTAGATCGAATACCTTTATTTGTTTGATCTGTTGTTATTACAGCTGTTCTTCTTTTATTAT
CTTTACCCGTTTTAGCAGGAGCTATTACAATATTATTAACTGATCGAAATTTAAATACTTC
ATTTTTTGATCCAATTGGAGGAGGAGACCCAATTCTTTATCAACATTTATTT

12. 曼蚊属 Genus *Mansonia* Blanchard，1901

常型曼蚊 *Ma. uniformis*（Theobald，1901）

国内分布：全国各地（黑龙江、吉林、辽宁、内蒙古、宁夏、青海、新疆、贵州、西藏除外）。

国外分布：埃塞俄比亚、日本，东洋区和澳洲区、东到俾斯麦群岛。

CO Ⅰ 参考序列：BIN（Cluster ID），AAB7890；长度，658 bp。

AACCCTATATTTTATTTTCGGAGCATGATCTGGAATAATTGGAACTTCTTTAAGAATT
TTAATTCGAATAGAATTAAGTCAACCAGGAGTTTTCATTGGAAATGACCAAATTTATAAT
GTTATTGTAACAGCTCATGCATTTATTATAATTTTTTTTATAGTTATACCTATTATAATTGGA
GGATTCGGAAACTGATTAGTTCCATTAATATTAGGAGCTCCTGATATAGCATTTCCTCGA
ATAAATAATATAAGATTTTGACTTTTACCTCCATCATTAACATTATTAATTTCAGGAGGAA
TAGTAGAAAATGGAGCTGGAACTGGATGAACAGTTTATCCTCCTTTATCAGCTAATACA
GCTCATACTGGAGCATCCGTTGATTTAACAATTTTTTCTTTACATTAGCCGGAATTTCTT
CAATTTTAGGAGCAGTAAATTTTATTACTACTGTTATTAATATACGATCTTCAGGAATTAC
TTTAGATCGAATACCTTTATTTGTTTGATCTGTAGTAATTACAGCAATTCTATTACTTCTTT
CTCTTCCTGTTTTAGCTGGAGCTATTACTATACTTTTAACTGATCGTAATTTAAATACATC
ATTCTTTGACCCTATAGGAGGAGGAGACCCTATTCTTTATCAACATTTATTC

13. 小蚊属 Genus *Mimomyia* Theobald，1903

吕宋小蚊 *Mi. luzonensis*（Ludlow，1905）

国内分布：福建、海南、贵州、云南、江苏、湖南、广东、西藏。

国外分布：印度尼西亚、马来西亚、菲律宾、新加坡、泰国、越南、斯里兰卡、日本。

CO Ⅰ 参考序列：BIN（Cluster ID），ACW5168；长度，664 bp。

GACATGAGCTGGAATATTAGGAACATCATTAAGTATTTTAATTCGAACAGAATTAA
GTCACCCAGGAATGTTTATTGGAAATGACCAAATTTATAATGTAATTGTTACTGCTCATG
CATTTATTATAATTTTTTTTATAGTTATACCTATTATAATTGGAGGATTTGGAAATTGATTA
GTCCCTTTAATATTAGGAGCACCAGATATAGCTTTCCCTCGAATAAATAATATAAGATTC
TGAATATTACCTCCTTCTCTTACTCTTCTTCTCTCAAGAAGTATAGTAGAAAATGGAGCA
GGAACTGGATGAACTGTATACCCCCCTCTTTCTTCAGGAACTGCTCATGCTGGAGCTTC
AGTTGATTTAGCAATTTTCTCTTTACATTAGCTGGTATTTCTTCTATTTTAGGAGCTGTA
AATTTTATTACTACAGTAATTAATATACGATCTACTGGTATTACATTAGATCGTATACCTCT
ATTCGTATGATCAGTTGTTATTACTGCTATTTTATTATTATTATCTTTACCAGTATTAGCCGG
TGCTATTACTATATTAACAGCGAAATTTAAATACTTCATTCTTTGACCCAATTGGA
GGAGGAGATCCTATTCTTTATCAACATTTATTTTGATTTTTTGGTCACCTGGGAAGTTTA

14. 直脚蚊属 Genus *Orthopodomyia* Theobald，1904

类按直脚蚊 *Or. anopheloides*（Giles，1903）

国内分布：江苏、浙江、安徽、福建、江西、河南、湖北、湖南、广西、海南、四川、贵州、云南、台湾。

国外分布：印度尼西亚、马来西亚、日本、泰国、越南。

CO Ⅰ 参考序列：BIN（Cluster ID），AAW9540；长度，657 bp。

TTTTGGACTTGAGCAGGAATAGTAGGAACATCTTTAAGAGTATTAATTCGAATAG
AATTAAGTCATCCTGATACATTTATTGGAAATGATCAAATTTATAATGTTATTGTTACAGC
ACATGCATTTATTATAATTTTCTTTATAGTTATACCAATTATAATTGGAGGATTTGGAAAT
TGACTAGTACCCCTAATACTAGGAGCTCCAGATATAGCCTTTCCTCGAATAAATAATATA
AGTTTTTGATTACTTCCCCCTTCATTTACTCTTCTTTTATCAAGAGGAATAGTAGAAAGA
GGAGCAGGAACAGGTTGAACAGTATACCCCCCTCTTTCTGCAGAAAGAGCCCATGCT
GGAGCATCTGTAGATCTAACCATTTTTTCCCTTCATTTAGCTGGAATTTCTTCTATTTTAG
GAGCTGTAAATTTTATTACTACAATTATTAACATACGATCTTCAGGAATTACATTAGATC
GAATACCTCTATTTGTATGATCTGTAATCATTACTGCAATTCTACTTTTACTTTCATTACC
TGTATTAGCTGGAGCAATTACTATATTATTAACAGATCGAAATTTAAATACATCATTTTTT
GACCCAATTGGAGGAGGAGACCCAATTTTATACCAACATCTATTTTGATTTTTTGGTCA

15. 局限蚊属 Genus *Topomyia* Leicester，1908

胡氏局限蚊 *To. houghtoni* Feng，1941

国内分布：广西、四川、贵州、云南、西藏。

国外分布：马来西亚。

CO Ⅰ 参考序列：BIN（Cluster ID），ADU8899；长度，658 bp。

TTTTGGTTCTTGATCTGGAATAGTAGGAACATCCTTAAGTATTTTAATCCGAACTGA
ATTAAGTCATCCAGGAGCCTTTATTGGTAATGATCAAATTTATAATGTTATTGTTACAGCT
CATGCTTTTATCATAATTTTTTTATAGTTATACCTATTATAATTGGAGGATTTGGAAATTG
ATTAGTACCTTTAATATTAGGAGCACCTGATATAGCTTTTCCTCGAATAAATAATATAAGT
TTCTGAATATTACCTCCTTCTTTAATATTATTATTATCTGGTAGTATAGTAGAAAACGGGG
CTGGTACAGGTTGAACTGTTTATCCCCCTTTATCTTCTTTAAATGCTCATGCTGGAGCTT
CTGTTGATTTATCAATTTTTTCTCTTCATTTAGCTGGGATTTCTTCTATTTTAGGAGCTGTA
AATTTTATTACTACAGTAATTAATATACGTTCTTCCGGAATTACTCTTGATCGTATACCTTT
ATTTGTCTGATCAGTAGTAATTACTGCTTTATTATTATTATCTTTACCTGTATTAGCAG
GAGCTATTACTATATTATTAACTGATCGAAATTTTAATACTTCCTTCTTTGATCCAATCGG
AGGAGGAGACCCAATTTTATACCAACATTTATTTTGATTTTTTGGCCC

二、常见基因片段重建蚊科系统发育

分子系统学是指通过对生物大分子（蛋白质、核酸等）的结构、功能等的进化研究，来阐明生物各类群间的谱系发生关系。在分子水平上对生物进行遗传多样性、分类、系统发育和进化等方面的研究，其研究结果对于保护生物多样性、揭示生物进化历程及机制具有十分重要的意义。对于会传播疾病的蚊虫而言，要想完全理解导致蚊虫成为疾病媒介的进化历程，只能通过研究不同等级阶元的各种蚊虫媒介和非媒介的相似种之间及内部的系统发生关系而获得。

遗传趋向造就系统发生，完整的遗传分析将为描绘该趋向提供充足的数据。相对于经典的形态系统分类研究，由于生物大分子本身就是遗传信息的载体，含有庞大的信息量，且趋同效应弱，因而其结论更具可比性和客观性。总的说来，迄今分子系统学的研究所获得的生物类群间亲缘关系的结果，大多都和经典的形态系统树相吻合。但是，在一些生物进化谱系不明或模糊的关键环节上，它得出的结果却往往和形态系统学的推测大相径庭。

单系群：一个分类单元，其中的所有物种只有一个共同的祖先，而且它们就是该祖先的所有后代。

并系群：一个生物类群，此类群中的成员皆拥有共同祖先，但该群中并不包含此共同祖先的所有后代。

多系群：一个分类群当中的成员在演化树上分别位于相隔着其他分支的分支上，即该分类群并不包含其所有成员的最近共同祖先。

本章列举一些利用不同基因标记对蚊科各阶元的分析结果。

（一）蚊科

1. **线粒体全长** 经过多重序列比对后，根据 CO Ⅰ 基因 12 606bp 片段中的序列变异重建系统发育。通过模型筛选，发现 GTR+I+G 模型是最大似然法和贝叶斯法分析的最优模型。用 Shimodair-Hasegawa 检验了最大简约树、最大似然树和贝叶斯树的拓扑结构，结果表明，贝叶斯树具有最合适的拓扑结构。

系统发育分析确认了以下分类群的单系性：*Nysorhynchus* 亚属、塞蚊亚属、*Anopheles albitarsis* 复合组、冈比亚按蚊复合组和 *Anopheles punctulatus* 种团。并确定了以下种群间的亲缘关系：*Kerteszia* 亚属 + *Nyssorhynchus* 亚属，*Anophelesfunestus* 种团 + *Anopheles Neocellia* 系；*Anopheleschristyi* 与冈比亚按蚊复合组的亲缘关系较近，*Haemagogus* 属与伊蚊属近缘；而伊蚊属并不是单系群（图 5-1，表 5-2）。

2. **线粒体多基因标记联合分析** 该研究采用 CO Ⅰ +CO Ⅱ +Cytb 三条线粒体基因片段，对我国蚊科主要蚊种进行系统发育分析，GTR+Ⅰ+G 为最佳核苷酸替代模型（图 5-2）。该研究得到的主要结果如下。

（1）各属属内的聚类结果与形态数据基本吻合。将我国蚊科分为两大并系群：按蚊属和除按蚊属以外的其他蚊虫，揭示了巨蚊属并不是最原始的种类。

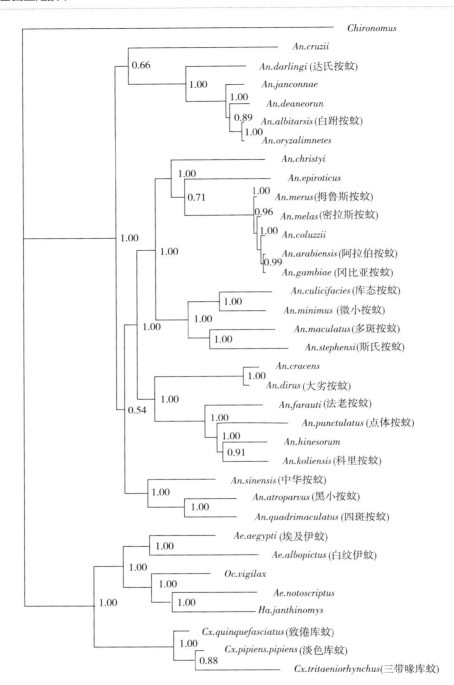

图 5-1 通过分析线粒体基因组序列重建 34 个蚊虫之间的进化关系

"Chironomus（***Chironomus tepperi***）"为外群。MrBayes 3.1 用于贝叶斯系统发育分析。BI 分析的最佳模型是 GTR+I+G, Modeltest3.7 基于 Akaike 信息准则（AIC）选择。MCMC 被允许运行 5 000 000 代，在 2 000 000 代的老化后每 5000 代取样一次。最终数据集包含 12 606bp

表 5-2　图 5-1 中蚊种中英文对照表

拉丁文名	中文名	拉丁文名	中文名
Anopheles minimus	微小按蚊	*Haemagogus janthinomys*	
Anopheles culicifacies	库态按蚊	*Ochlerotatus vigilax*	
Anopheles gambiae	冈比亚按蚊	*Aedes notoscriptus*	
Anopheles stephensi	斯氏按蚊	*Culex tritaeniorhynchus*	三带喙库蚊
Anopheles punctulatus	点体按蚊	*Aedes albopictus*	白纹伊蚊
Anopheles albitarsis	白跗按蚊	*Culex pipiens pipiens*	淡色库蚊
Anopheles darlingi	达氏按蚊	*Culex quinquefasciatus*	致倦库蚊
Anopheles dirus	大劣按蚊	*Aedes aegypti*	埃及伊蚊
Anopheles koliensis	科里按蚊	*Anopheles oryzalimnetes*	
Anopheles merus	拇鲁斯按蚊	*Anopheles janconnae*	
Anopheles melas	密拉斯按蚊	*Anopheles quadrimaculatus*	四斑按蚊
Anopheles maculatus	多斑按蚊	*Anopheles cracens*	
Anopheles epiroticus		*Anopheles deaneorum*	
Anopheles coluzzii		*Anopheles hinesorum*	
Anopheles christyi		*Anopheles farauti*	法老按蚊
Anopheles atroparvus	黑小按蚊	*Anopheles cruzii*	
Anopheles arabiensis	阿拉伯按蚊	*Anopheles sinensis*	中华按蚊
外群	*Chironomus tepperi*		

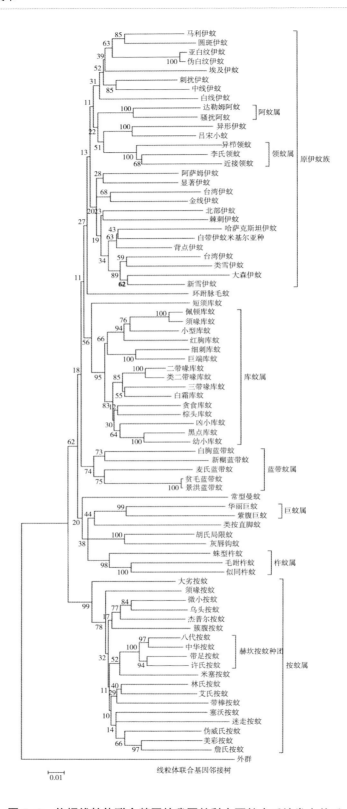

图 5-2 依据线粒体联合基因的我国蚊科主要蚊虫系统发育关系

（2）按蚊属的分子数据与形态数据完全吻合，按蚊亚属和塞蚊亚属为并系群。

（3）库蚊属中，分子数据支持库蚊亚属、绝大部分真黑蚊亚属和簇角蚊亚属、库状蚊亚属的聚类，将路蚊亚属和包蚊亚属归入库蚊亚属中，支持尖音库蚊复合组、拟态库蚊组的聚类。

（4）伊蚊属中，分子数据的结果比目前形态分类更为复杂，支持原伊蚊族的聚类，即包括目前的伊蚊属、领蚊属和阿蚊属。另外，支持伊状蚊亚属、部分覆蚊亚属、白纹伊蚊亚组、白雪伊蚊亚组、圆斑伊蚊亚组、金线伊蚊亚组和阿萨姆伊蚊组的聚类。

（5）支持煞蚊族的聚类。

（6）短须库蚊更多地与蓝带蚊聚类，而吕宋小蚊在不同分子标记下的进化关系不尽相同。

（二）按蚊亚科

1. **利用CO I 基因片段对按蚊亚科的系统发育进行分析** 此研究包含了92个蚊种的CO I 序列片段，来自按蚊属的5个亚属，包含17个种团和11个复合组（图5-3，表5-3）。

该项研究中，CO I 分析结果支持 *Kerteszia* 亚属的单系群地位。同时，赫坎按蚊种团、*Anopheles funestus* 亚组、*Anopheles maculipennis* 亚组、*Anopheles strodei* 亚组、须喙按蚊亚组、*Anopheles albitarsis* 复合组、*Anopheles nuneztovari* 复合组、冈比亚按蚊复合组均为单系群，散布在按蚊属内。而 *Nyssorhynchus* 亚属、按蚊亚属、塞蚊亚属和 *Stethomyia* 亚属并非为单系群。*Anopheles oswaldoi* 种团因为包含了 *Anopheles walkeri* 和 *Anopheles albitarsis* 复合组而成为并系群。

Anopheles oswaldoi 和 *Anopheles strodei* 亚组，以及 *Anopheles nuneztovari* 和 *Anopheles benarrochi* 复合组近缘，并且与 *Anopheles oswaldoi* 种团亲缘关系较近。*Anopheles albitarsis* 复合组和 *Anopheles oswaldoi* 种团近缘，并同时归于 *Nyssorhynchus* 亚属。赫坎按蚊种团中各蚊种，以及冈比亚按蚊复合组内部成员的亲缘关系印证了形态分类结果。

2. **28S-D2 和 D3 按蚊亚属和塞蚊亚属** 此研究包含了57条28S-D3序列（图5-4，表5-4）。总体而言，MP树的拓扑结构与形态分类更为接近。塞蚊亚属的所有样本聚集在一起。除了 Neomyzomyia 系外为单系群外，其他3个系均显示为并系群。例如，Neocellia 系的一个成员 *Anopheles ainshamsi* 和 Myzomyia 系的 *Anopheles funestus* 聚集到了 Pyretophorus 系中。另外，*Anopheles paltrinieri* 之前一直被认为是 Neocellia 系的成员，但在这里却聚集在 Myzomyia 系中。从树中得知，*Anopheles funestus* 种团的成员之间有很高的亲缘性；溪流按蚊 S、T、U，以及微小按蚊 C 聚集在一起，然而微小按蚊 A 和 E 聚集为另一支。尽管事实上大部分 Neocellia 系的成员聚在一起，但这一组的亲属关系仍然不清楚。在按蚊亚属中，*Anopheles barbirostris* 亚组和赫坎按蚊种团为单系群，并且有着较高的自展值。树图显示了按蚊亚属较塞蚊亚属原始，并且 Neomyzomyia 系与其他3系互为姐妹群关系。

28S-D2 片段的分析中包含了36个按蚊种类。最佳树显示见图5-5，表5-5，两个亚属及塞蚊亚属中4个系内部成员有高度的亲缘性，与形态分类最为接近。分子数据支持塞蚊亚属中4个系的单系群地位。树图结果显示溪流按蚊 S 与微小按蚊 A，以及溪流按蚊 T 和微小按蚊 C 的亲缘关系。另外，詹氏按蚊种团、须喙按蚊种团和赫坎按蚊种团，以及微小按蚊亚组、冈比亚按蚊复合组被支持为单系群。与 D3 数据一样，D2 数据证实了按蚊亚属相对于塞蚊亚属的原始地位。D2 数据同样支持 Neomyzomyia 系在塞蚊亚属中为最原始的类群，并支持同 Neocellia +（Myzomyia + Pyretophorus）的姐妹群地位。

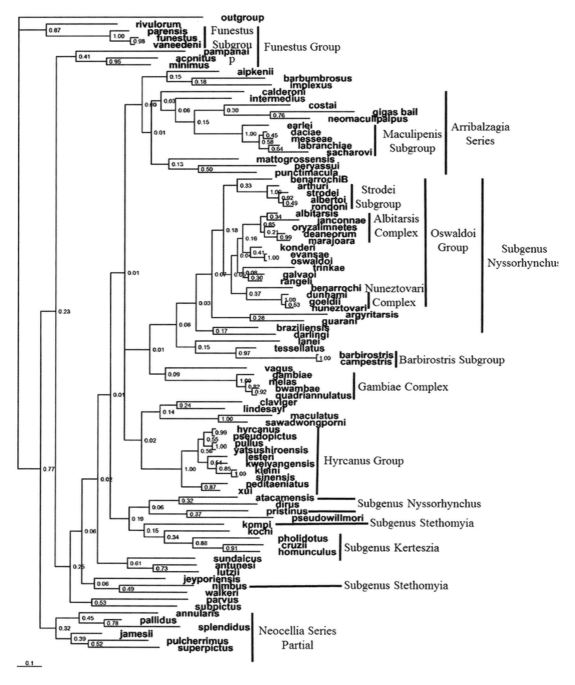

图 5-3　基于线粒体 CO Ⅰ基因片段的 92 个按蚊种类之间的系统发育关系

利用 MrBayes 3.1 软件进行贝叶斯系统发育分析。通过 Modeltest 3.7 软件，选择 TIM+I+G 为 BI 分析的最佳模型。MCMC 运行 5 000 000 代，2 000 000 代后每 5000 代取样一次

表 5-3　图 5-3 中蚊种中英文对照表

拉丁文名	中文名	拉丁文名	中文名
Anopheles claviger	带棒按蚊	*Anopheles jamesii*	詹氏按蚊
Anopheles aitkenii	艾氏按蚊	*Anopheles splendidus*	美彩按蚊
Anopheles gigas	巨型按蚊	*Anopheles pseudowillmori*	伪威氏按蚊
Anopheles lindesayi A	林氏按蚊 A	*Anopheles maculatus*	多斑按蚊
Anopheles lindesayi B	林氏按蚊 B	*Anopheles sawadwongporni*	赛沃按蚊
Anopheles lindesayi C	林氏按蚊 C	*Anopheles kochi*	腹簇按蚊
Anopheles japonicus	林氏按蚊日本亚种	*Anopheles dirus*	大劣按蚊
Anopheles walkeri	无中文翻译	*Anopheles tessellatus*	棋斑按蚊
Anopheles daciae	无中文翻译	*Anopheles vagus*	迷走按蚊
Anopheles labranchiae	羽斑按蚊	*Anopheles bwambae*	无中文翻译
Anopheles messeae	米赛按蚊	*Anopheles gambiae*	冈比亚按蚊
Anopheles sacharovi	萨氏按蚊	*Anopheles melas*	密拉斯按蚊
Anopheles earlei	无中文翻译	*Anopheles quadriannulatus*	四环按蚊
Anopheles calderoni	无中文翻译	*Anopheles subpictus*	浅色按蚊
Anopheles costai	无中文翻译	*Anopheles sundaicus*	圣代克按蚊
Anopheles intermedius	中间按蚊	*Anopheles dunhami*	无中文翻译
Anopheles mattogrossensis	无中文翻译	*Anopheles evansae*	无中文翻译
Anopheles neomaculipalpus	无中文翻译	*Anopheles galvaoi*	无中文翻译
Anopheles peryassui	无中文翻译	*Anopheles konderi*	无中文翻译
Anopheles punctimacula	点斑按蚊	*Anopheles oswaldoi*	无中文翻译
Anopheles implexus	无中文翻译	*Anopheles rangeli*	无中文翻译
Anopheles barbirostris	须喙按蚊	*Anopheles trinkae*	无中文翻译
Anopheles campestris	平原按蚊	*Anopheles goeldii*	无中文翻译
Anopheles barbumbrosus	须荫按蚊	*Anopheles nuneztovari*	纽氏按蚊
Anopheles hyrcanus	赫坎按蚊	*Anopheles albertoi*	无中文翻译
Anopheles kleini	克莱按蚊	*Anopheles arthuri*	无中文翻译
Anopheles kweiyangensis	贵阳按蚊	*Anopheles rondoni*	无中文翻译
Anopheles pseudopictus	无中文翻译	*Anopheles strodei*	无中文翻译
Anopheles pullus	近黑按蚊	*Anopheles benarrochi*	无中文翻译

续表

拉丁文名	中文名	拉丁文名	中文名
Anopheles sinensis	中华按蚊	*Anopheles benarrochi* B	无中文翻译
Anopheles sinensis 1	中华按蚊 1	*Anopheles albitarsis*	白跗按蚊
Anopheles sinensis 2	中华按蚊 2	*Anopheles deaneorum*	无中文翻译
Anopheles sinensis 3	中华按蚊 3	*Anopheles janconnae*	无中文翻译
Anopheles sinensis 4	中华按蚊 4	*Anopheles marajoara*	无中文翻译
Anopheles sinensis 5	中华按蚊 5	*Anopheles oryzalimnetes*	无中文翻译
Anopheles sinensis 6	中华按蚊 6	*Anopheles braziliensis*	巴西按蚊
Anopheles sinensis 7	中华按蚊 7	*Anopheles argyritarsis*	银跗按蚊
Anopheles sinensis 8	中华按蚊 8	*Anopheles darlingi*	达氏按蚊
Anopheles sinensis 9	中华按蚊 9	*Anopheles lanei*	无中文翻译
Anopheles sinensis 10	中华按蚊 10	*Anopheles atacamensis*	无中文翻译
Anopheles sinensis B	中华按蚊 B	*Anopheles antunesi*	安图按蚊
Anopheles xui	许氏按蚊	*Anopheles guarani*	瓜拉尼按蚊
Anopheles lesteri	雷氏按蚊	*Anopheles lutzii*	无中文翻译
Anopheles peditaeniatus	带足按蚊	*Anopheles parvus*	无中文翻译
Anopheles jeyporiensis	杰普尔按蚊	*Anopheles pristinus*	无中文翻译
Anopheles aconitus	乌头按蚊	*Anopheles cruzii*	无中文翻译
Anopheles pampanai	无中文翻译	*Anopheles homunculus*	霍蒙德按蚊
Anopheles funestus	不吉按蚊	*Anopheles pholidotus*	无中文翻译
Anopheles parensis	无中文翻译	*Anopheles kompi*	无中文翻译
Anopheles vaneedeni	无中文翻译	*Anopheles nimbus*	光环按蚊
Anopheles minimus	微小按蚊	*Anopheles yatsushiroensis**	八代按蚊
Anopheles minimus A	微小按蚊 A	*Anopheles pulcherrimus*	无中文翻译
Anopheles minimus C	微小按蚊 C	*Anopheles superpictus*	深色按蚊
Anopheles rivulorum	无中文翻译	*Anopheles annularis*	环斑按蚊
		Anopheles pallidus	无中文翻译
		外群	类按直脚蚊

* *An. yatsushiroensis* 八代按蚊为 *An. pullus* 近黑按蚊的同物异名。

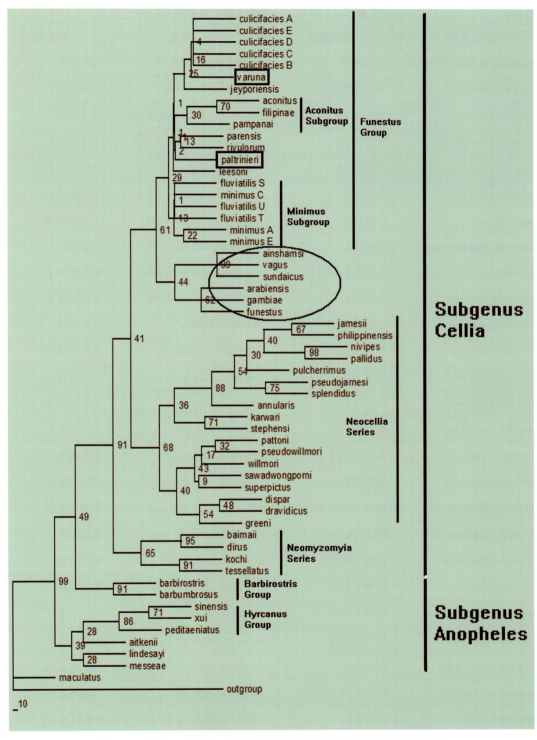

图 5-4　根据 D3 rDNA 序列变异重建的 57 个分类群间的进化关系

在 PAUP 4.0 中使用启发式搜索、树二分重联（TBR）和逐步加法进行未加权简约分析。最终数据集中包含 241bp

表 5-4　图 5-4 中蚊种中英文对照表

拉丁文名	中文名	拉丁文名	中文名
Anopheles aitkenii	艾氏按蚊	*Anopheles jamesii*	詹氏按蚊
Anopheles lindesayi	林氏按蚊	*Anopheles maculatus*	多斑按蚊
Anopheles messeae	米赛按蚊	*Anopheles sawadwongporni*	赛沃按蚊
Anopheles barbirostris	须喙按蚊	*Anopheles gambiae*	冈比亚按蚊
Anopheles barbumbrosus	须荫按蚊	*Anopheles sundaicus*	圣代克按蚊
Anopheles sinensis	中华按蚊	*Anopheles culicifacies* A	库态按蚊 A
Anopheles xui	许氏按蚊	*Anopheles culicifacies* B	库态按蚊 B
Anopheles peditaeniatus	带足按蚊	*Anopheles culicifacies* C	库态按蚊 C
Anopheles jeyporiensis	杰普尔按蚊	*Anopheles culicifacies* D	库态按蚊 D
Anopheles aconitus	乌头按蚊	*Anopheles culicifacies* E	库态按蚊 E
Anopheles pampanai	无中文翻译	*Anopheles varuna*	瓦容按蚊
Anopheles funestus	不吉按蚊	*Anopheles filipinae*	无中文翻译
Anopheles parensis	无中文翻译	*Anopheles paltrinieri*	无中文翻译
Anopheles minimus A	微小按蚊 A	*Anopheles leesoni*	无中文翻译
Anopheles minimus C	微小按蚊 C	*Anopheles ainshamsi*	无中文翻译
Anopheles rivulorum	无中文翻译	*Anopheles vagus*	迷走按蚊
Anopheles fluviatilis S	溪流按蚊 S	*Anopheles arabiensis*	阿拉伯按蚊
Anopheles fluviatilis C	溪流按蚊 C	*Anopheles philippinensis*	菲律宾按蚊
Anopheles fluviatilis U	溪流按蚊 U	*Anopheles nivipes*	雪足按蚊；
Anopheles fluviatilis T	溪流按蚊 T	*Anopheles willmori*	威氏按蚊
Anopheles pallidus	无中文翻译	*Anopheles superpictus*	深色按蚊
Anopheles pulcherrimus	无中文翻译	*Anopheles dispar*	无中文翻译
Anopheles pseudojamesi	伪詹氏按蚊	*Anopheles dravidicus*	达罗毗按蚊
Anopheles splendidus	美彩按蚊	*Anopheles greeni*	无中文翻译
Anopheles annularis	环斑按蚊	*Anopheles baimaii*	贝曼按蚊
Anopheles karwari	卡瓦按蚊	*Anopheles dirus*	大劣按蚊
Anopheles stephensi	斯氏按蚊	*Anopheles kochi*	腹簇按蚊
Anopheles pattoni	帕氏按蚊	*Anopheles tessellatus*	棋斑按蚊
Anopheles pseudowillmori	伪威氏按蚊	外群	类按直脚蚊

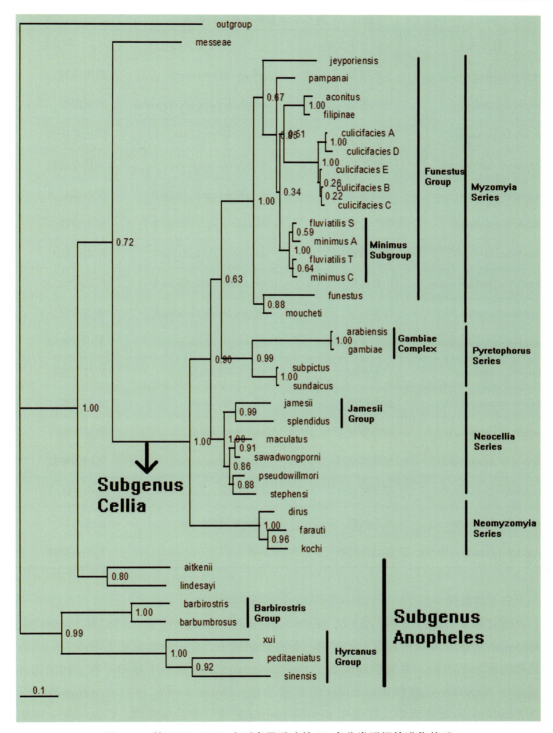

图 5-5　基于 D2 rDNA 序列变异重建的 36 个分类群间的进化关系

MrBayes3.1 用于贝叶斯系统发育分析。Modeltest3.7 基于 Akaike 信息准则（AIC）选择出 GTR+I+G 模型是最好的贝叶斯模型。MCMC 允许运行 500 万代，经过 200 万代后，每 5000 代取样一次。最终数据集包含 448 bp

表 5-5　图 5-5 中蚊种中英文对照表

拉丁文名	中文名	拉丁文名	中文名
Anopheles aitkenii	艾氏按蚊	*Anopheles jamesii*	詹氏按蚊
Anopheles lindesayi	林氏按蚊	*Anopheles sawadwongporni*	赛沃按蚊
Anopheles messeae	米赛按蚊	*Anopheles gambiae*	冈比亚按蚊
Anopheles barbirostris	须喙按蚊	*Anopheles sundaicus*	圣代克按蚊
Anopheles barbumbrosus	须荫按蚊	*Anopheles culicifacies* A	库态按蚊 A
Anopheles sinensis	中华按蚊	*Anopheles culicifacies* B	库态按蚊 B
Anopheles xui	许氏按蚊	*Anopheles culicifacies* C	库态按蚊 C
Anopheles peditaeniatus	带足按蚊	*Anopheles culicifacies* D	库态按蚊 D
Anopheles aconitus	乌头按蚊	*Anopheles culicifacies* E	库态按蚊 E
Anopheles pampanai	无中文翻译	*Anopheles filipinae*	无中文翻译
Anopheles funestus	不吉按蚊	*Anopheles arabiensis*	阿拉伯按蚊
Anopheles minimus A	微小按蚊 A	*Anopheles dirus*	大劣按蚊
Anopheles minimus C	微小按蚊 C	*Anopheles kochi*	腹簇按蚊
Anopheles fluviatilis S	溪流按蚊 S	*Anopheles moucheti*	毛捷蒂按蚊
Anopheles fluviatilis T	溪流按蚊 T	*Anopheles subpictus*	浅色按蚊
Anopheles stephensi	斯氏按蚊	*Anopheles farauti*	法老按蚊
Anopheles pseudowillmori	伪威氏按蚊	外群	类按直脚蚊

（三）库蚊属

该研究涵盖了 63 个蚊种（图 5-6，表 5-6）。Belkin 和 Bram 曾分别在 1962 和 1968 年提出，*Culiciomyia* 应该是库蚊中最原始的类群，但在该研究中，分子数据显示 *Lophoceraomyia* 亚属是最为原始的类群，并且该亚属由于 *Culexinfantulus* 的分离而不是单系群。树的拓扑结构显示出 *Neoculex* 亚属和 *Microculex* 的亲缘关系。*Culexcarrollia* 和 *Culexmelanoconion* 聚集在 *Eumelanomyia* 亚属中，这说明 *Eumelanomyia* 亚属并非是单系群。*Culexsitiens* 亚组中的两个成员，*Culexsitiens* 和 *Culexwhitmorei* 与该类群中的其他成员互为姐妹群。在该研究中，路蚊属被证明是单系的，这也佐证了 Navarro 和 Liria 在 2000 年提出路蚊亚属为单系群的观点。随后，路蚊亚属在 2003 年由 Tanaka 提出从库蚊属中分离出来，成为一个新的属。Belkin（1962 年）曾提出，路蚊是一个原始的类群，并同库蚊亚属的成员非常相似。本研究确认了 Belkin 的观点，但同时分子数据也说明，如果路蚊亚属可提升为属，那么库蚊属中的一些亚属也许也可提升为属，毕竟，目前库蚊属中的众多亚属曾经都被定义为属。进化树显示 *Barraudius* 亚属和 *Oculeomyia* 亚属为单系群，在 *Oculeomyia* 亚属中，尖音库蚊组和 *Cx. mimeticus* 亚组也被证明为单系群。相反，*Cx. theileri* 种团和 *Cx. sitiens* 亚组并非为单系的。库蚊亚属为多系群。

关于库蚊属的内部分类学地位一直存在着很大的争议，但大多数研究库蚊属的研究者一致认为库蚊属是多系群。Tanaka（1979 年）将其描述为"一个多态属，大多数性状极不稳定"；Lee（1982 年）认为库蚊是"一个非常大的由多类群组成的属，其中的一些类群及大多数亚属比属本身更容易被描述"。这种情况导致一个通用级别的分类单元定义不清，通常没有明确的特征，而且毫无疑问并非是单系的。

该项研究以线粒体 DNA 的 CO I 序列为基础，探讨了库蚊族 63 种蚊虫之间的亲缘关系。分类群的单系性和一些系统发育关系与基于形态学特征的结论一致。但分子数据显示，一些大的亚属和类群是多系的，一些大的类群中的内部分类需要进一步调整。这样大的亚属和类群的物种应该被重新分类为更小和更多的分类单元，或者从低分类单元等级中提升，以更准确地表明它们的遗传关系。

与物种分类不同，属和亚属分类不是基于生物学概念，也不是严格定义的。属和亚属分类群的用法和定义可能因动物群而异，甚至在研究同一动物群的作者之间也可能不同。当使用分子方法进行系统发育重建时，蚊虫分类群的取样，以及在分子数据分析中物种和类群的代表性不足会明显影响结果。此外，DNA 片段的选择会严重影响基于序列的系统发育。基因结构和同源性的解释，排列和测序错误及系统发育方法的选择，都对基于序列的系统发育有重要影响。虽然 CO I 基因序列不能解决所有的库蚊属系统发育，但它们支持形态学分类的许多方面。然而，对库蚊属的重新分类并不是一个快速完成的过程，因为确认分类群的分类地位需要结合形态、分子和生态特征。

总的来说，该项研究也是首次使用 CO I 基因对众多库蚊属种类进行系统发育重建，该研究基因分子数据得到以下主要结论。

（1）以下类群的单系群地位得到印证：路蚊属，*Melanoconion* 亚属、*Barraudius* 亚属、*Culiciomyia* 亚属及 *Oculeomyia* 亚属，尖音库蚊复合组和 *Cx. mimeticus* 亚组。

（2）CO I 分子数显示以下类群并非为单系群：*Lophoceraomyia* 亚属和 *Eumelanomyia* 亚属，*Cx. theileri* 种团和 *Cx. sitiens* 亚组。

（3）*Lophoceraomyia* 亚属在本研究中是最原始的类群。

（4）结果显示 *Neoculex* 亚属和 *Microculex* 亚属的亲缘关系，并且认为 *Carrollia* 较 *Melanoconion* 更为原始。

（5）库蚊亚属是多系群。

（四）伊蚊族

伊蚊族是蚊科中最大的族，已知包含 1252 种正式描述的种。在过去的分类系统中，它包括我国的伊蚊属、领蚊属和尤蚊属，以及国外的吸血蚊属、骚蚊属等。

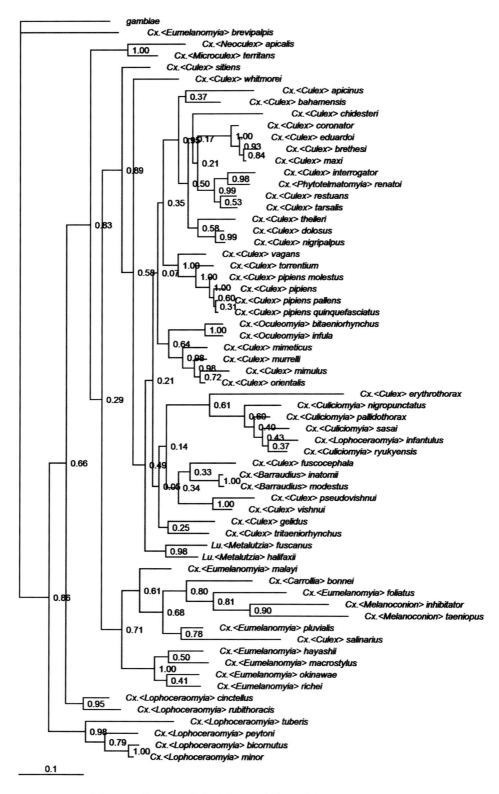

图 5-6　基于 CO Ⅰ 序列变异重建的 63 个蚊虫间的进化关系

表 5-6　图 5-6 中蚊种中英文对照表

拉丁文名	中文名	拉丁文名	中文名
Culex inatomii	稻富库蚊	*Culex whitmorei*	白霜库蚊
Culex modestus	凶小库蚊	*Culex nigropunctatus*	黑点库蚊
Culex bonnei	无中文翻译	*Culex pallidothorax*	白胸库蚊
Culex apicinus	无中文翻译	*Culex ryukyensis*	琉球库蚊
Culex bahamensis	无中文翻译	*Culex sasai*	无中文翻译
Culex brethesi	无中文翻译	Culex brevipalpis	短须库蚊
Culex chidesteri	无中文翻译	Culex foliatus	叶片库蚊
Culex coronator	无中文翻译	Culex hayashii	林氏库蚊
Culex eduardoi	无中文翻译	Culex macrostylus	巨端库蚊
Culex erythrothorax	无中文翻译	Culex malayi	马来库蚊
Culex dolosus	无中文翻译	*Culex okinawae*	无中文翻译
Culex fuscocephala	棕头库蚊	*Culex pluvialis*	无中文翻译
Culex gelidus	白雪库蚊	*Culex richei*	里奇库蚊
Culex interrogator	无中文翻译	*Culex bicornutus*	须喙库蚊
Culex maxi	无中文翻译	*Culex cinctellus*	带纹库蚊
Culex mimeticus	拟态库蚊	*Culex infantulus*	幼小库蚊
Culex mimulus	小拟库蚊	*Culex minor*	小型库蚊
Culex murrelli	类拟态库蚊	*Culex peytoni*	佩顿库蚊
Culex nigripalpus	无中文翻译	*Culex rubithoracis*	红胸库蚊
Culex orientalis	东方库蚊	*Culex tuberis*	无中文翻译
Culex pipiens	尖音库蚊	*Culex inhibitator*	无中文翻译
Culex pipiens molestus	骚扰库蚊	*Culex taeniopus*	无中文翻译
Culex pipiens pallens	淡色库蚊	*Culex territans*	无中文翻译
Culex quinquefasciatus	致倦库蚊	*Culex apicalis*	无中文翻译
Culex pseudovishnui	伪杂鳞库蚊	*Culex bitaeniorhynchus*	二带喙库蚊
Culex restuans	无中文翻译	*Culex infula*	类二带喙库蚊
Culex salinarius	盐水库蚊	*Culex renatoi*	无中文翻译
Culex vagans	迷走库蚊	*Culex sitiens*	海滨库蚊
Culex vishnui	杂鳞库蚊	*Culex tarsalis*	环跗库蚊
Lutzia fuscanus	褐尾路蚊	*Culex theileri*	希氏库蚊
Lutzia halifaxii	贪食路蚊	*Culex torrentium*	类迷走库蚊
外群	冈比亚按蚊	*Culex tritaeniorhynchus*	三带喙库蚊

Reinert 等通过选择不同的类群和不同的形态学特征对伊蚊族的系统发育进行了分析，结果显示，尽管一些大的类群，如伊状蚊、纷蚊、骚扰蚊和覆蚊是多系群，但大多数其他的属和亚属是单系群，最终提出将伊蚊族分为 80 个属。

1. 我国学者利用 CO Ⅰ 基因片段对伊蚊族 117 个蚊种进行系统发育关系的研究（表 5-7）。分别使用简约法、最大似然法及贝叶斯法重建了系统发育树，并用 Shimodaira-Hasegawa 检验法从三个系统发育树中选择出最佳基因树（图 5-7，表 5-8）。与近年来根据形态特征对伊蚊族重新分类的研究相比，该研究中的结果显示，支持伊蚊族新分类研究结果中的阿蚊属阿蚊亚属、*Bothaella* 属、*Collessius* 属 *Alloeomyia* 亚属、领蚊属、*Jarnellius* 属、骚扰蚊属 *Culicelsa* 和 *Woodius* 亚属、'*Ochlerotatus*'、覆蚊属中 *Heteraspidion* 亚属的单系群地位。然而，并不支持阿蚊属、*Downsiomyia* 属、*Hulecoeteomyia* 属、骚扰蚊属中 *Rusticoidus* 亚属、*Phagomyia* 属、*Psorophora* 属和覆蚊属的单系群地位。另外，分子数据显示骚扰蚊属中的部分成员较为原始，并且 *Ochlerotatustheobaldi* 显示出与其他所有蚊种的姐妹群关系；两个大属，骚扰蚊属和覆蚊属为并系群。

表 5-7 用于系统发育分析的伊蚊族蚊种列表（为避免混淆，该表使用了 Reinert 新分类系统的名称，<> 中为原蚊种的分类名）

属	亚属	种	GenBank No.
伊蚊属（*Aedes*） <伊蚊属（伊蚊亚属）*Aedes*（*Aedes*）> Meigen, 1818		灰色伊蚊（*cinereus*）Meigen, 1818	JX259552
伊状蚊属（*Aedimorphus*） <伊蚊属（伊状蚊亚属）*Aedes*（*Aedimorphus*）> Theobald, 1903		中线伊蚊（*mediolineatus*）（Theobald, 1901）	JQ728297
		taeniorhynchus（Christophers, 1911）	JX259676
		刺扰伊蚊（*vexans*）（Meigen, 1830）	JQ728288
阿蚊属（*Armigeres*） <阿蚊属 *Armigeres*> Theobald, 1901	阿蚊亚属（*Armigeres*）Theobald, 1901	达勒姆阿蚊（*durhami*）（Edwards, 1917）	JQ728175
		骚扰阿蚊（*subalbatus*）（Coquillett, 1898）	JQ728219
	厉蚊亚属（*Leicesteria*）Theobald, 1904	黄色阿蚊（*flavus*）（Leicester, 1908）	JQ728321

续表

属	亚属	种	GenBank No.
博蚊属（*Bothaella*） <伊蚊属（博蚊亚属）*Aedes*（*Bothaella*）> Reinert, 1973		海伦博蚊（*helenae*）（Reinert, 1973）	HQ398922
		kleini（Reinert, 1973）	HQ398912
		manhi Harbach& Cook, 2010	HQ398932
布蚊属（*Bruceharrisonius*） <伊蚊属（纷蚊亚属）*Aedes*（*Finlaya*）> Reinert, 2003		金条布蚊（*aureostriatus*）（Doleschall, 1857）	JQ728225
科蚊属（*Collessius*） <伊蚊属（纷蚊亚属）*Aedes*（*Finlaya*）> Reinert, Harbach & Kitching, 2006	异蚊亚属（*Alloeomyia*）Reinert, Harbach & Kitching, 2008	*pseudotaeniatus*（Giles, 1901）	DQ154153
		北部科蚊（*tonkinensis*）（Galliard &Ngu, 1947）	JQ728360
	科蚊亚属（*Collessius*）Reinert, Harbach & Kitching, 2006	棘刺科蚊（*elsiae*）（Barraud, 1923）	JQ728093
丹蚊属（*Danielsia*） <伊蚊属（纷蚊亚属）*Aedes*（*Finlaya*）> Theobald, 1904		白带丹蚊（*albotaeniatus*）Leicester, 1904	JQ728155
唐蚊属（*Downsiomyia*） <伊蚊属（纷蚊亚属）*Aedes*（*Finlaya*）> Vargas, 1950		侧白伊蚊（*albolateralis*）（Theobald, 1908）	JQ728394
		类雪伊蚊（*niveoides*）（Barraud, 1934）	JQ728201
		新雪伊蚊（*novoniveus*）（Barraud, 1934）	JQ728369
		大森伊蚊（*omorii*）（Lien, 1968）	JQ728289
		procax Skuse, 1889	JN228575

续表

属	亚属	种	GenBank No.
费蚊属（*Fredwardsius*）<伊蚊属（覆蚊亚属）*Aedes*（*Stegomyia*）> Reinert, 2000		白点费蚊（*vittatus*）（Bigot, 1861）	JQ728328
Gymnometopa <*Aedes*（*Gymnometopa*）> Coquillett, 1906		*mediovittatus*（Coquillett, 1906）	JX260441
Haemagogus <*Haemagogus*> Williston, 1896	*Haemagogus* Williston, 1896	*equinus* Theobald, 1903	JX260698
领蚊属（*Heizmannia*）<*Heizmannia*> Ludlow, 1905	领蚊亚属（*Heizmannia*）Ludlow, 1905	*chandi* Edwards, 1922	AY917208
	无鬃蚊亚属（*Mattinglyia*）Lien, 1968	*discrepans*（Edwards, 1922）	EU259296
喜蚊属（*Himalaius*）<伊蚊属（纷蚊亚属）*Aedes*（*Finlaya*）> Reinert, Harbach & Kitching, 2006		金背喜蚊（*gilli*）（Barraud, 1924）	JQ728216
Howardina <*Aedes*（*Howardina*）> Theobald, 1903		*bahamensis*（Berlin, 1969）	JX259530
呼蚊属（*Hulecoeteomyia*）<伊蚊属（纷蚊亚属）*Aedes*（*Finlaya*）> Theobald, 1904		金线呼蚊（*chrysolineata*）（Theobald, 1907）	JQ728271
		台湾呼蚊（*formosensis*）（Yamada, 1921）	JQ728363
		哈维呼蚊（*harveyi*）（Barraud, 1923）	JQ728352
		日本呼蚊（*japonicus*）（Theobald, 1901）	JQ728181
		朝鲜呼蚊（*koreicus*）（Edwards, 1917）	JF430393

续表

属	亚属	种	GenBank No.
Jarnellius <伊蚊属（骚扰蚊亚属）Aedes（Ochlerotatus）> Reinert, Harbach & Kitching, 2006		*deserticola*（Zavortink, 1969）	JX259582
		monticola（Belkin & McDonald, 1957）	JX259648
		sierrensis（Ludlow, 1905）	JX259670
		varipalpus（Coquillett, 1902）	JX259700
奈蚊属（*Kenknightia*）<伊蚊属（奈蚊亚属）Aedes（Kenknightia）> Reinert, 1990		异形奈蚊（*dissimilis*）（Leicester, 1908）	JQ728384
Lewnielsenius <伊蚊属（骚扰蚊亚属）Aedes（Ochlerotatus）> Reinert, Harbach & Kitching, 2006		*muelleri*（Dyar, 1920）	JX259650
Lorrainea <*Aedes*（Lorrainea）> Belkin, 1962		*fumidus*（Edwards, 1928）	AY729978
陆蚊属（*Lutus*）<伊蚊属（纷蚊亚属）Aedes（Finlaya）> Reinert, Harbach & Kitching, 2008		冯氏陆蚊（*fengi*）（Edwards, 1935）	JQ728015
新黑蚊属（*Neomelaniconion*）<伊蚊属（新黑蚊亚属）Aedes（Neomelaniconion）> Newstead, 1907		窄翅新黑蚊（*lineatopenne*）（Ludlow, 1905）	HQ398909
骚扰蚊属（*Ochlerotatus*）<*Aedes*（Ochlerotatus）> Lynch Arribálzaga, 1891	Culicada Felt, 1904	*canadensis*（Theobald, 1901）	JX259544
	Culicelsa Felt, 1904	*nigromaculis*（Ludlow, 1906）	JX260446
		sollicitans（Walker, 1856）	HQ978779

续表

属	亚属	种	GenBank No.
	海蚊亚属（*Empihals*）Reinert, Harbach &Kitching, 2008	警觉骚扰蚊（*vigilax*）（Skuse, 1889）	JN228463
	骚扰蚊亚属（*Ochlerotatus*）LynchArribálzaga, 1891	*infirmatus*（Dyar& Knab, 1906）	JX259638
		obturbator（Dyar& Knab, 1907）	JX260448
		thelcter（Dyar, 1918）	JX259680
		theobaldi（Taylor, 1914）	JN228578
		thibaulti（Dyar& Knab, 1910）	JX259681
		tortilis（Theobald, 1903）	JX259684
		trivittatus（Coquillett, 1902）	JX259696
	Protoculex Felt, 1904	*atlanticus*（Dyar & Knab, 1906）	JX259518
	Rusticoidus Shevchenko & Prudkina, 1973	*bicristatus*（Thurman & Winkler, 1950）	JX259532
		provocans（Walker, 1848）	GU907929
	乌蚊亚属（*Woodius*）Reinert, Harbach &Kitching, 2009	橙色骚扰蚊（*diantaeus*）（Howard, Dyar& Knab, 1913）	JX259584
		侵袭骚扰蚊（*intrudens*）（Dyar, 1919）	JX040505
	未定属	*abserratus*（Felt & Young, 1904）	GU907837
		aloponotum（Dyar, 1917）	JX260428
		annulipes（Meigen, 1830）	JX040507
		atropalpus（Dyar, 1928）	GU907849
		aurifer（Coquillett, 1903）	JX259528
		cantans（Meigen, 1818）	JX040506

续表

属	亚属	种	GenBank No.
		cantator（Coquillett, 1903）	HQ978784
		cataphylla（Dyar, 1916）	JX259549
		普通骚扰蚊（*communis*）（de Geer, 1776）	JX260431
		背点骚扰蚊（*dorsalis*）（Meigen, 1830）	JQ728119
		epactius（Dyar & Knab, 1908）	JX260436
		真憎骚扰蚊（*euedes*）（Howard, Dyar & Knab, 1913）	GU907887
		刺痛骚扰蚊（*excrucians*）（Walker, 1856）	JX259600
		fitchii（Felt & Young, 1904）	JX259612
		黄色骚扰蚊（*flavescens*）（Müller, 1764）	JQ728106
		grossbecki（Dyar & Knab, 1906）	GU907903
		六齿骚扰蚊（*hexodontus*）（Dyar, 1916）	JX260438
		撮毛骚扰蚊（*implicatus*）（Vockeroth, 1954）	GU907913
		increpitus（Dyar, 1916）	JX259636
		哈萨克斯坦骚扰蚊（*kasachstanicus*）（Gutsevich, 1962）	JQ728277
		melanimon（Dyar, 1924）	JX259647
		niphadopsis（Dyar & Knab, 1918）	JX259662
		黑头骚扰蚊（*pullatus*）（Coquillett, 1904）	JX260449
		刺螯骚扰蚊（*punctor*）（Kirby, 1837）	JX040508
		riparius（Dyar & Knab, 1907）	GU907935

续表

属	亚属	种	GenBank No.
		schizopinax（Dyar, 1929）	JX260452
		spencerii（Theobald, 1901）	JX259672
		squamiger（Coquillett, 1902）	JX259674
		叮刺骚扰蚊（*sticticus*）（Meigen, 1838）	JX040512
		stimulans（Walker, 1848）	GU907967
		tahoensis（Dyar, 1916）	JX259678
		ventrovittis（Dyar, 1916）	JX259701
'Ochlerotatus' <Aedes> Lynch Arribálzaga, 1891 sensu auctorum	'protomacleaya' <protomacleaya> Theobald, 1907 sensu auctorum	*burgeri*（Zavortink, 1972）	JX259536
		hendersoni（Cockerell, 1918）	JX259618
		triseriatus（Say, 1823）	JX260473
		zoosophus（Dyar & Knab, 1918）	JX259710
Paraedes <Aedes（Paraedes）> Edwards, 1934		*barraudi* Edwards, 1934	EU259312
Petermattinglyius <Aedes（Diceromyia）> Reinert, Harbach& Kitching, 2009	*Petermattinglyius* Reinert, Harbach & Kitching, 2009	*iyengari*（Edwards, 1923）	DQ431717
花蚊属（*Phagomyia*）<伊蚊属（纷蚊亚属）*Aedes*（*Finlaya*）> Theobald, 1905		阿萨姆花蚊（*assamensis*）（Theobald, 1908）	JQ728190
		cogilli（Edwards, 1922）	AY834240
		竖鳞花蚊（*khazani*）（Edwards, 1922）	JQ728364
		显著花蚊（*prominens*）（Barraud, 1923）	JQ728145
Psorophora <Psorophora> Robineau-Desvoidy, 1827	*Grabhamia* Theobald, 1903	*columbiae*（Dyar& Knab, 1906）	JX260111
		insularia（Dyar& Knab, 1906）	JX260717
		pygmaea（Theobald, 1903）	JX260115
		signipennis（Coquillett, 1904）	JX260720

续表

属	亚属	种	GenBank No.
	Janthinosoma Lynch Arribálzaga, 1891	*ferox*（von Humboldt, 1819）	GU992945
		longipalpus Randolph & O'Neill, 1944	JX260718
	Psorophora Robineau-Desvoidy, 1827	*howardii* Coquillett, 1901	JX260716
盾蚊属（*Scutomyia*）<伊蚊属（盾蚊亚属）*Aedes*（*Scutomyia*）> Theobald, 1904		白线盾蚊（*albolineatus*）Theobald, 1904	JQ728301
覆蚊属（*Stegomyia*）<伊蚊属（覆蚊亚属）*Aedes*（*Stegomyia*）> Theobald, 1901	*Heteraspidion* Reinert, Harbach & Kitching, 2009	圆斑覆蚊（*annandalei*）Theobald, 1910	JQ728202
		尖斑覆蚊（*craggi*）Barraud, 1923	JQ728142
	Huangmyia Reinert, Harbach & Kitching, 2009	马利覆蚊（*malikuli*）（Huang, 1973）	JQ728326
	覆蚊亚属（*Stegomyia*）Theobald, 1901	埃及覆蚊（*aegypti*）（Linnaeus, 1762）	JQ728345
	Xyele Reinert, Harbach & Kitching, 2009	环胫覆蚊（*desmotes*）Giles, 1904	JQ728361
	未指定	白纹覆蚊（*albopictus*）（Skuse, 1895）	JQ728067
		伪白纹覆蚊（*pseudalbopictus*）Borel, 1928	JQ728197
		亚白纹覆蚊（*subalbopictus*）（Barraud, 1931）	JQ728198
田中蚊属（*Tanakaius*）<伊蚊属（纷蚊亚属）*Aedes*（*Finlaya*）> Reinert, Harbach & Kitching, 2004		东乡田中蚊（*togoi*）（Theobald, 1907）	JQ728038
尤蚊属（*Udaya*）<尤蚊属（*Udaya*）> Thurman, 1954		亚同尤蚊（*subsimilis*）（Barraud, 1927）	JQ728226
外群 Outgroup		冈比亚按蚊（*Anopheles gambiae*）Giles	JQ003061

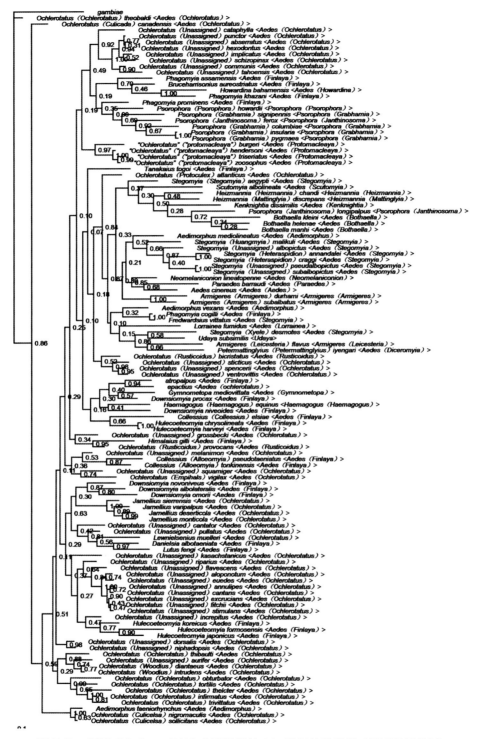

图 5-7 基于 CO Ⅰ-mtDNA 序列片段的 117 种伊蚊种类贝叶斯系统进化树

"冈比亚按蚊"作为外群。MrBayes 3.1 用于贝叶斯系统发育分析。Modeltest 3.7 根据 Akaike 信息准则（AIC）选择 TVM+I+G 为 BI 分析的最佳模型。MCMC 允许运行 500 万代，在 200 万代老化后每 5000 代取样一次
"<>"中的名称是传统的属和亚属名称。节点处的值是贝叶斯分析的后验概率

表 5-8 　图 5-7 中蚊种中英文对照表

属 < 原属（亚属）>	亚属	种	中文名
伊蚊属 < 伊蚊属（伊蚊亚属）>		cinereus	灰色伊蚊
伊状蚊属 < 伊蚊属（伊状蚊亚属）>		mediolineatus	中线伊状蚊
		taeniorhynchus	无中文翻译
		vexans	刺扰伊状蚊
阿蚊属 < 阿蚊属 >	阿蚊亚属	durhami	达勒姆阿蚊
		subalbatus	骚扰阿蚊
	丽蚊亚属	flavus	黄色阿蚊
博蚊属 < 伊蚊属（博蚊亚属）>		helenae	海伦博蚊
		kleini	无中文翻译
		manhi	无中文翻译
布蚊属 < 伊蚊属（纷蚊亚属）>		aureostriatus	金条布蚊
科蚊属 < 伊蚊属（纷蚊亚属）>	异蚊亚属	pseudotaeniatus	无中文翻译
		tonkinensis	北部科蚊
	科蚊亚属	elsiae	棘刺科蚊
丹蚊属 < 伊蚊属（纷蚊亚属）>		albotaeniatus	白带丹蚊
唐蚊属 < 伊蚊属（纷蚊亚属）>		albolateralis	侧白唐蚊
		niveoides	类雪唐蚊
		novoniveus	新雪唐蚊
		omorii	大森唐蚊
		procax	无中文翻译
费蚊属 < 伊蚊属（覆蚊亚属）>		vittatus	白点费蚊
Gymnometopa <Aedes（Gymnometopa）>		mediovittatus	无中文翻译
趋血蚊属 < 趋血蚊属 >	趋血蚊亚属	equinus	无中文翻译
领蚊属 < 领蚊属 >	领蚊亚属	chandi	无中文翻译
	无鬃蚊亚属	discrepans	无中文翻译
喜蚊属 < 伊蚊属（纷蚊亚属）>		gilli	金背喜蚊
Howardina <Aedes（Howardina）>		bahamensis	无中文翻译
呼蚊属 < 伊蚊属（纷蚊亚属）>		chrysolineata	金线呼蚊
		formosensis	台湾呼蚊
		harveyi	哈维呼蚊
		japonicus	日本呼蚊
		koreicus	朝鲜呼蚊

续表

属＜原属（亚属）＞	亚属	种	中文名
Jarnellius ＜*Aedes*（*Ochlerotatus*）＞		*deserticola*	无中文翻译
		monticola	无中文翻译
		sierrensis	无中文翻译
		varipalpus	无中文翻译
奈蚊属＜伊蚊属（奈蚊亚属）＞		*dissimilis*	异形奈蚊
Lewnielsenius ＜*Aedes*（*Ochlerotatus*）＞		*muelleri*	无中文翻译
Lorrainea ＜*Aedes*（*Lorrainea*）＞		*fumidus*	无中文翻译
陆蚊属＜伊蚊属（纷蚊亚属）＞		*fengi*	冯氏陆蚊
新黑蚊属＜伊蚊属（新黑蚊亚属）＞		*lineatopenne*	窄翅新黑蚊
骚扰蚊属＜伊蚊属（骚扰蚊亚属）＞	*Culicada*	*canadensis*	无中文翻译
	Culicelsa	*nigromaculis*	黑斑骚扰蚊
		sollicitans	烦扰骚扰蚊
	海蚊亚属	*vigilax*	警觉骚扰蚊
	骚扰蚊亚属	*infirmatus*	无中文翻译
		obturbator	无中文翻译
		thelcter	无中文翻译
		theobaldi	无中文翻译
		thibaulti	无中文翻译
		tortilis	无中文翻译
		trivittatus	无中文翻译
	Protoculex	*atlanticus*	大西洋骚扰蚊
	Rusticoidus	*bicristatus*	无中文翻译
		provocans	无中文翻译
	乌蚊亚属	*diantaeus*	橙色骚扰蚊
		intrudens	侵袭骚扰蚊
	未分配到属	*abserratus*	无中文翻译
		aloponotum	无中文翻译
		annulipes	无中文翻译
		atropalpus	黑须骚扰蚊

续表

属 < 原属（亚属）>	亚属	种	中文名
		aurifer	无中文翻译
		cantans	无中文翻译
		cantator	无中文翻译
		cataphylla	丛林骚扰蚊
		communis	普通骚扰蚊
		dorsalis	背点骚扰蚊
		epactius	无中文翻译
		euedes	真憎骚扰蚊
		excrucians	刺痛骚扰蚊
		fitchii	无中文翻译
		flavescens	黄色骚扰蚊
		grossbecki	无中文翻译
		hexodontus	六齿骚扰蚊
		implicatus	撮毛骚扰蚊
		increpitus	无中文翻译
		kasachstanicus	哈萨克斯坦骚扰蚊
		melanimon	黑色骚扰蚊
		niphadopsis	无中文翻译
		pullatus	黑头骚扰蚊
		punctor	刺螯骚扰蚊
		riparius	类溪边骚扰蚊
		schizopinax	无中文翻译
		spencerii	斯氏骚扰蚊
		squamiger	鳞片骚扰蚊
		sticticus	叮刺骚扰蚊
		stimulans	无中文翻译
		tahoensis	无中文翻译
		ventrovittis	无中文翻译

续表

属 < 原属（亚属）>	亚属	种	中文名
'Ochlerotatus' <*Aedes*>	*'protomacleaya'* <*protomacleaya*>	*burgeri*	无中文翻译
		hendersoni	无中文翻译
		triseriatus	三列伊蚊
		zoosophus	无中文翻译
Paraedes <*Aedes*（*Paraedes*）>		*barraudi*	无中文翻译
Petermattinglyius <*Aedes*（*Diceromyia*）>	*Petermattinglyius*	*iyengari*	无中文翻译
花蚊属 < 伊蚊属（纷蚊亚属）>		*assamensis*	阿萨姆花蚊
		cogilli	无中文翻译
		khazani	竖鳞花蚊
		prominens	显著花蚊
鳞蚊属 < 鳞蚊属 >	*Grabhamia* T	*columbiae*	哥伦比亚鳞蚊
		insularia	无中文翻译
		pygmaea	无中文翻译
		signipennis	无中文翻译
	Janthinosoma	*ferox*	无中文翻译
		longipalpus	无中文翻译
	鳞蚊亚属	*howardii*	无中文翻译
盾蚊属 < 伊蚊属（盾蚊亚属）>		*albolineatus*	白线盾蚊
覆蚊属 < 伊蚊属（覆蚊亚属）>	*Heteraspidion*	*annandalei*	圆斑覆蚊
		craggi	尖斑覆蚊
	Huangmyia	*malikuli*	马利覆蚊
	覆蚊亚属	*aegypti*	埃及覆蚊
	Xyele	*desmotes*	环胫覆蚊
	未分配到属	*albopictus*	白纹覆蚊
		pseudalbopictus	伪白纹覆蚊
		subalbopictus	亚白纹覆蚊
田中蚊属 < 伊蚊属（纷蚊亚属）>		*togoi*	东乡田中蚊
尤蚊属 < 尤蚊属 >		*subsimilis*	亚同尤蚊
外群 *Anopheles gambiae*			冈比亚按蚊

由于蚊科引起了包括流行病学家、兽医、医师、政治家、公共卫生工作者、城市规划师、病媒控制专家和昆虫学家在内的各种专业团体的兴趣，因此使用定义明确的通用名称有助于交流和信息。专业和非专业公众在很大程度上依赖于蚊属之间的准确区分来决定风险和补救措施。

尽管伊蚊族的形态系统发育研究有了重大进展，与笔者的分子数据基本一致，但仍需要更多的分子数据来解决一些悬而未决的问题。目前伊蚊族的分类尚未得到分类学者的共识，就像 Richard 等于 2015 年建议的，"……将伊蚊族的分类结构恢复到 2000 年之前的状态。具体地说，该族的所有物种都归入以下 10 个属：伊蚊属、阿蚊属、*Eretmapodites* 属、*Haemagogus* 属、*Heizmannia* 属、*Opifex* 属、*Psorophora* 属、*Udaya* 属、*Verrallina* 属及 *Zeugnomyia* 属"。因此，需要对伊蚊进行全面的重新分类，包括确认其内部分类单元的分类地位，才能完全解决该类群的分类问题。这将需要整合额外的形态、分子和生态信息。

总的来说，这项研究是第一次运用 CO Ⅰ 基因对如此多的伊蚊族蚊种进行系统发育分析，将该研究与 Reinert 提出的新的伊蚊分类系统相比，该项研究的主要结果如下。

（1）印证了以下类群的单系群地位：阿蚊亚属、*Bothaella* 属、*Collessius* 属中的 *Alloeomyia* 亚属、*Heizmannia* 属、*Jarnellius* 属、骚扰蚊属中 *Culicelsa* 亚属和 *Woodius* 亚属、'*Ochlerotatus*'、覆蚊属中的 *Heteraspidion* 亚属。

（2）Oc.（未指定类群）*aurifer* 与 *woodius* 亚属近缘；*Oc. squamiger* 与 *Empihals* 亚属聚集；*Oc. sticticus*、*Oc. spencerii* 和 *Oc. ventrovittis Oc.*（*Rusticoidus*）*bicristatus* 有很近的亲缘关系。

（3）*Oc. cataphylla*、*Oc. punctor*、*Oc. abserratus*、*Oc. hexodontus*、*Oc. implicates*、*Oc. schizopinax*、*Oc. communis* 及 *Oc. tahoensis* 聚集。

（4）两个没有指定亚属的种，*St. pseudalbopictus* 和 *St. subalbopictus*，分子数据显示与 *Stegomyia* 属中的 *Heteraspidion* 亚属亲缘关系较近。

（5）分子数据支持 [*Downsiomyia*（部分）+ *Jarnellius*] + [*Lewnielsenius* +（*Danielsia* + *Lutus*）]，以及 *Downsiomyia* + *Haemagogus* 和 *Hulecoeteomyia* + *Collessius*。

（6）分子数据中，*Lorrainea*、*Udaya*、*Armigeres* 之间的关系与 Reinert 提出的 *Lorrainea* + [（*Udaya* +（*Belkinius* + *Zeugnomyia*））] +（*Eretmapodites* + *Armigeres*）相符。

（7）*Heizmannia* 和 *Bothaella* 亚属同 *Scutomyia* 近缘，*Aedes*、*Paraedes* 和 *Neomelaniconion* 之间的亲缘关系与 Reinert 的结果相似。

（8）*Bruceharrisonius aureostriatus*、*Howardina bahamensis* 及本研究中使用的 *Phagomyia* 属中的 3 个蚊种聚集一起，这意味着一个明显的"*Phagomyia* 分支"是存在的。

（9）除了 *Ps.*（*Jan.*）*longipalpus*，本研究中其他所有 *Psorophora* 属的种类聚集。

（10）阿蚊属的两个亚属，阿蚊亚属和厉蚊亚属未聚集一起，并都为单系群。

（11）骚扰蚊属（部分）是最为原始的类群。

（12）骚扰蚊属和覆蚊属，这两个大属被认为是多系群。

2. 对伊蚊族的另一项研究：该研究是通过对 42 种伊蚊细胞色素氧化酶Ⅱ基因（CO Ⅱ 基因）586bp 的系统发育分析，描述了伊蚊的系统发育和分类（图 5-8，表 5-9）。在简约法、最大似然法和贝叶斯方法的基础上重建了系统发育树,并用 Shimodair-Hasegawa 检验选择了 RELL 近似下的最优树。总的来说,尽管在分析中所包含的分类群存在差异,但目前的结果揭示了一些以前基于形态学的关系模式的稳定性。因此,以下属的单系被证实,其中包括两个或两个以上的物种:*Bothaella* 属、*Downsiomyia* 属、*Stegomyia* 属、*Diceromyia* 属及 *Halaedes* 属。然而,目前的研究结果并不支持先前所证实的 *Hulecoeteomyia* 属和 *Phagomyia* 属的单系性。*Ochlerotatus* 属是较原始的类群。*Ochlerotatus* 属和 *Aedimorphus* 属是多系群。

总的来说,尽管在分析中所包含的分类群存在差异,但目前的结果揭示了先前获得的一些发育关系的稳定性。对于伊蚊的内部分类地位也同样一直存在很多争议,但大多数研究人员一致认为,伊蚊是异质的。关于伊蚊属的典型评论是 Edwards 于 1941 年指出的,"伊蚊属的种类繁多及其世界性分布,使其包括了大量的物种多样性,不容易定义为一个整体"。Belkin(1962 年)认为它的内部分类需要修改,Tanaka 等(1979 年)也认为"一个多态的属;大多数性状极易变化"。Harbach 和 Kitching(1998 年)在其系统发育和蚊科分类中讨论了该属的问题。由于其异质性,伊蚊(大的类群)一直很难定义,对其的识别通常是依靠组合特征,或缺乏 Hopkins(1952 年)所描述的特征:"这个非常大的属的幼虫,它们的区分更多的在于缺少的,而不是它们的特有特征"。这导致了一个属级分类单元很难定义,通常没有明确的特征及明确的特性。

该研究以线粒体 DNA 的 CO Ⅱ 序列数据为基础,对 17 属 42 种伊蚊族种类的亲缘关系进行了探讨,一些类群的单系群地位和多系群地位同 Reinert 的结论类似。然而,一些以前被认为是单系的类群,在该研究中被认为是并系群或多系群,一些大属,如骚扰蚊属,分子数据显示为多系群。该类群的内部结构需要进一步分析。

总之,综合目前国内外基于形态特征和各种分子特征,对于蚊科的分类,得到以下共识。

1)蚊科是单系的,但是绝大多数内部关系还未清楚。
2)蚊科包含 2 个亚科:按蚊亚科和库蚊亚科。
3)按蚊亚科是单系,并且是蚊科中最为原始的类群。
4)恰蚊属是单系的,是按蚊亚科中最原始的类群。
5)原奇阳蚊亚属和艾蚊亚属提升为属。
6)原路蚊亚属提升为属。

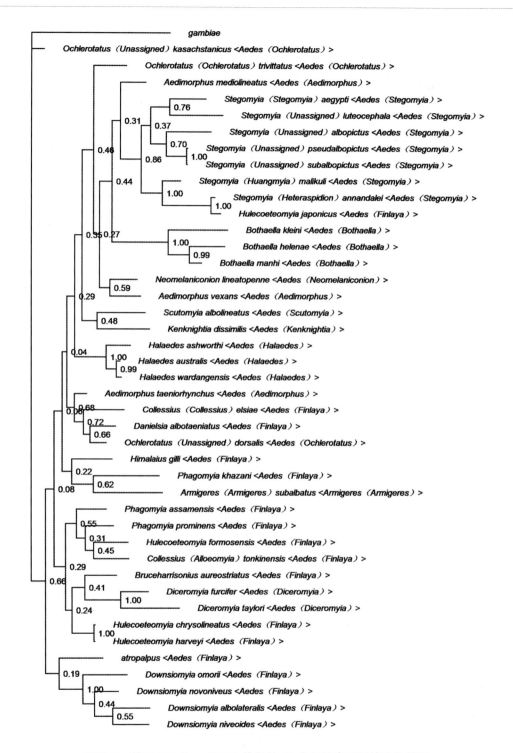

图 5-8 基于 CO Ⅱ -mtDNA 片段的 42 个伊蚊类群间的进化关系

MrBayes 3.1 用于贝叶斯系统发育分析。Modeltest 3.7 根据 Akaike 信息准则（AIC）选择 TVM+I+G 为 BI 分析的最佳模型。MCMC 允许运行 500 万代，在 200 万代老化后每 5000 代取样一次

"＜＞"中的名称是传统的属和亚属名称；节点处的值是贝叶斯分析的后验概率

表 5-9　图 5-8 中蚊种中英文对照表

属 < 原属（亚属）>	亚属	种	中文名
伊状蚊属 < 伊蚊属（伊状蚊亚属）>		*mediolineatus*	中线伊状蚊
		taeniorhynchus	无中文翻译
		vexans	刺扰伊状蚊
阿蚊属 < 阿蚊属 >	阿蚊亚属	*subalbatus*	骚扰阿蚊
博蚊属 < 伊蚊属（博蚊亚属）>		*helenae*	海伦博蚊
		kleini	无中文翻译
		manhi	无中文翻译
布蚊属 < 伊蚊属（纷蚊亚属）>		*aureostriatus*	金条布蚊
科蚊属 < 伊蚊属（纷蚊亚属）>	异蚊亚属	*tonkinensis*	北部科蚊
	科蚊亚属	*elsiae*	棘刺科蚊
丹蚊属 < 伊蚊属（纷蚊亚属）>		*albotaeniatus*	白带丹蚊
唐蚊属 < 伊蚊属（纷蚊亚属）>		*albolateralis*	侧白唐蚊
		niveoides	类雪唐蚊
		novoniveus	新雪唐蚊
		omorii	大森唐蚊
Diceromyia<*Aedes*（*Diceromyia*）>		*furcifer*	无中文翻译
		taylori	无中文翻译
喜蚊属 < 伊蚊属（纷蚊亚属）>		*gilli*	金背喜蚊
Halaedes<*Aedes*（Halaedes）>		*ashworthi*	无中文翻译
		australis	无中文翻译
		wardangensis	无中文翻译
呼蚊属 < 伊蚊属（纷蚊亚属）>		*chrysolineata*	金线呼蚊
		formosensis	台湾呼蚊
		harveyi	哈维呼蚊
		japonicus	日本呼蚊
奈蚊属 < 伊蚊属（奈蚊亚属）>		*dissimilis*	异形奈蚊
新黑蚊属 < 伊蚊属（新黑蚊亚属）>		*lineatopenne*	窄翅新黑蚊
骚扰蚊属 < 伊蚊属（骚扰蚊亚属）>	骚扰蚊亚属	*trivittatus*	无中文翻译
		atropalpus	黑须骚扰蚊

属＜原属（亚属）＞	亚属	种	中文名
		dorsalis	背点骚扰蚊
		kasachstanicus	哈萨克斯坦骚扰蚊
花蚊属＜伊蚊属（纷蚊亚属）＞		*assamensis*	阿萨姆花蚊
		khazani	竖鳞花蚊
		prominens	显著花蚊
盾蚊属＜伊蚊属（盾蚊亚属）＞		*albolineatus*	白线盾蚊
覆蚊属＜伊蚊属（覆蚊亚属）＞	*Heteraspidion*	*annandalei*	圆斑覆蚊
	Huangmyia	*malikuli*	马利覆蚊
	覆蚊亚属	*aegypti*	埃及覆蚊
	未分配到属	*albopictus*	白纹覆蚊
		pseudalbopictus	伪白纹覆蚊
		subalbopictus	亚白纹覆蚊
		luteocephala	
外群 *Anopheles gambiae*			冈比亚按蚊

第六章 蜱 类

第一节 概 述

蜱隶属节肢动物门（Arthropoda），蛛形纲（Arachnida）、蜱螨亚纲（Acari）、寄螨目（Parasitiformes）、蜱总科（Ixodoidea）。目前已知世界上蜱类有3科18属896种，中国蜱类有2科10属117种。蜱是一种吸血的节肢动物，具有从宿主获得病原体的能力，能够储存和传播病原微生物，是许多重大传染性疾病的重要传播媒介。在虫媒传染病中，蜱传播的病原体种类多。我国存在的蜱媒病毒性疾病有森林脑炎、克里米亚-刚果出血热、发热伴血小板减少综合征，印度有科萨奴尔森林病，马来西亚有兰加特脑炎，俄罗斯有鄂木斯克出血热等。蜱媒细菌性疾病如土拉热弗朗西斯菌病（野兔热）。蜱媒螺旋体疾病，我国有莱姆病、蜱传回归热，均存在自然疫源地，且莱姆病发病数呈增长趋势。已知的蜱立克次体病有斑点热、落基山斑点热和Q热，近年还发现传播人嗜粒细胞无形体病、人巴贝斯虫病，这些疾病也已证明存在于我国。

一、生物学特征

蜱类生活史的长短主要取决于个体完成发育需要的时间，而个体完成发育是以吸血和环境适宜为基础的，蜱才能完成幼蜱—若蜱—成蜱—产卵整个发育过程。蜱类对饥饿的耐受能力很强，根据环境的变化，其自身发育需要出现多种形式的滞育，滞育对蜱类活动和发育的季节周期性变化具有明显的调节、控制作用，在蜱类的发育过程中，出现滞育的期数越少，完成发育史所需的时间就越短。经历滞育的期数越多，完成发育史所需的时间也就越长。

雌蜱为了产卵，必先行吸血，而且只有摄食血量超过卵发育所必需的最低限度时，才能产卵。幼蜱和若蜱的蜕皮也如同雌蜱生殖一样，需要营养的严格协调，即每完成一次蜕皮，必先饱血。

蜱类生活史中的寄生阶段虽然比较短暂，却是完成个体发育摄取血液营养所必需。由于蜱类各活动期均需吸血，在完成整个发育史中至少需要一个或数个宿主动物，所以有一宿主蜱、二宿主蜱、三宿主蜱和多宿主蜱之称。

硬蜱的吸血过程分预备期、增长期和伸长期3个时期。预备期从叮咬宿主到其肠中开始吸入血液为止，这一时期通常不超过12~24h。在此期间，蜱的体重不增加，甚至因失水而减少10%～20%。增长期占吸血过程中的大部分时间，在这一时期内，蜱的体重均匀增加。伸长期是离开宿主前12～24h，这一时期的特点是身体极度膨大，吸血量多于以前两期的总和，体重增加400%～700%。

多数硬蜱，尤其是生活在温带和亚热带地区的种类，在找寻宿主的过程中有一个明显的季节周期。蜱类的季节活动受温度、日照长度和湿度等生态因子影响，在热带地区，日照长度和温度变化不明显，而降雨量与干旱季节周期成为蜱类季节活动的决定因素。种群内的个体在环境条件变得不利时将进入滞育期，滞育使其活动和发育与季节变化同步起来。

蜱类孳生地可分为4种类型：①荒漠及半荒漠地带，这一地带的种类以璃眼蜱和钝缘蜱属为主。②草原地带，包括荒漠草原、山地草原和平原草原，其主要代表种有草原革蜱、边缘革蜱、中华革蜱、森林革蜱、草原硬蜱和草原血蜱等。③森林及森林草原地带，本地带的蜱类主要有全沟硬蜱、嗜群血蜱、森林革蜱、锐附硬蜱和粒形硬蜱等。④村镇住宅，如乳突钝缘蜱常见于村镇住宅和厩舍墙壁的缝洞；拉合尔钝缘蜱和残缘璃眼蜱主要生活在家畜厩舍，前者在羊圈最多，后者则大量孳生在牛舍。

蜱类的活动范围较小，蜱栖息在地表裂缝、草丛基部或洞穴，有的则爬到植物枝茎或草叶上。幼、若虫一般只爬到50cm以下的矮小植物上，成虫则可高达1m以上。但数量分布最多的范围通常为30～70cm。

二、分布

蜱类的分布不但有地区性，而且也呈垂直分布。从我国现有的采集记录看，从海拔 −50m（特突钝缘蜱）到4000m（全沟硬蜱）都有蜱的分布。由于气候、植被等因素的变化，不同的蜱种群各有其垂直分布的上下幅度，即使同种蜱在不同经纬度地区的垂直分布幅度也不完全一致。每一蜱种群在自己的垂直分布地带有其数量最多的幅度，如全沟硬蜱为海拔700～1700m（东北）或1450～1800m（新疆），日本血蜱为海拔300～700m，嗜群血蜱在海拔600m以下，乳突钝缘蜱为海拔500～2000m，特突钝缘蜱为海拔700m以下。

第二节　蜱类危害、鉴定方法和意义

一、蜱类危害

蜱类是危害极大的体外寄生虫，是一些人畜共患病的传播媒介和贮存宿主，严重威胁人畜健康，造成极大的经济损失。蜱是陆地脊椎动物的专性、非永久性体外寄生虫，在吸食血液的同时还可传播83种病毒、15种细菌、17种螺旋体、32种原虫，以及衣原体、支原体、立克次体等各种病原体，引起多种疾病（如森林脑炎、出血热、Q热、蜱媒斑疹热、莱姆病及蜱传麻痹症等），同时由于多数蜱类可以更换宿主，而且有些病原体可以长期保存在蜱的体内甚至可以传代，因此扩大了疾病的传播，给人类健康及畜牧业带来很大危害。

（一）蜱媒脑炎

蓖子硬蜱为欧洲亚型蜱媒脑炎的主要媒介；全沟硬蜱为西伯利亚亚型和远东亚型蜱媒脑炎的主要媒介。草原革蜱在南西伯利亚和蒙古可能起传播媒介的作用。中国的研究表明，云南存在蜱媒脑炎疫源地，媒介为卵形硬蜱。

（二）北亚蜱媒斑疹伤寒

北亚蜱媒斑疹伤寒又称西伯利亚立克次体斑疹热，是斑点热类立克次体病的一种是由西伯利亚立克次体通过硬蜱传播引起的自然疫源性疾病。草原革蜱是内蒙古和新疆的主要传播媒介。边缘革蜱、森林革蜱、粒形硬蜱和微小牛蜱等约10种蜱为个别地区的传播媒介。

（三）科萨努尔森林病

科萨努力尔森林病的传播媒介为血蜱属，特别是距刺血蜱。

（四）克里米亚-刚果出血热

克里米亚-刚果出血热的传播媒介主要为璃眼蜱属的蜱种，病原体可在蜱体内保存数月，并经卵传递。在亚洲主要是亚洲璃眼蜱，其次为小亚璃眼蜱；在北非、欧洲是小亚璃眼蜱；在非洲主要是麻点璃眼蜱和平头璃眼蜱。能感染病毒的还有翘缘锐缘蜱、血红扇头蜱及一些血蜱。本病除经蜱传播外，还可经皮肤伤口及医务人员接触急性期患者新鲜血液后感染。

（五）Q热

Q热的传播媒介是蜱，病原体通过蜱在家畜和野生动物中传播。Q热病原体在蜱体内可存在很久，且可经卵传代，蜱排泄物中也含有大量的病原体。在四川的铃头血蜱、新疆的亚洲璃眼蜱、内蒙古的亚东璃眼蜱中分离出Q热立克次体。新疆的残缘璃眼蜱对Q热立克次体也十分易感。

（六）发热伴血小板减少综合征

发热伴血小板减少综合征的传播媒介：已从长角血蜱（中国）、日本硬蜱（韩国）、龟形花蜱（韩国）和微小扇头蜱（中国）中分离到病原体，但它们的媒介地位有待研究。

（七）蜱媒回归热

蜱媒回归热的传播媒介：索罗钝缘蜱、墨巴钝缘蜱、乳突钝缘蜱和拉哈尔钝缘蜱。

（八）莱姆病

莱姆病的传播媒介：在北美中东部的北部以肩突硬蜱为主；南部以齿形硬蜱为主。若蜱为主要传播虫期。在北美西部，传播媒介以太平洋硬蜱为主。在欧洲，传播媒介主要为蓖子硬蜱。在东亚，传播媒介以全沟硬蜱为主，中华硬蜱是全沟硬蜱复合组成员，在中国南方可能为传播媒介。

（九）土拉热弗朗西斯菌病

土拉热弗朗西斯菌病的传播媒介：能自然感染上土拉热弗朗西斯菌的蜱类有变异革蜱、安氏革蜱、草原革蜱、网纹革蜱、嗜群血蜱、蓖子硬蜱、全沟硬蜱、美洲花蜱等硬蜱和一些软蜱。草原革蜱、网纹革蜱还能经变态期传递病原体。

（十）落基山斑点热

落基山斑点热的传播媒介：主要为变异革蜱、落基山森林蜱、血红扇头蜱。

（十一）人巴贝斯虫病

人巴贝斯虫病的传播媒介：蜱虫叮咬传播；蜱的宿主范围很广，从大型野生动物到小型啮齿动物，从家畜到人都是它叮咬觅食的对象，其不仅在自然界动物之间的巴贝斯虫病流行中起重要的传播作用，而且是动物体传播给人体的重要媒介；不同蜱种在不同地区可传播不同种的巴贝斯虫。国外分布：美国东北部达敏硬蜱是微小巴贝斯虫的主要传播媒介；美国西南部环牛蜱是双芽巴贝斯虫的主要传播媒介；欧洲蓖子硬蜱、全沟硬蜱和牛蜱是人巴贝斯虫病（牛巴贝斯虫和双芽巴贝斯虫）的主要传播媒介。在我国，微小扇头蜱是双芽巴贝斯虫和牛巴贝斯虫的传播媒介；草原革蜱、森林革蜱、银盾革蜱、中华革蜱是驽巴贝斯虫的传播媒介；草原革蜱、森林革蜱、银盾革蜱和镰形扇头蜱是马巴贝斯虫的传播媒介；长角血蜱、镰形扇头蜱和血红扇头蜱是吉氏巴贝斯虫的传播媒介；丹敏硬蜱是田鼠巴贝斯虫的传播媒介。一种蜱也可同时传播几种巴贝斯虫，如长角血蜱既是牛卵形巴贝斯虫、瑟氏泰勒虫的传播者，又是犬吉氏巴贝斯虫的传播媒介。

（十二）人粒细胞无形体病

人粒细胞无形体病的传播媒介：目前，已在多个国家的不同蜱内检测到嗜吞噬细胞无形体核酸。其中，肩突硬蜱和太平洋硬蜱是美国人粒细胞无形体病的主要传播者，在欧洲主要由蓖子硬蜱传播。全沟硬蜱是我国无形体病的主要传播媒介，已从内蒙古、新疆、黑龙江和吉林的全沟硬蜱中检测到 AP 的 16S rRNA 序列。此外，也在多种蜱类中检测到 AP 核酸，包括新疆的微小扇头蜱和草原革蜱，山西的森林革蜱，河南的嗜群血蜱，湖北、山东地区的长角血蜱，河南的血红扇头蜱。

（十三）蜱传麻痹症（蜱瘫）

蜱瘫的传播媒介：羊蜱瘫的发生与南非疫区红润硬蜱的地理分布相一致，是当地蜱瘫发生的唯一媒介。这种疾病多发生于具有高原植被的丘陵和山脉地区。蜱瘫的诱因及症状的持续性和严重程度与雌蜱的数量有关。活动地理区域广的蜱均具有毒性。红润硬蜱所导致的蜱瘫取决于被感染蜱的数量，而澳大利亚的全环硬蜱和美国北部的革蜱，仅单只蜱就足以引起麻痹和死亡。在北美洲发现安氏革蜱已造成上千只羊和家畜患病。在美国东部，变异革蜱经常引起蜱瘫，斑点花蜱和肩突硬蜱也可导致犬患蜱瘫。在马其顿和保加利亚，某种璃眼蜱可引起绵羊、山羊和牛发病。在克里特岛、南斯拉夫和俄罗斯部分地区发现蓖子硬蜱是家畜蜱瘫病的主要致病因素。

二、蜱类鉴定方法和意义

正确和有效的研究方法不仅是构建蜱类分类系统和系统发生关系的基础，还可以为蜱类传染病规律的认识和有效防治提供科学依据。应用于蜱类系统分类学研究的方法概括起来主要有传统方法、现代方法、全证据方法和系统发生的构建方法等。传统方法主要是依靠物种的形态解剖特征、生物学特性、生物地理信息和遗传学特征等建立而成，这些分类依据在多数情况下（高级分类阶元内）能清晰地反映一个物种的分类地位和系统发育关系。传统方法除了遗传学特征方法步骤烦琐、比较费时以外，其他方面都比较经济、简便、快速，因而应用最广，不足之处是其对研究者的技能和经验要求较高。随着现代科学技术的发展，应用于蜱类系统分类学的方法也越来越多，目前现代系统分类学的研究方法通常包括蛋白质电泳、免疫技术、气相色谱法、DNA 杂交、DNA/RNA 测序、限制性片段长度多态性、随机扩增多态性 DNA 技术等。其中，在蜱类系统分类学研究中应用较多的方法有蛋白质电泳、气相色谱法、限制性片段长度多态性技术、扩增片段长度多态性技术、DNA/RNA 序列测定、随机扩增多态性 DNA 技术等。全证据方法是把各种形态学特征数据和各种 DNA 分子序列数据结合在一起进行系统学分析的方法；全证据方法使蜱类系统学的研究水平有了质的飞跃，对蜱类有效属和有效种的修订和统计起到了非常重要的作用。系统发生的分析方法用来解决特定的系统发生问题，首先要挑选合理的分类类群，尽量减少数据的偏倚，然后选择构树方法，最后还要对结果进行评价并给出进化学上的解释。在系统发生分析中可以通过许多方法，如距离矩阵法、最大简约法、最大似然法及贝叶斯法等，来构建系统发育树。

（一）传统方法

传统的系统分类学研究主要依靠物种的形态解剖特征、生物学特性、生物地理信息和遗传学特征等，这些分类依据在多数情况下（高级分类阶元内）能清晰地反映一个物种的分类地位和系统发育关系。

1. *形态学特征*　蜱的鉴定一般借助于光学显微镜，以形态学特征为主，并以此建立蜱的分类体系。蜱分类所依据的主要外部形态特征：假头基的形状，基突及背突的有无、长短，孔区的形状、大小及间距，耳状突的有无、长短，须肢形状，口下板齿式，盾板形状，颈沟形状，生殖孔位置，足基节形状，爪垫长短，气门板的形状等。电镜下一些细微分类特征也应用于蜱的鉴定，如雄性的腹部骨骼、肛瓣体毛序、哈氏器感觉毛、不同龄期幼蜱及若蜱差异等，提高了形态分类的鉴定水平。但形态学分类易受主观因素影响，如蜱媒复合体及亲缘种的鉴别需要寻找更精细的分类特征，而这些特征很可能是非稳定遗传性状，或是同一物种不同地理种群的微小变化，也可能被视为新种的特征等问题。因此，形态学的特征需要进一步拓展。

2. *生物学特性*　大多数硬蜱生活史中有 3 个宿主。有些蜱从幼蜱到若蜱的蜕皮不离开宿主，即两宿主蜱类，如扇头蜱属、璃眼蜱属的一些种类。在有些极端情况下，蜱所有可移动的时期都集中在 1 个宿主上，即单宿主类，如牛蜱属、花蜱、革蜱所以可根据生活史的不同来鉴定一些蜱类。有些蜱的生活史中，宿主型是可变的，虽然不能作为分类的主要标准，但可依据生活史的信息对蜱的分类和系统发育提供可借鉴的依据。

蜱的滞育现象普遍存在，但因种而异有不同的表现形式。通过对肩突硬蜱、微小扇头蜱、革蜱及其他蜱在发育时间和行为上的研究，发现这些特性有很大差别。此外，精子形成的时期（吸血前或吸血后）、若蜱龄期的数量、吸血行为的差异（快、慢或不吸血）等也可作为分类和系统发育有价值的参考，但精子特征因缺乏相应类群足够量的可比较性数据而受制约。

3. 生物地理学信息　蜱的分布具有明显的地理特异性。世界的蜱类有硬蜱科、软蜱科和纳蜱科3大类，而纳蜱科只分布于非洲大陆在我国只有硬蜱科和软蜱科2大类，其中华南区的硬蜱区系最为丰富，并有其地区特点。随着蜱类系统学研究的快速发展，硬蜱谱系的地理分布日益受到关注，这些现象有助于重新认识一些蜱的分类和系统发生。

4. 遗传学特征

（1）染色体核型分析：最初人们常将蜱的生殖器官用地衣红压片法制备常规核型。Goroshchenko最先用此方法研究翘缘锐缘蜱种团的核型与分类的关系。此后国外学者对蜱类染色体做了大量的研究。Gunn等根据C带的存在位置，以及NOR的定位和数目，成功地区分了革蜱属的5个种。

我国于20世纪80年代开始研究蜱类的染色体和核型，秦志辉等报道了110种蜱的核型资料。如果能提高染色体分带的分辨率并在蜱总科中掌握较大部分蜱种的核型和带型特征，核型、带型分析可能成为研究蜱的系统分类学的重要工具。

（2）遗传杂交试验：是以杂交子代的生育力作为蜱种鉴定的重要依据，但该方法比较费时，且步骤烦琐，一般不作为蜱种鉴定的方法。

（二）现代方法

现代系统分类学的研究方法通常包括蛋白质电泳、气相色谱法、免疫技术、DNA杂交、限制性酶切分析、DNA/RNA测序、随机扩增多态性技术等。目前在蜱类系统分类学研究中应用较多的方法有蛋白质电泳、气相色谱法、限制性酶切技术、随机扩增多态性DNA技术、DNA/RNA测序等。

1. 蛋白质电泳　在蜱类中，蛋白质电泳技术能较精确地阐明种下各种群间的遗传相似度、鉴别蜱种不同的生活史阶段、成功地区分形态相似的近缘种，并解决一些系统学问题，由此被广泛用于各种寄生虫种内和种间的变异研究。

Hunt等对几种硬蜱的同工酶进行了研究。刘志刚等对3种硬蜱进行了蛋白质成分的比较研究，发现它们具有独特的电泳图谱，SDS聚丙烯酰胺凝胶电泳能非常有效地对不同种、属的蜱进行区分和鉴定。Jackson等检测了分布于澳大利亚东南部的全环硬蜱和角突硬蜱异型酶的遗传变异，发现异型酶能有效地区分表型特征极为相似的2个种。虽然已有37种酶被用于同工酶的研究，但Monis等认为，只有异型酶产生的数据适合于遗传和系统发生的分析。同时，他们认为异型酶分析主要的缺点是带谱的解释需要分析者经验丰富，特别是关于判别副带和排除异常的条带，并能正确地解释复杂的聚合酶带谱，这就容易把主观因素引入分析中。此外，蛋白质电泳技术的局限性还体现在酶和蛋白质容易失活。因此，在整个实验过程中保持酶和蛋白质的活性就显得尤为重要。

2. 气相色谱法　气相色谱法是通过测定用有机溶剂提取不同蜱的表皮碳氢化合物组分与含量的差异，从而区分不同的蜱种。Estrade-pena等用气相色谱法区分了扇头蜱属的不同种类。他们还用此方法进行了表型变异和地理关系的分析。随着气相色谱法的广泛使用，这种方法无疑将成为蜱类鉴定的重要方法之一，同时还可作为蛋白质电泳技术的重要补充。

3. 扩增片段长度多态性技术　扩增片段长度多态性（amplified fragment length polymorphism，AFLP）技术是20世纪90年代Vos等发明并发展起来的一种检测DNA多态性的技术。其原理为对基因组DNA双酶切后的限制性片段进行选择性扩增，即先用两种特定的限制性内切酶切割基因组DNA，多采用中等切割频率的内切酶（如EcoRⅠ和PstⅠ）和较高切割频率的内切酶（如MseⅠ和TaqⅠ）配合使用；再将特异设计的双链接头连接到DNA片段的末端以产生扩增的DNA模板；然后用带有选择性碱基，并与接头、限制性酶切位点序列互补的引物对连接产物进行有选择的扩增。由于选择性核苷酸位于引物的3′端，因此，这引导了DNA从限制性位点开始合成，并且扩增和选择性核苷酸配对的限制性片段。获得的扩增片段通过变性聚丙烯酰胺凝胶电泳分离检测，根据扩增片段长度的不同检出多态性。它能检测到大量的基因位点，选用不同的引物组合能够检出亲缘关系很近的物种DNA样品间极细微的差别。聚丙烯酰胺凝胶电泳的应用加强了它的灵敏性。由于AFLP技术的高效性和可靠性，它已经成为一种研究蜱及其他小型昆虫遗传多样性的重要工具。

4. DNA/RNA序列测定　DNA序列分析可以保证某一区段每个核苷酸位置上出现的变异都被发现，从而获得最为准确的遗传信息，因此成为蜱类分子系统发育学研究的热点。通过DNA序列分析研究蜱类的系统发育关系，不仅能推断蜱类不同类群间的演化关系、探索蜱类的起源和进化，而且有助于蜱类分类学和分子系统学的研究。

（1）发展过程：DNA序列应用于蜱类分子系统发育学研究始于20世纪90年代初，目的是对根据形态学、生活史和宿主相关数据的混合特征所提出的系统发育假说进行验证。接下来的10年，许多学者通过DNA序列或通过DNA序列与形态学相结合的全证据方法对较高分类阶元上的类群（亚科和属）进行了大量的系统发育研究。2005年以来，蜱类分子系统发育学研究的热点逐渐转移到了以下方面：①对与人类密切相关的蜱类的不同地理种群进行系统发育关系的研究，并结合形态学和生物学特征，从而确定是否存在不同的种或亚种；②在蜱类分子系统发育学研究的基础上，深入开展传统的形态学难以区别的近缘种的分子鉴定、蜱类与其所携带病原体的协同进化方面的研究。

（2）DNA标记：蜱类的分子系统发育研究常用以下基因或基因片段。

1）非编码区：非编码区包括线粒体控制区、核基因的内含子及核糖体基因的内部转录间隔区，这些区域受到的选择压力非常小，进化较快，通常只用于种内或近缘种之间的系统发育研究，如内转录1区（interral transcribed spacer 1，ITS1）和ITS2等。

2）线粒体基因：线粒体基因的高拷贝数使其比单拷贝的核基因容易处理，而其严格的母系遗传特性使其尤其适用于种内的系统发育研究，因而线粒体基因在系统发育研究方面得到了广泛的应用，如16S rDNA（16S rRNA）、12S rDNA（12S rRNA）、COⅠ和NAD5等。

3）（核内）核糖体基因：核糖体基因进化较慢，通常用于较高分类阶元（科、亚科等之间）上的系统发育研究，如18S rDNA（18S rRNA）、28S rDNA等。

4）其他：如核内蛋白质编码基因——RNA聚合酶2等。

目前应用广泛的序列测定技术是在1977年由Sanger等提出的酶法，以及Maxam和

Gilbert 提出的化学降解法的基础上发展而来的。Guglielmone 等利用 16S rDNA 序列确定了 2 种形态学特征极为相似的金钱花蜱和卵形花蜱之间的遗传学差别。近年来，相继测定和利用不同蜱的 18S rDNA 和 12S rDNA、16S rDNA 序列数据进行了蜱类系统发生学和种间关系方面的分析。此外，Wesson 等比较了 ITS1 和 ITS2 在个体间、同种不同地理种群间和种间 3 个水平上的序列变化。ITS2 区也已用于革蜱属的鉴定和种间分化研究中。Hlinka 等还通过分析 rRNA 中 ITS2 区域二级结构的异同进行了硬蜱系统演化方面的研究。

（3）DNA 条形码技术：DNA 条形码技术是指利用一段简短的 DNA 片段作为物种快速、准确鉴定的标记，建立物种与 DNA 条形码之间的一一对应关系的技术。该技术利用线粒体 CO Ⅰ 基因的标准序列，后者在物种中存在较为广泛、在进化上比较保守且易于获得，大大弥补了形态学鉴定的不足，具有物种鉴定数字化、快速准确鉴定形态学相似性、鉴定过程无限制、样本的形态完整性要求不高等特点。DNA 条形码的原理是选择高度保守且在种进化水平变异细微的 DNA 编码区或非编码区片段，用以鉴定物种。目前，该技术被应用于多个领域的物种水平上的鉴定，如鱼类、贝类、螃蟹、蝴蝶、食蚜蝇类，以及禽畜肉类和可食用性植物等食品类。能够用作条形码的基因必须具备两个特征：①具有相对的保守性，便于用通用引物扩增；②要有足够的变异，能够区分物种。DNA 条形码流程主要包括 PCR、测序、生物信息学分析和信息提交等步骤。

5. 随机扩增多态性 DNA 技术　随机扩增多态性 DNA（random amplified polymorphic，RAPD）技术是 20 世纪 90 年代由 Williams 和 Welsh 等（1990 年）共同提出的一种分子标记技术，它以 PCR 技术为基础，其原理是使用一个随机的短引物（8～10 个碱基，通常为 10 个）对基因组 DNA 进行扩增，这些引物可与基因组 DNA 模板序列最同源的部位在不严格的条件下结合，如果在模板的另一股上也有结合位点而且两者间的长度在一定范围（一般小于 2kb），即可扩增出双股 DNA 产物。扩增片段的数量和特性取决于引物及模板的序列，以及所使用的 PCR 条件，而一系列随机引物的使用使得几乎整个基因组差异都能显现出来。扩增产物通过聚丙烯酰胺或琼脂糖凝胶电泳分离，经溴化乙锭染色或放射自显影来检测扩增产物 DNA 片段的多态性。

可用此法进行物种鉴定和构建遗传图谱。由于它具有简便、快捷、灵敏、对材料要求低、取材少、经济等优点，很快被广泛应用于遗传学、分子进化、分类等领域，主要用于物种亲缘关系和系统分类的研究。蜱类中，已分别对牛蜱属、璃眼蜱属、血蜱属、革蜱属、花蜱属和硬蜱属的部分种类进行了 RAPD 分析，均可迅速找出种、属的基因鉴别标志。但 RAPD 标记为显性标记，不能有效地鉴定出杂合子，结果分析中的序列同源假设（长度相等的扩增片段视为同源性片段）可能会高估不同样本间的亲缘关系；此外，RAPD 还极易受反应条件的影响，不同实验条件下的结果难以统一比较，而且 RAPD 的单带有可能是多个分子的混合物，因此 RAPD 技术在应用上一直存在争议。

为了研究草原革蜱、森林革蜱、青海血蜱、具角血蜱、刻点血蜱、龟形花蜱、卵形硬蜱 7 种硬蜱基因组 DNA 的随机扩增多态性及种间的遗传距离，杨银书等采用 5 条不同的多聚核苷酸单链引物对这 7 种硬蜱基因组 DNA 进行随机扩增，发现 7 种硬蜱基因组随机扩增产物均有各自独特的 DNA 条带，由此认为 RAPD 技术可以区分这 7 种硬蜱。

6. 单链构象多态性技术　单链构象多态性（single-strand conformation polymorphism，SSCP）技术必须预先知道目的 DNA 的序列，并根据其两端的核苷酸顺序设计合成双引物，特异性扩增目的序列，扩增产物变性后，用聚丙烯酰胺凝胶电泳分离检测。Mixson 等采用 SSCP 技术对肩突硬蜱的种群结构进行了分析，结果显示，南方种群的遗传变异程度明显大于北方种群。这说明 SSCP 确实是一种有效的分子标记方法，可用于蜱的种群遗传和进化生物学的研究。

（三）全证据方法

全证据方法（total evidence method）是把各种形态学特征数据和各种 DNA 分子序列数据结合在一起进行系统学分析的方法。这种方法使蜱类系统学的研究水平有了质的飞跃。Klompen 等利用 125 项指标的形态学特征数据集和 18S、28S 及 16S 线粒体 rDNA 序列数据的 3 个分子数据集考察了硬蜱间的系统关系。结果表明：对前沟型（硬蜱科中的硬蜱属）不支持，但对后沟型（硬蜱科中的其他属）的谱系有强烈的支持。同时结果也表明，由 Hoogstraal 和 Aeschlimann 基于形态学特征提出的 5 个亚科中有 3 个已被证实是并系的。

Murrell 等在一次全证据分析中使用了 12S rDNA、CO Ⅰ、ITS2、18Sr DNA 和形态学特征共 5 个部分的数据：推断了扇头蜱亚科和璃眼蜱亚科 7 个属的系统发生；研究了这些属内的亚属和种群的关系；解释了生物地理学和生活史的演化。同时，提出了关于蜱类系统发生关系的修订观点和改变这些蜱命名法的建议。

Horak 等结合之前研究者和全证据分析的研究结果，对原来的蜱类分类系统进行了调整和合并，表明世界蜱类共计 3 科 17 属 867 种。其中，软蜱科由 4 个属 183 个种组成，硬蜱科由 12 个属 683 个种组成，纳蜱科只由单种的纳蜱属代表。

Barker 等统计出世界蜱类共计 3 科 17 属 899 种，其中软蜱科为 4 属 185 种、硬蜱科为 12 属 713 种、纳蜱科为单属单种。

（四）系统发生的分析方法

要解决特定的系统发生问题，首先要挑选合理的分类类群，尽量减少数据的偏倚，然后选择构树方法，最后还要对结果进行评价并给出进化学上的解释。在系统发生分析中可以通过许多方法，如距离矩阵法、最大简约法、最大似然法及贝叶斯法等，来构建系统发育树。目前广泛应用的系统发生分析软件是 PAUP4.0。

蜱类的全证据系统发生分析也是基于简约法并利用 PAUP 4.0 进行操作。所有分析利用了启发式查询过程，至少重复 10 次，用随机的分类类群添加来减少局部适合的问题。如果需要，执行额外的运行以得到至少 5 次重复，在其中发现最短的树。对 18S、28S、16S、18S+28S+16S（"分子的"数据集）、形态学，以及 18S+28S+16S+ 形态学（"全证据的"数据集）的数据集分别进行了各自的分析，并对"有限的"和"完全的"分类类群的数据集进行分析。这些数据集的每个子数据都用不同的空白处理和加权过程进行分析。全部分析都以排除了无信息的位点/特征的数据集为基础。分析支持通过计算衰减指数（DI）值，利用 PAUP 中的"Constraints"途径，并根据 bootstrap 分析（100 次重复）进行估计。如果在当前的分类中认可或者在全证据分析中出现的主要类群没有出现在各子分析中，需要计算产生那些类群的增加特征状态变化的数量。

不同数据集（各子数据集）之间的不一致性水平可通过计算不一致性长度差异（ILD）和通过执行子数据集的同质性检验（PHT）在 PAUP 中（100 次重复）进行检测。PHT 和 ILD 都是基于相同的度量，但提供了 1 个关于单个的数据集是否是可结合的统计学检验。

值得关注的是，徐广等应用贝叶斯法得到了硬蜱属的系统进化树，并证明该方法具有诸多优点，可广泛地应用到蜱类系统进化分析中。

（五）蜱类系统分类学研究方法的展望

近十几年来，由于分子生物技术的发展，学科间的相互渗透和统计方法的日益完善，许多先进的科学方法、实验技术得以引入，使蜱的分子系统学各方面都蓬勃发展起来，并取得了一些成就。技术应用上以序列测定为主，在材料获取和数据分析方面不断完善的条件下，以 DNA 分子特征为基础的蜱分子系统学结合传统的系统学研究方法，将会使分类鉴定更加客观自然，极大地提高系统学研究水平。蜱类分子系统学起步较晚，研究方法多为借鉴昆虫或其他动物，因此仍需要探索新的研究技术和方法。到目前为止，我国蜱类系统学的研究方法还处在主要集中于传统的形态学描述和初步借助 RAPD-PCR 技术进行物种鉴定的阶段；此外，还存在蜱种记录很不完全、易混淆种普遍等一系列问题。这需要研究人员更多地借鉴相关学科的技术和方法，以尽快提高我国蜱类系统分类学研究的水平。

第三节　蜱类基因鉴定技术及应用

蜱类系统发育学研究最初是根据形态学、生活史和宿主相关数据的混合特征来进行的，随着分子生物学技术的发展，分子生物学技术开始越来越多地应用于蜱类系统发育学研究，还出现了蜱类的分子系统发育学研究。DNA 序列分析可以保证某一区段每个核苷酸位置上出现的变异都被发现，从而获得最为准确的遗传信息，因此成为蜱类分子系统发育学研究的热点。通过 DNA 序列分析研究蜱类的系统发育关系，不仅能推断蜱类不同类群间的演化关系、探索蜱类的起源和进化，而且有助于蜱类分类学和分子系统学的研究。

（一）基因鉴定技术在蜱类目、科和亚科中的应用

Klompen 等通过将形态学和 SSU rDNA、LSU rDNA、16S rDNA 的序列结合起来的全证据方法验证了蜱类的姐妹群是巨螨目，而非中气门目。Dobson 等通过 SSU rDNA 的系统发育分析亦证实了这一点，但仍需更多的证据才能确定。分析表明盲花蜱属是并系的，因此花蜱亚科是并系的；而且发现不论是在后沟型硬蜱的分支上，还是在前沟型硬蜱的分支上，澳大利亚本土的蜱类均与其他蜱类形成了一个基部趋异。Barker 等提出璃眼蜱亚科应包含在扇头蜱亚科内，璃眼蜱亚科应该降为扇头蜱亚科中的扇头蜱属，因此，在现今世界上普遍承认的分类系统中，璃眼蜱亚科被降为扇头蜱亚科中的璃眼蜱属。硬蜱科、软蜱科和纳蜱科之间的系统发育关系尚未得到解决。这是因为纳蜱科的唯一种那导纳蜱近年来一直没有采集到样本，而且原有的样本已经被污染。Black 等比较了 36 种软蜱和硬蜱的部分

16S rDNA 序列，发现硬蜱中血蜱亚科和原定的花蜱亚科的成员聚成了一簇，二者是单系的，因此，在现今世界上普遍承认的分类系统中，血蜱亚科被降为花蜱亚科中的血蜱属；软蜱中钝缘蜱亚科是并系的，锐缘蜱亚科被划分在了硬蜱的基部，说明硬蜱可能起源于锐缘蜱样的祖先；并推荐将 16S rDNA 序列用于解决科以下水平的系统发生关系。Norris 等利用 125 项指标的形态学特征数据集和 18S、28S 及 16S 线粒体 rDNA 序列数据的 3 个分子数据集考察了硬蜱间的系统关系，结果表明，对前沟型（硬蜱科中的硬蜱属）不支持，但对后沟型（硬蜱科中的其他属）的谱系有强烈的支持。同时研究结果也表明，基于形态学特征提出的 5 个亚科中有 3 个已被证实是并系的。Crampton 等通过 rDNA 大亚基的 D1 区序列、小亚基的 V4 区序列及与它们直接相连的序列对硬蜱科和软蜱科的 6 个亚科中的 9 种蜱进行了系统发育关系的推测，发现硬蜱科中的 7 种蜱是单系的；花蜱属中的 2 种蜱是单系的；6 种后沟型硬蜱是单系的；前沟型硬蜱毛茸硬蜱与 6 种后沟型硬蜱是姐妹群关系；钝缘蜱亚科中的好角钝缘蜱与 7 种硬蜱是姐妹群关系，因此软蜱科是并系的。Black 等通过完整的 18SrDNA 序列进行系统发育分析，表明花蜱亚科是单系的，因此血蜱亚科不可能从花蜱亚科内发生，锐缘蜱亚科在软蜱科内形成了一个单系群，而且不是硬蜱的姐妹群；璃眼蜱亚科的成员与扇头蜱亚科成员共同形成了一个分支。

（二）基因鉴定技术在蜱类属中的应用

Crampton A 等发现花蜱属的 2 种蜱是单系的。Dobson 等通过 SSU rDNA 的系统发育分析表明盲花蜱属是并系的，同时发现了一个澳大利亚蜱类的新谱系，即凹沟蜱属，其由侵袭澳大利亚爬行动物的 5 种蜱组成，这一类群最初被 Kaufman 当成是盲花蜱属的 3 个类群之一，结果表明该类群不是盲花蜱属其他类群的姐妹群，而是其余后沟型硬蜱的姐妹群。Murrell 等通过线粒体基因 CO Ⅰ 和 12S rDNA 的序列推测了扇头蜱亚科中 21 个种（或亚种）之间的系统进化关系，提出除非牛蜱属包括在扇头蜱属中，否则扇头蜱就是并系的，与牛蜱属中的蜱亲缘关系最近的扇头蜱是陋形扇头蜱和萼氏扇头蜱群组。Murrell 等在全证据分析中使用了 12S rDNA、CO Ⅰ、ITS2、18S rDNA 和形态学特征共 5 个部分的数据：推断了扇头蜱亚科和璃眼蜱亚科 7 个属的系统发生；研究了这些属内的亚属和种群的关系；解释了生物地理学和生活史的演化。同时，还提出了关于蜱类系统发生关系的修订观点和改变这些蜱命名法的建议，结果亦证实了扇头蜱属与牛蜱属是并系的；除此之外，还发现革蜱属和暗眼蜱属是并系的，即暗眼蜱属包含在革蜱属中，并且提出多个数据集应用于系统发育研究比单个数据集的效果要好。Beati 等对一部分线粒体 12S rDNA 序列和 7 个属 36 种硬蜱的 63 个形态学特征进行了分析，结果表明，大多数扇头蜱属的聚类和早先基于形态学数据的分类是一致的。Quentin Fang 等证明核内蛋白质编码基因——RNA 聚合酶 2 能用于蜱的系统发育研究，该基因在属和更高的分类阶元上具有很强的系统发育信号。Shao 等对澳洲硬蜱线粒体基因组的二重控制区进行了系统发育关系的研究，发现所有的澳洲硬蜱均有二重控制区，而其他地区的硬蜱仅有一个控制区，而且澳洲硬蜱的两个控制区呈协同进化的趋势。基于控制区序列构建的系统发育树显示澳洲硬蜱聚成了一组，其他地区的硬蜱聚成了一组，软蜱聚成了一组，因此，硬蜱属存在两个主要的谱系：澳大利亚硬蜱属和其他的硬蜱属；并提出二重控制区能用于低级阶元（属内的、种间的和种内的）的系统发育研究，不适用于高级阶元（目间的）的系统发育研究。周淑姮等利用基于 CO Ⅰ 基因的 DNA 条形码技术鉴定福建省蜱类种类，花蜱属与革蜱属因种类单一，不能分析其属内亲缘关系；扇头蜱属 3 个种类汇成一个单系；但血蜱属与硬蜱属不能形成相互独立的单系，属间存在同源交叉。从置信度数值上看，每分支（同种）节点置信度均高达 99% 以上，而种间节点置信度则普遍较低。此研究结果表明，对于蜱分子系统亲缘关系的研究，CO Ⅰ 基因适合在较低阶元（种）间进行，但对于较高级阶元（如属）尚不适用。

（三）基因鉴定技术在蜱类种间和种内的应用

Wesson 等比较了 ITS1 和 ITS2 在北美硬蜱属复合种组 3 个成员个体间、同种不同地理种群间和种间 3 个水平上的序列变化，发现肩突硬蜱和达明硬蜱属于同一种类，且不同种群间的亲缘关系非常近；太平硬蜱的不同地理种群间的亲缘关系较远，但是不同于肩突硬蜱/达明硬蜱。Guglielmone 等利用 16S rDNA 序列确定了 2 种形态学特征极为相似的金线花蜱和卵形花蜱之间的遗传学差别。Szabo 等用 12S rDNA 对南美血红扇头蜱两个不同的种群进行了研究，发现巴西种群和阿根廷种群之间存在较高的种内趋异，欧洲种群和阿根廷种群的亲缘关系非常近，而巴西种群与非洲的图兰扇头蜱亲缘关系较近，再结合二者体型及生物学上的差异，提出二者可能属于扇头蜱属的不同种类。Vial 等通过 18S rDNA 和 16S rDNA 对西非的颂壤钝缘蜱进行系统发育分析，表明其存在 4 个不同的亚群，但这 4 个亚群构成了一个单系的进化支，共同起源于东非的软蜱祖先；并且通过分析其所携带的病原体木番红包柔螺旋体的鞭毛蛋白基因，发现所有的木番红包柔螺旋体和鞭毛蛋白基因均完全一致，从而反驳了西非颂壤钝缘蜱与木番红包柔螺旋体之间存在平行进化的假说。Labruna 等通过对微小扇头蜱线粒体 12S rDNA 和 16S rDNA 的序列分析，提出澳大利亚和非洲/美洲的微小扇头蜱之间存在遗传差异，它们结合生物学特征及生殖表现后，进一步提出至少存在两种牛蜱，一种是微小扇头（美洲和非洲的牛蜱），另一种是南方扇头蜱（澳大利亚牛蜱）。Chao 等通过线粒体 16S rDNA 对中国台湾的粒形硬蜱进行了遗传鉴定和系统发育分析，发现中国台湾的粒形硬蜱形成了一个区别于其他硬蜱属的蜱和其他属的蜱的单系类群，而且马来西亚和中国台湾的粒形硬蜱形成了两个明显的谱系，从而说明中国台湾的粒形硬蜱代表了一个不同于莱姆病螺旋体的一般媒介蜱（蓖子硬蜱复合种组）的独特谱系。Lidia Chitimia 等通过 CO Ⅰ 和 NAD 5 基因对罗马尼亚西南部的蜱进行了遗传鉴定和系统发育分析，表明 CO Ⅰ 和 NAD 5 基因能用于罗马尼亚及其他地区蜱的遗传鉴定。

（四）应用 DNA 条形码技术鉴定蜱类

蜱类分子系统发育学的产生和发展是蜱类系统发育学研究的一次突破，将形态学特征和 DNA 序列数据结合起来进行分析，对解决蜱类的系统发育关系具有重要的意义。我国蜱类系统发育学研究严重滞后，今后的研究应着重于解决我国不同蜱类之间的系统发育关系，并在此基础上发展蜱类的分子鉴定和条形码技术，以应对目前蜱类形态学分类人才缺乏的现状。

目前在中国进行的相关 DNA 条形码技术鉴定蜱类的研究很多，利用 16S rDNA、

CO Ⅰ、12S rDNA、ITS-2 等靶基因对硬蜱科（血蜱属：短垫血蜱、豪猪血蜱、褐黄血蜱、刻点血蜱、铃头血蜱、青海血蜱、日本血蜱、嗜群血蜱、台岛血蜱、越原血蜱、长角血蜱；扇头蜱属：短小扇头蜱、具尾扇头蜱、镰形扇头蜱、囊形扇头蜱、拟态扇头蜱、图兰扇头蜱、微小扇头蜱、血红扇头蜱、伊文斯扇头蜱；革蜱属：边缘革蜱、草原革蜱、森林革蜱、西藏革蜱、银盾革蜱；璃眼蜱属：残缘璃眼蜱、黑斑璃眼蜱、麻点璃眼蜱、嗜驼璃眼蜱、小亚璃眼蜱、亚东璃眼蜱、长喙璃眼蜱；花蜱属：龟形花蜱；硬蜱属：基刺硬蜱、肩突硬蜱、凯瑟硬蜱、粒形硬蜱、卵形硬蜱、全沟硬蜱、锐跗硬蜱、中华硬蜱；花蜱属：希伯来花蜱）和软蜱科（锐缘蜱属：波斯锐缘蜱；钝缘蜱属：拉合尔钝缘蜱）等蜱种类进行鉴定。

样本采集地主要涉及云南、新疆、甘肃、河北、内蒙古、青海、福建、湖北、陕西、湖南、上海、河南、四川、黑龙江、宁夏等省市自治区，以及面向南非和美国的中国口岸。采集的蜱类来源于马、羊、牛、鸡、獾、鼠类、长尾黄鼠、兔、牦牛、骆驼、虎鼬、刺猬等动物体表，以及羊毛、圈舍墙体缝隙、鹿皮、生牛皮、野外草地及山脉等。

第四节　常见蜱类基因鉴定

在蜱类分子鉴定过程中，通常需要用到 PCR 扩增引物，我们对文献研究报道中常见蜱类基因鉴定引物的序列进行了总结。同时，我们总结了硬蜱和软蜱常见种类国内分布、宿主、医学重要性、GenBank 登录号、BIN（Cluster ID）和 CO Ⅰ基因的参考序列等信息。

一、几种蜱类常见分子鉴定用引物序列

（一）12S rDNA（12S rRNA）

1. 正向引物　AAACTAGGATTAGATACCCT。
2. 反向引物　AATGAGAGCGACGGGCGATGT。
3. 硬蜱科

（1）璃眼蜱属：小亚璃眼蜱、亚洲璃眼蜱、残缘璃眼蜱；扇头蜱属：图兰扇头蜱（扩增片段长度 320 bp）。

（2）血蜱属：长角血蜱（扩增片段长度 360 bp）。

（3）扇头蜱属：短小扇头蜱、镰形扇头蜱、微小扇头蜱、血红扇头蜱；血蜱属：褐黄血蜱、铃头血蜱（扩增片段长度 345 bp）。

（二）16S rDNA（16S rRNA）

1. 正向引物　CTGCTCAATGATTTTTTAAATTGCTGTGG。
2. 反向引物　CCGGTCTGAACTCAGATCAAGT。
3. 硬蜱科

（1）扇头蜱属：图兰扇头蜱、囊形扇头蜱、微小扇头蜱、血红扇头蜱；血蜱属：短垫血蜱、褐黄血蜱、刻点血蜱、铃头血蜱、嗜群血蜱；革蜱属：边缘革蜱、草原革蜱、森林革蜱、银盾革蜱；硬蜱属：卵形硬蜱、锐跗硬蜱；璃眼蜱属：亚洲璃眼蜱、残缘璃眼蜱、

小亚璃眼蜱（扩增片段长度 460 bp）。

（2）血蜱属：铃头血蜱、长角血蜱（扩增片段长度 400 bp）。

（3）革蜱属：草原革蜱（扩增片段长度 450 bp）。

（4）璃眼蜱属：残缘璃眼蜱（扩增片段长度 455 bp）。

（5）革蜱属：草原革蜱、森林革蜱；扇头蜱属：短小扇头蜱、具尾扇头蜱、镰形扇头蜱、拟态扇头蜱、微小扇头蜱、血红扇头蜱、伊文斯扇头蜱；璃眼蜱属：黑斑璃眼蜱、长喙璃眼蜱；花蜱属：希伯来花蜱（扩增片段长度 468 bp）。

4. 软蜱科

（1）锐缘蜱属：波斯锐缘蜱（扩增片段长度 434 bp）。

（2）钝缘蜱属：拉合尔钝缘蜱（扩增片段长度 450 bp）。

（三）18S rDNA（18S rRNA）

1. 正向引物　CATTAAATCAGTTATGGTTCC。

2. 反向引物　CGCCGCAATACGAATGC。

3. 软蜱科

钝缘蜱属：拉合尔钝缘蜱（扩增片段长度 810 bp）。

（四）CO I

1. 正向引物　GGTCAACAAATCATAAAGATATTG。

2. 反向引物　TAAACTTCAGGGTGACCAAAAAATCA。

3. 硬蜱科

（1）革蜱属：边缘革蜱、草原革蜱、森林革蜱、台湾革蜱；扇头蜱属：短小扇头蜱、微小扇头蜱、血红扇头蜱；花蜱属：龟形花蜱；血蜱属：草原血蜱、豪猪血蜱、褐黄血蜱、台岛血蜱、越原血蜱、长角血蜱；硬蜱属：基刺硬蜱、肩突硬蜱、凯瑟硬蜱、粒形硬蜱、卵形硬蜱、中华硬蜱；璃眼蜱属：亚东璃眼蜱（扩增片段长度 650 bp）。

革蜱属：边缘革蜱；璃眼蜱属：残缘璃眼蜱、小亚璃眼蜱/亚洲璃眼蜱（扩增片段长度 670 bp）。

（2）璃眼蜱属：残缘璃眼蜱、麻点璃眼蜱、嗜驼璃眼蜱、小亚璃眼蜱、亚东璃眼蜱（扩增片段长度 707 bp）。

（3）血蜱属：日本血蜱、嗜群血蜱（扩增片段长度 700 bp）。

革蜱属：西藏革蜱；璃眼蜱属：黑斑璃眼蜱、长喙璃眼蜱；扇头蜱属：具尾扇头蜱、镰形扇头蜱、拟态扇头蜱、微小扇头蜱、血红扇头蜱、伊文斯扇头蜱；血蜱属：青海血蜱；花蜱属：希伯来花蜱（扩增片段长度 658 bp）。

4. 软蜱科

钝缘蜱属：拉合尔钝缘蜱（扩增片段长度 650 bp）。

（五）ITS-1

1. 正向引物　TCATAAGCTCGCGTTGATT。

2. 反向引物　AGCTGGCTGCGTTCTTCAT。

3. 硬蜱科

血蜱属：褐黄血蜱（扩增片段长度 1500 bp）。

（六）ITS-2

1. 正向引物　CGAGACTTGGTGTGAATTGCA。
2. 反向引物　TCCCATACACCACATTTCCCG。
3. 硬蜱科

（1）硬蜱属：野猪形硬蜱、锐跗硬蜱。
（2）革蜱属：森林革蜱、草原革蜱。
（3）血蜱属：嗜群血蜱。
（4）扇头蜱属：微小扇头蜱、镰形扇头蜱、短小扇头蜱、血红扇头蜱（扩增片段长度 1188 bp）。

二、硬蜱科 Ixodidae

1. 锐跗硬蜱 *Ixodes acutitarsus* Karsch，1880

国内分布：湖北、台湾、西藏（易贡）、云南（保山、双江）。

国外分布：日本、尼泊尔、印度、缅甸。

CO Ⅰ 参考序列：BIN（Cluster ID），BOLD；长度，898 bp。

CCGCGATGATTATTTTCTACAAATCATAAAGACATTGGAACAATATATTTAATTTTTG
GGAGATGATCAACAATAGTGGGAATATCAATGAGAATTTTAATTCGGACAGAATTGGGT
CAACCTGGGTCACTAATTGGAAACGATCAAATTTATAATGTAATTGTTACTGCTCATGCA
TTCATTATAATTTTTTTTATAGTTATGCCTGTAATAATCGGGGGATTCGGAAACTGATTAA
TTCCTTTAATACTAGGGGCCCCTGATATAGCATTCCCCCGGATAAATAATTTAAGATTTT
GATTATTACCTCCCTCAATTTTTCTTCTTCTAAACTCCTCTTTAATTGAAAGAGGGGCAG
GAACGGGATGAACTGTTTATCCCCCTCTTTCATCTAATATTTCTCACTCCGGAGCTTCAG
TTGATATAGCAATTTTTTCCCTTCATCTTGCTGGGATTTCATCAATTTTAGGAGCTATTAA
TTTCATTACTACAATTATTAATATACGATCTTCTAGAATAACTTTAGAACGAATGCCCCTT
TTTGTTTGATCTGTATTTATCACTGCTATTCTACTTCTTCTCTCTCTTCCTGTTTTAGCAGG
TGCTATTACAATACTTCTTACAGATCGTAATTTTAACACATCATTTTTTGATCCATCAGGA
GGAGGTGACCCTGTACTTTATCAACATTTATTTTGATTTTTTGGACATCCAGAAGTTTATA
TTTTAATTCTTCCAGGGTTTGGAATAGTTTCTCATATTATTTGTTTTCACACTGGAAAAA
AAGAACCATTTGGTTCTCTTGGTATAATTTATGCAATAGTAGCTATTGGATTTTTAGGATT
TATTGTCTGAGCGCATCACATATTTACTATCGGTATAGATATTGACACACGAG

2. 粒形硬蜱 *I. granulatus* Supino，1897

国内分布：福建（泉州、邵武、厦门、漳州）、海南（大茅洞、毛祥、通什、文昌、西瑁）、四川（米易）、云南（耿马、昆明、勐腊、双江、思茅、盈江、芒市）、浙江（临安）。

国外分布：日本、朝鲜、印度及东南亚各国。

CO Ⅰ参考序列：BIN（Cluster ID），AAW9107；长度，610 bp。

TTTAATATTAGGAGCACCAGACATAGCTTTTCCTCGAATAAATAATTTAAGTTTTTGACTTCTTCCTCCCTCATTATTTTTATTAATAAATTCTTCATTAATTGAGAGAGGAGCAGGAACAGGGTGGACAGTTTATCCCCCTCTATCATCAAATATTTCCCACTCAGGACCCTCAGTAGATTTGGCTATTTTTTCTTTACATTTAGCCGGTATCTCATCAATTTTAGGAGCAATTAATTTCATTACAACAATTATTAACATGCGCTCCCCAGGAATAACTTTAGAACGAATACCTTTATTTGTATGATCAGTTTTTATCACAGCTATTCTTCTTCTTCTTTCCTTACCTGTATTAGCTGGAGCTATTACTATATTATTAACAGATCGAAATTTTAATACTTCATTTTTTGACCCATCAGGAGGAGGAGATCCAATTTTATATCAACACTTATTTTGATTTTTTGGTCATCCAGAAGTTTATATTTTAATTCTTCCTGGATTTGGAATAGTATCACATATTATTTGTTTCCATACAGGAAAAAAAGAACCATTTGGAACATTAGGAATAATTTACGCTATATTAGCAATTGGATTTTTAGGATTTATCGTA

3. 卵形硬蜱 *I. ovatus* Neumann，1899

同物异名：*I. japonensis* Neumann，1904；*I. frequens* Ogura et Takada，1927。

国内分布：广西（睦边）、湖北、青海、陕西、四川（巴塘）、西藏（东之、康布、亚东、易贡）、云南（保山、耿马、昆明、勐腊、双江、腾冲、中甸）。

国外分布：日本、印度、尼泊尔、缅甸、泰国。

CO Ⅰ参考序列：BIN（Cluster ID），AAW9111；长度，658 bp。

GACTATGTATTTAATTTTTGGAAGTTGATCTACTATAGTTGGTATATCAATAAGCCTTCTGATTCGAACTGAACTAGGGCAACCTGGTTCTCTTATCGGGAATGACCAAATTTACAATGTTATTGTTACAGCCCACGCATTTATCATAATTTTCTTTATAGTTATACCTGTAATAATTGGGGGATTTGGAAATTGACTAATTCCCTTAATATTAGGTGCCCCAGATATAGCTTTCCCCGAATAAATAACCTCAGATTTTGACTTTTGCCCCCTTCAATTTTCTTCTTCTTAATTCCTCTCTCGTAGAGAGGAGCTGGGACTGGATGAACAGTTTACCCTCCCCTATCCTCAAACATCTCCCATTCTGGCGCTTCAGTAGATATAGCAATTTTTTCCCTTCATTTAGCCGGAATTTCTTCCATTCTTGGTGCAATTAACTTTATTACCACGATTATTAACATACGATCCCCAGGAATAACCCTAGAACGAATACCCTTATTCGTTTGGTCTGTTTTTATCACAGCCATTCTCCTTCTTTTATCCTTACCCGTCCTAGCAGGGGCTATCACTATACTGCTAACAGACCGAAATTTTAATACAGCATTCTTCGACCCTGCCGGTGGAGGGGACCCTATTCTCTATCAACATCTCTTC

4. 全沟硬蜱 *I. persulcatus* Schulze，1930

国内分布：黑龙江（虎饶、牡丹江、海林、东宁、桦南、伊春、通河、铁力、勃利、尚志、嫩江、佳木斯、黑河）、吉林（安图、大石头、和龙、蛟河、汪清、长春、桦甸、舒兰、延吉、珲春、敦化、通化、白山市浑江区、抚松、长白、辉南、集安、靖宇、梨树）、新疆（博乐、霍城、呼图壁、精河、玛纳斯、察布查尔、沙湾、乌鲁木齐、温泉、新源、昭苏、木垒、奇台、吉木萨尔、阜康、富蕴、福海、哈巴河、特克斯、尼勒克、巩留、昌吉）、西藏、辽宁、山西（庞泉沟）。

国外分布：日本、朝鲜、东欧、俄罗斯。

CO Ⅰ参考序列：BIN（Cluster ID），AAI7936；长度，610 bp。

TTTAATATTAGGAGCACCTGATATAGCTTTCCCTCGAATAAATAATCTAAGTTTTTG
ACTATTACCCCCTTCTTTATTTTTATTAATCAATTCTTCCTTAGTAGAAAGAGGAGCAGG
GACAGGATGAACTGTTTATCCTCCTCTATCATCTAACATCTCCCATTCAGGTGCATCAGT
CGATATAGCAATTTTTTCTCTTCATTTAGCAGGCATTTCTTCAATCTTAGGAGCAATCAA
TTTTATTACAACAATTATTAACATACGTTCCCCTGGAATATCAATAGAACGAATACCTTT
ATTTGTTTGATCAGTTTTTATTACAGCGATTTTACTTCTTCTTTCCCTTCCTGTTCTTGCT
GGAGCAATTACTATATTACTAACAGATCGAAATTTTAACACTTCATTTTTCGACCCTTCA
GGAGGAGGTGATCCTATTTTATATCAACATTTATTTTGATTTTTGGTCATCCTGAAGTT
TATATTCTTATTCTTCCTGGATTTGGAATAGTTTCCCATATTATTTGTTTTCACACAGGAA
AAAAGAACCTTTCGGAACATTAGGAATAATTTACGCTATATTAGCAATTGGTTTTTTA
GGATTTATTGTT

5. 二棘血蜱 *Haemaphysalis bispinosa* Neumann，1897

国内分布：四川。

国外分布：印度、斯里兰卡、巴基斯坦、尼泊尔、缅甸、越南、柬埔寨、老挝、马来西亚、印度尼西亚。

CO Ⅰ参考序列：BIN（Cluster ID），ADV1020；长度，544 bp。

TTAGGATTAAGTATAAGAATTTTAATTCGAATAGAACTTGGCCAACCCGGAACATT
AATTGGAAATGATCAAATTTATAATGTAATTGTTACTGCCCATGCATTTATCATAATTTTT
TTTATAGTAATACCAATTATAATTGGGGGATTTGGAAATTGATTAGTTCCTCTAATATTAG
GAGCTCCAGATATAGCTTTTCCACGTATAAACAATATAAGATTTTGATTACTACCTCCTTC
ATTATTTTTACTAATTAATTCATCATTAGTTGAAAGAGGGGCAGGAACGGGATGAACTG
TTTATCCCCCATTATCTTCTAATCTTTCACATTATGGTCCATCTGTAGATATAGCAATTTTT
TCCCTTCATTTAGCTGGAGCATCATCAATTTTAGGTGCTATTAATTTTATTACAACTATTAT
TAATATACGATCCTTAGGAATAACTTTAGAACGAATACCATTATTTGTTTGATCAGTATTA
ATTACCGCCATCTTACTTTTATTATCTTTACCTGTTCTTGCTGGAGCAATTACTATATTAC

6. 铃头血蜱 *Ha. campanulata* Warburton，1908

同物异名：*Ha. campanulata hoeppliana* Schulze，1931。

国内分布：北京、河北、黑龙江、江苏、内蒙古、山西、湖北（长风、襄阳、应城）、辽宁、山东（长白、青岛、曲阜、威海、烟台、莱州）。

ITS-2 参考序列：GenBank 登录号，MG721032.1；长度，1660 bp。

TTGCGGCCTTGGGTCTTCCCTTGGCTTCGTCTGTCTGAGGGTCGGATCATATATCAA
GAGAGTCTCTGATGCGCCCGTTGGGTGCGGTGCTCGAGACTCGTTTTGACCGCGTCGG
CGTTATGGACAGCACGTTGAACGTGAACAGCTTGTGCAAAGGACATGCGACGAGGAG

ATGCCAGAGATTGAGTGCACGTGCAAAGGGGAGGGTCCCGGGGGATGTGTTCCCGG
CCCTGTATAGCCCCGGCGATGTGGGGAAGTCTTGATCGCGTGAAGCGGGATCGCCCTTC
GGATTCGGAGGTTGCGTGAGCGCGTGACAGACGCCGCCGGATCAGCGCTTGGAGGGG
AACGGATGCATCCCCGGCGCTCGTGCCTCTTACGACTTTTTCTCTCGGAAACCGCGAGT
CGGCTGCGAAACCTCCCGAAGGGTGCGGAGGTGAGCAGGAGCGGACACCGAGAGTC
CTGGCACACCGTCGGAAGGGCTAAGTGCAGCCGAGCGCGCTTGAAGGTGCGCTTGGC
GTGCGGATCCTTTCCCCGGCTTGTGCAGTCGCCTCTGGGAATCGGGATTCTCCGACTC
CATTAATGGAGGGTCGAGGCGCACCGCGGGCCTTTCGAACGCACGAAAGGGCACGCG
GAAGCGCTTCCCCTCCGTTTCGAACGCGCGCGTCGTTTACCCCAGAGATGTGGGC
GCGCGCCGGCTTGACCCAACTCCGCTGCAGGAAAGCCCTCGAAAGGAGGAGATTGCC
TGCGTTGGGAAGGAGTGTGGCGTGTCAGCTGGTGCCCCGTTTCTCCGTGGTGGAAACC
GTGTTCGTGCGGTCCCGGGTGGAAAGTGGTGGCTTGAGGCAGAGAGAGCGGCCGCGA
TTGCGCCTCGTCTGTGTACGAACGCACGTACGCGAGCGAGCGAGCGCATTGCGGGCGT
GGCTTGGCAGTAGACGGTTCTTTTTGGGATGGATGCTGGGGCTTTCCCGCAGCCAGAC
GCACTAGTGGCACGGCCGTGAGGCTCCGAATTCGTTCGTTGCAGCCGACGGCACATCG
TGGTCGACAGTGCGCGGCGGCGGTATTGAGAGGTGCCGCATCCGGGAACCGTTTTG
CTTGCCCCTTCTTCCGCGCGAGACCGGAACTGTAATTCCAGGTCGCGTTGGTTGAGCC
ACTCTGACTCGCCGTCCGCCGGTACTCCGGTTTCAGACCGTTGCGATGACGCACGCAA
CCTTTGCCAAGTGGGACGCGATCCGTCGTAGTCCGCCGTCGGTCTAAGTGCTTCGTAGT
CTCTGTCCCGAGAAATCTGGGTCACTCCAGTGGGGCGGGGGCGAACGTTTCTTTGAT
GATGCTCGGCTCCCGGTTGAGGCCGTCCTCGTGAGGGTTTGCGAGGCGGCAGGGAATT
ATTCGACCGCGGCTGCCTAGAGCTCTCTTGTCGTTTCTGCTGTGCGATGGAGGTGCACC
GTTTGGGGGCGCCGGGTGGTAGCTTCCCATTGGGGAAAGCGAAGCCTGATGTTGGGAA
GCCCTTGGATGTTGATTGCACTCTGGAGCGCGGCGGAAAACGAAAACCTGTATCCGTG
TCGACCTCAGATCAGGCGAGACAACCCGCTGAATTTAAGCATATCACTAAGCGGAGGA
AAAGAAACCAACAGGGATTCCCTGAGTAGCTGCGAGCGAAA

7. 嗜群血蜱 *Ha. concinna* Koch, 1844

国内分布：黑龙江、辽宁、内蒙古、山西、吉林（长白山、敦化、和龙、蛟河、汪清、延吉）、新疆（精河、哈巴河）。

国外分布：日本、朝鲜、俄罗斯、德国、法国、土耳其、伊朗，东欧。

CO I 参考序列：BIN（Cluster ID），ACH7916；长度，739 bp。

GGAACTTTAATTGGTAATGATCAAATCTATAACGTAATTGTTACAGCTCATGCATTTA
TTATAATTTTTTTTATAGTAATACCTATAATAATTGGAGGATTCGGAAATTGGTTAGTACC
AATTATATTAGGTGCTCCAGATATAGCATTTCCTCGAATAAATAATATAAGATTTTGATTAC
TACCTCCATCATTATTTTTATTAATTAGATCTTCCTTAATTGAAAGAGGAGCTGGAACAG
GTTGAACTGTTTATCCCCCTCTTTCATCTAACTTATCTCACTATGGCCCTTCTGTTGATAT

AGCAATTTTCTCATTACATTTAGCAGGAGCTTCATCAATTTTAGGAGCAATTAATTTTATT
ACAACTATTATTAACATACGTTCTATCGGAATAACATTAGAACGAATGCCTTTATTTGTTT
GATCAGTATTAATTACTGCAATTTTACTTCTTTTATCTTTACCTGTTTTAGCAGGTGCTATT
ACTATATTACTAACAGATCGAAATTTTAATACATCTTTTTTTGACCCTTCAGGGGGAGGA
GATCCAATTTTATATCAACATTATTTTGATTTTTGGGCACCCAGAAGTTTATATTTTAAT
TTACCTGGATTTGGTATAATCTCACAAATTATTTGCTTTCATACAGGAAAAAAGAACC
TTTTGGAAATCTAGGTATAATTTATGCAATATTAGCAATTGGTTTATTAGGATTTATTGTCT
GAGCTCATC

8. 台湾血蜱 *Ha. formosensis* Neumann，1913

国内分布：台湾、海南、广东、福建。

国外分布：日本、缅甸、越南、菲律宾。

CO Ⅰ 参考序列：BIN（Cluster ID），ADC9052；长度，1536 bp。

ATTTTACCGCGATGAATATTCTCTACTAATCATAAAGACATTGGAACAATATATTTA
ATTTTTGGAACCTGAGCAGGGATATTGGGACTAAGAATAAGAATTTTAATTCGAATAGA
ACTAGGGCAACCAGGAACATTAATTGGTAACGATCAAATTTATAATGTTATTGTAACTG
CTCATGCATTTATTATAATTTTTTTTATAGTAATACCTATTATAATTGGGGGGTTTGGAAAT
TGATTAATTCCAATAATATTAGGAGCACCTGATATAGCTTTCCCACGAATAAATAATATA
AGATTTTGACTTCTTCCCCCATCATTATTTTTATTAATTAATTCTTCTTTAGTAGAAAGTG
GAGCAGGGACAGGGTGAACTGTCTATCCCCCACTTTCATCAAATTTATCTCACTATGGC
CCGTCAGTAGATATAGCAATTTTTTCCCTTCATTTAGCTGGGGCCTCTTCAATTCTTGGG
GCAATTAATTTCATCACAACTATTATCAACATACGATCATTAGGAATAACATTAGAGCGA
ATACCATTATTTGTTTGATCTGTTTTAATTACAGCAATTCTACTTTTATTATCCTTACCTG
TACTAGCAGGTGCTATTACTATACTATTAACAGATCGAAATTTTAATACTTCATTCTTTGA
TCCTTCAGGAGGAGGGGATCCAATTTTATATCAACATTATTTTGATTTTTGGGCATCCT
GAAGTTTACATTTTAATTTTACCCGGATTTGGAATAATTTCTCAAATTATTTGTTTTCATA
CAGGAAAAAAGAACCATTTGGTAATTTAGGTATGATTTATGCTATATTAGCAATTGGAT
TATTAGGATTTATTGTTTGAGCTCATCATATATTTACAGTAGGAATAGATATTGATACTCGA
GCCTACTTTACTTCAGCCACAATAATTATTGCTGTTCCAACAGGAATTAAAATTTTCAGA
TGACTTGCTACTCTACATGGAACAAACTTAAAATTTAATACTCCAATTTTATGAGCCCTA
GGATTCGTATTTTATTTACAGTAGGAGGATTAACAGGAATTATATTGGCAAACTCTTCA
ATTGACATTATTTTACATGATACTTATTATGTAGTTGCTCATTTCCACTATGTACTCTCAAT
AGGTGCGGTCTTTGCCATTATAGGGGCTATTATTCACTGATTCCCTTTATTTTTGGACTA
AATTTCAATTCAATTTTAACTAAAGTCAGTTTTTAATTACATTCATTGGGGTAAATATGA
CATTTTTTCCCCAACATTTTTAGGACTAAGAGGAATACCACGACGATATTCAGACTACC
CCGACTTTTTCTCTAAATGAAACATATCTCTTCAATTGGATCCGTTATTAGATTAATTGG
AGTAGGGTTAATAATTTTTATTATTTGATCTTCTATAATTGAAAAAAGAAAATTATAATT

ACTCAATTTACAAATTCATCTATTGAATGAATATTAAATTTTCCTCCTTCAGAACATACAT
TTAATCAAAATAATATTATTTTAAAA

9. 日本血蜱 *Ha. Japonica* Warburton，1908

同物异名：*Ha. japonicadouglasi* Nutall& Warburton，1915。

国内分布：甘肃、辽宁、青海、山西、黑龙江（虎林、饶河）,吉林（安图、长白山、敦化、和龙、蛟河、汪清、延吉）。

国外分布：日本、朝鲜、俄罗斯。

CO I 参考序列：BIN（Cluster ID），ADG5534；长度，631 bp。

AATCATAAAGATATTGGGACAATATACTTAATTTTTGGCTCATGAGCTGGGATATTA
GGATTAAGAATAAGAATTTTAATCCGAATGGAATTGGGACAACCTGGAACTCTAATTG
GAAATGACCAAATTTATAATGTAATTGTAACTGCTCATGCATTTATTATAATTTTTTTAT
AGTTATACCAATTATAATTGGAGGGTTTGGAAATTGATTAGTACCACTATTATTAGGCGC
ACCAGATATAGCATTCCCACGAATAAATAACATAAGATTTTGGTTACTTCCGCCATCCTT
ATTTTTACTAATTAATTCATCTTTAATCGAAAGAGGAGCTGGAACTGGGTGAACAGTTT
ATCCACCATTATCATCTAACTTATCACATTATGGTCCTTCAGTAGATATAGCAATTTTTC
TTTACATTAGCTGGAGCCTCATCAATTTTAGGAGCAATCAATTTCATTACAACCATTAT
CAATATACGATCATTAGGGATAACTTTAGAACGTATGCCATTATTTGTTTGATCAGTTCTT
ATTACAGCAATTCTCCTTTTATTATCATTACCTGTATTAGCAGGGGCAATTACCATATTAT
TAACTGATCGAAATTTTAATACTTCATTTTTTG

10. 长角血蜱 *Ha. Longicornis* Neumann，1901

国内分布：北京、河北、黑龙江、河南、山西、山东、陕西、台湾、辽宁（岫岩）。

国外分布：日本、朝鲜、俄罗斯远东地区、澳大利亚、新西兰及南太平洋岛屿。

CO I 参考序列：BIN（Cluster ID），AAY1812；长度，1521 bp。

ATATTTTCTACCAATCATAAAGACATTGGAACAATATATTTAATTTTTGGTGCTTGA
GCCGGAATGCTAGGTCTAAGAATAAGAATTTTAATTCGAATAGAACTAGGGCAACCTG
GTACATTAATTGGAAATGACCAAATCTATAATGTAATCGTTACTGCTCATGCTTTTATCAT
AATTTTTTTTATAGTTATACCAATTATAATTGGGGGATTTGGAAATTGATTAGTACCATTA
ATATTAGGCGCTCCTGACATAGCATTTCCTCGAATAAATAATATAAGATTTTGACTATTAC
CTCCCTCTTTATTCTTATTAATTAATTCATCTTTAGTTGAAAGAGGGGCGGGTACAGGGT
GAACTGTATATCCTCCATTATCATCTAATTTGTCCCATTATGGACCCTCAGTAGACATAG
CAATTTTTTCACTCCACTTAGCAGGAGCCTCATCAATTTTAGGGGCTATTAATTTCATTA
CAACTATCATTAATATACGATCTTAGGAATAACTTTAGAACGAATACCGCTATTTGTTT
GATCAGTTCTAATTACCGCAATTCTCCTTCTGCTATCCTTACCTGTTCTTGCAGGTGCAA
TTACCATACTCTTGACAGATCGAAATTTAACACCTCATTCTTTGACCCCTCAGGAGGA
GGAGACCCAATTTTATATCAACACTTATTTTGATTTTTTGGACACCCAGAAGTTTATATT
TTAATTTTACCAGGATTTGGGATAATTTCGCAAATCATTTGTTTTCATACAGGTAAAAAA

GAACCTTTTGGTAATTTAGGCATAATTTATGCTATATTAGCAATTGGATTACTGGGATTTA
TTGTCTGGGCACATCACATATTTACAGTAGGAATAGACATTGACACTCGGGCCTACTTT
ACTTCAGCCACAATAATCATTGCTGTCCCAACCGGAATTAAAATTTTTAGCTGATTAGC
AACCTCCACGGTACAAATTTAAAATTTAATACTCCGATTTTATGGGCCTTAGGATTTG
TCTTTTTATTTACTGTAGGGGGATTAACAGGAATTATATTAGCCAATTCATCCATTGATAT
TATCCTCCATGATACATATTATGTAGTTGCTCATTTTCATTATGTTCTTTCAATAGGAGCG
GTTTTTGCTATTATAGGTGCAATCATTCATTGATTCCCATTATTCTTTGGCCTAAATTTTA
ATTCAATTTAACAAAAGACAATTTTAATTACTTTCATTGGTGTAAATATAACTTTTT
TTCCGCAACATTTCTTAGGATTAAGAGGAATACCTCGACGATATTCAGATTACCCAGAT
TTTTTTTCAAAATGAAACATAATTTCCTCTGTAGGCTCTGTAATCAGTTTAATTGGAACA
ATACTAATAATTTTCATTATTTGATCATCAATAATTGAAAAAAGAAAATTATTATTACTC
AATTTACAAATTCATCAATTGAATGAATATTAAATTTTCCCCCATCTGAGCACACTTTTA
ATCAAAATAATATTATTATTAAA

11. 刻点血蜱 *Ha. punctata* Canesterni et Fanzago，1877

国内分布：新疆（巩留、哈巴河、霍城、察布查尔、新源、昭苏）。

国外分布：俄罗斯、伊朗、土耳其、罗马尼亚、匈牙利、希腊、意大利、德国、法国、西班牙、荷兰、丹麦、瑞典、埃及、阿尔及利亚。

CO I 参考序列：BIN（Cluster ID），ABX1743；长度，658 bp。

GACAATATATTTAATTTTTGGATCTTGAGCAGGAATTCTAGGACTTAGAATAAGAAT
TCTTATTCGGATAGAACTTGGCCAACCAGGAACTTTAATTGGGAATGACCAAATTTATAA
TGTCATTGTAACTGCTCATGCTTTTATTATAATTTTTTTATAGTTATACCTATTATAATTGG
GGGATTTGGTAACTGATTAATTCCTATAATATTAGGAGCTCCTGATATAGCATTTCCACGA
ATAAATAACATAAGATTTTGATTATTACCCCCTTCTTTATTTCTATTATTAAATTCCTCTTTA
GTTGAAAGAGGAGCTGGTACAGGATGAACTGTATACCCACCACTTTCATCTAATCTTTC
TCATTATGGGCCATCTGTAGATATAGCTATTTTTTCACTCCATTGGCAGGAGCCTCCTCA
ATTCTAGGGCTATCAATTTTATTACAACCATTATTAATATACGATCATTAGGAATGTCTCT
AGAACGAATACCTCTATTTGTTTGATCAGTTTTAATTACAGCAATTTTACTTTTGTTATCT
TTGCCTGTTTTAGCTGGTGCCATTACAATATTATTAACCGACCGAAACTTTAACACTTCA
TTTTTCGACCCATCAGGAGGAGGGGACCCCATTTTATATCAACATTTATTT

12. 距刺血蜱 *Ha. spinigera* Neumann，1897

国内分布：云南（耿马、勐腊）。

国外分布：印度、斯里兰卡、尼泊尔、老挝、柬埔寨、越南。

16S rRNA 参考序列：GenBank 登录号，MH044720.1；长度，420 bp。

GCTCAATGATTTTTAAATTGCTGTAGTATTTTGACTATACAAAGGTATTGTAATAA
GACTTTAATTGAGTGCTAAGAGAATGGATTTTCAAAAAAATCTTTTTTAAGTTTAATAT
TTGAATTTATTTTTATTTGTGAAGAAACAATAATAAAAATTAAAGACAAGAAGACCCTA

TGAATTTTTATAATTATTTATAATTTAAATTAAATTATAAATAATTATTTAATTGGGGCGATTTAAAAAATAATTAACTTTTTTATTCAAAAAATTGATCCATTAATAATGATTTCATGAAAAAATACTCTAGGGATAACAGCGTAATAATTTTAGATAGATCTTATAGAAAAATAGTTTGCGACCTCGATGTTGGATTAGGATACTTTTTAATGAAGAAGTAAAAATAAGAAGTTGTCA

13. 草原血蜱 *Ha. verticalis* Itagaki, Noda & Yamaguchi, 1944

国内分布：河北、黑龙江、山西、吉林（白城）、内蒙古（赛汗塔拉）、陕西（西安）。

国外分布：蒙古。

CO I 参考序列：GenBank 登录号，KR108850.1；长度，677 bp。

AGATATTGGAACAATATATTTAATTTTTGGTACATGAGCAGGAATATTAGGATTAAGAATAAGTATTCTTATTCGAATAGAACTTGGCCAACCTGGTACTTTAATTGGTAACGATCAAATTTATAATGTAATTGTAACCGCACATGCATTTATTATAATTTTTTTTATAGTAATACCAATTATAATTGGGGGATTTGGAAATTGGTTAGTACCCTTAATATTAGGGGCACCAGATATAGCATTTCCTCGAATAAATAACATAAGATTTTGATTACTTCCTCCCTCTTTATTTCTTTTAATTAACTCTTCTTTAATTGAAACAGGAGCAGGAACAGGATGAACTGTTTATCCTCCATTATCATCAAATTTATCTCATTATGGTCCATCTGTTGATATAGCAATTTTCTCTACATTTAGCTGGAGCATCATCAATTTTAGGAGCTATCAATTTTATTACAACTATTATTAATATGCGATCATTAGGAATAACCTTAGAACGAATACCATTATTTGTTTGATCAGTATTAATTACTGCAATTCTTCTTCTCTTATCATTACCTGTTTTAGCAGGAGCAATTACTATGTTATTAACAGATCGAAATTTTAACACCTCTTTCTTTGACCCATCAGGAGGAGGAGATCCGATTTTATATCAACACTTATTTTGATTTTTTG

14. 微形血蜱 *Ha. wellingtoni* Nuttall & Warburton, 1907

国内分布：海南（蜈支洲）、云南（耿马）。

国外分布：日本、尼泊尔、印度、斯里兰卡、缅甸、越南、柬埔寨、马来西亚、印度尼西亚、巴布亚新几内亚。

16S rRNA 参考序列：GenBank 登录号，MG283136.1；长度，402 bp。

TATTTTGACTATACAAAGGTATTGTAATAAGGCTTTAATTGAGTGCTAAAAGAATGGACTTTCAAAAAAACTCTTTTTTAAATTTAAAAATTTAAATTATTTTTATTTGTGAAGAAACAATAATTTAAATTAAGGACAAGAAGACCCTAAGAATTTTAGTATTTCACATATAAAATTATATATGTAAAATGCTTAATTGGGGCGATTCAAAAAAATTATAAACTTTTTTATTATAAATATGACCCATTATTAATGATATTATGAAACAAATACTCTAGGGATAACAGCGTAATAATTTTAGATAGACCATATAGATAAAAATAGTTTGCGACCTCGATGTTGGATTAGGATTCTAATTTAATGCAGAAGTTAAATTAAGAAGTTTGTTCAACTTTTAAAATCC

15. 越原血蜱 *Ha. yeni* Toumanoff, 1944

国内分布：湖南、福建、海南。

国外分布：越南、日本。

16S rRNA 参考序列：GenBank 登录号，AB819223.1；长度，403 bp。

TATTTTGACTATACAAGGTATTGTAATAAGACTTTAATTGAGTGCTAAAAGAATGGACTTTCAAAAAAATTCTTTTTTAAATTTAAAATTTAAAGTTATTTTTATTTGTGAAGAAACAATAATAAAATTTAAGGACAAGAAGACCCTATGAATTTTTACTATTTTTCAATAAAATTTTTTTGAAAAATAGTTTAATTGGGGCGATTAAAAAATATAATCAACTTTTAAATTTAAAAATAAGATCCATTAATAATGAATTTTTGAAATAAATACTCTAGGGATAACAGCGTAATAATTTTAGATAGATCTTATAGAAAAAATAGTTTGCGACCTCGATGTTGGATTAGGATTCTTATTTAATGAAGAAGTTAAATTAAGAAGTTTGTTCAACTTTTAAAATCC

16. 龟形花蜱 *Amblyomma testudinarium* Koch，1844

同物异名：*A. infestum* Koch，1844；*A. compactum* Neumann，1901；*A. fallax* Schulze，1932；*A. infestum taivanicum* Schulze，1935；*A. yajimae* Kishida，1935。

国内分布：浙江、广东、海南、云南、台湾。

国外分布：日本、印度、斯里兰卡、东南亚各国。

CO Ⅰ 参考序列：BIN（Cluster ID），ADW6088；长度，674 bp。

TTATTTTTGGAGATGAGCTGGAATTATAGGCTTATCCATAAGAATTTTAATTCGAATAGAATTAGGCCAACCAGGAACATTAATTGGAAATGACCAAATTTACAATGTAATTGTGACAGCTCATGCATTTATTATAATTTTTTTTATAGTTATACCTATTATAATTGGAGGATTTGGAAATTGATTAGTTCCTATTATACTAGGAGCTCCTGATATAGCTTTCCCTCGAATAAATAATATAAGATTTTGACTTCTCCCTCCTTCATTATGTTTATTAATTAATTCTTCTTTAATTGAATCAGGAGTTGGAACTGGATGAACTGTTTATCCACCTCTTTCATCTAATCTTTCTCATTATGGACCTTCAGTTGATATAGCTATTTTTTCATTACATTTAGCTGGTGCATCTTCAATTTTAGGATCAATTAATTTTATTACTACTATTGTAAATATACGTTCTATTGGTATAACCATAGAACGTATACCATTATTTGTATGATCTGTATTAACAACTACAATTCTTCTCCTTCTTTCTTTGCCTGTATTAGCAGGTGCTATTACAATATTATTAACAGATCGAAATTTTAATACTTCATTTTTTGACCCTTCTGGAGGTGGGGATCCAATTTTATATCAACATTATTTTGATTTTTGGTCACTGGAAAGGTTTAA

17. 亚洲璃眼蜱 *Hyalomma asiaticum asiaticum* Schulze et Schlottke，1929

国内分布：甘肃（永昌）、新疆（阿克苏、博乐、霍城、喀什、察布查尔、疏勒、叶城）。

国外分布：俄罗斯（中亚地区）、巴基斯坦、阿富汗、叙利亚、伊朗、伊拉克。

CO Ⅰ 参考序列：BIN（Cluster ID），ACQ0961；长度，704 bp。

TCAAAAAATCATAAAGATATTGGAACGATATATTTAATTTTTGGTGCCTGAGCTGGGATATTAGGTCTTAGAATGAGGATATTAATTCGTATAGAACTAGCACATCCTGGAACATTAATTGGCAATGATCAAATTTATAATGTAATTGTAACAGCTCATGCTTTCGTTATAATTTTTTTTATAGTTATACCTATCATAATTGGCGGATTCGGAAATTGATTAGTTCCAATTATACTAGGATCCCTGATATAGCATTCCCTCGAATAAATAATATAAGATTTTGACTTTTACCCCCTTCTCTCTTTTTACTTTTAAATTCATCAATAATTGAATCGGGAGCTGGAACTGGCTGAACAGTTTA

TCCTCCCCTTTCTTCGAATTTATCACATTATGGTCCTTCAGTGGATATAGCTATTTTTCA
CTTCATTTAGCAGGCGCCTCTTCTATTCTTGGGGCTATTAATTTTATTACAACTATTATTAA
TATACGTTCAATTGGATTAACAATAGAACGAATACCTTTATTTGTCTGATCTGTTTTGATT
ACTGCAATCTTACTTTTACTTTCTCTCCCGGTTCTTGCCGGTGCAATTACAATACTATTAA
CAGATCGAAATTTCAATACTTCCTTTTTTGACCCTTCTGGGGGTGGGGACCCTATTCTTT
ACCAACATTTATTTTGATTTTTTGGTCACCCTGAAGT

18. 亚东璃眼蜱 *Hy. asiaticum kozlovi*，Olenev，1931

国内分布：甘肃、吉林、内蒙古、青海、山西、新疆（巴楚、麦盖提、疏附、叶城、精河、和田）。

国外分布：蒙古，中亚各国。

16S rRNA 参考序列：登录号，JF979376.1；长度，415 bp。

TATTTTGACTATACAAGGTATTGTAATAAGATTTTAATTGAATGCTAAAGAATGG
AAGTTTAAAAAAATTCTTTTTTAAAATTAAAAATTGAATTTTTTTAATTTGTGAATAAA
CAATTATAAAAATTAAAGACAAGAAGACCCTAAGAATTTGAAGATCAAATAAATAAAA
AATTTATTATTTATTTAATCTTGATTGGGGCGATCAAAAATATTAATAACTTTTTAAATTA
AAATGATCTATTAATAATAAACTAATGAAATAAATACTCTAGGGATAACAGCGTAATAATT
TTTGATAGATCTTATAGACAAAATAGTTTGCGACCTCGATGTTGGATTAGGATTCTTATTT
AATGAAGATGTTAAATAAGAAGTTTGTTCAACTTTTAAATTCCTACTTGATCTGA

19. 残缘璃眼蜱 *Hy. detritum* Schulze，1919

同物异名：*Hy. detritum albopictum* Schulze，1919；*Hy. detritum perstrigatum* Schulze，1930。

国内分布：北京、河北、黑龙江、吉林、辽宁、内蒙古、山西、贵州（贵阳）、湖北（均县、应城、郧县）、江苏（苏州）、山东（济南、青岛、蓬莱、青州）、新疆（阿克苏、博乐、霍城、精河、玛纳斯、察布查尔、奇台、石河子、和田）。

国外分布：俄罗斯、蒙古、印度、巴基斯坦，以及中亚、西亚、南欧、西欧、北非、东非各国。

CO Ⅰ 参考序列：BIN（Cluster ID），AAF1229；长度，704 bp。

TCAACAAATCATAAAGATATTGGAACAATATATTTAATTTTTGGTTCTTGATCTGGAA
TACTTGGTCTAAGAATAAGAATACTAATTCGCATAGAATTAGCTTATCCTGGTTCATTAAT
TGGAAATGATCAAATTTATAATGTAATTGTAACAGCTCATGCTTTTGTAATAATTTTTTTT
ATAGTTATACCAATTATAATTGGAGGATTTGGGAATTGATTAGTTCCAATTATATTAGGAT
CCCCAGATATAGCATTTCCTCGAATAAATATAAGATTTTGACTTTTACCACCATCTCT
TTTTTACTCTTAAATTCATCATTAATTGAATCCGGAGCTGGAACTGGATGAACAGTTTA
CCCTCCCCTTTCCTCAAATTTATCTCATTACGGCCCCTCAGTGGATATAGCTATTTTTCA
CTTCATTTAGCAGGAGCCTCCTCTATTCTTGGGGCTATTAATTTTATTACAACCATTATTA
ATATACGTTCAATTGGATTAACAATAGAACGAATACCTTTATTTGTTTGATCTGTTTTAAT

TACAGCAATTTTACTTTTACTTTCTCTCCCAGTTCTTGCTGGAGCAATTACAATATTATTA
ACAGATCGAAATTTTAATACTTCTTTTTTTGATCCTTCTGGAGGTGGGGATCCAATTCTT
TATCAACATTATTTTGATTTTTTGGTCACCCTGAAGT

20. 嗜驼璃眼蜱 *Hy. dromedarii* Koch，1844

国内分布：新疆（喀什、疏勒）。

国外分布：俄罗斯、印度、巴基斯坦、阿富汗、伊朗、伊拉克、土耳其、巴勒斯坦、沙特阿拉伯、也门共和国、阿拉伯也门共和国及非洲一些国家。

CO Ⅰ 参考序列：BIN（Cluster ID），AAB4004；长度，637 bp。

ATTTACCGCGATGATTTTATTCAACAAACCATAAAGACATTGGAACAATATATTTA
ATTTTGGATCTTGAGCTGGGATATTAGGTCTTAGAATAAGACTGTTAATTCGGATGGAA
CTAGCACATCCTGGGACTTTAATTGGTAATGATCAAATTTATAATGTAATTGTAACAGCT
CATGCTTTCGTTATAATTTTCTTCATAGTTATACCAATTATAATTGGAGGTTTTGGAAATT
GGCTAGTTCCAATTATATTAGGGGCTCCAGATATAGCATTCCCTCGAATAAATAATATAA
GATTTTGACTTTTACCCCCATCTCTTTTTCTTCTCCTTAATTCATCATTAATTGAATCAGG
AGCTGGAACTGGATGAACAGTTTACCCACCACTTTCTTCAAATTTATCTCATTATGGCCC
TTCAGTAGATATGGCTATTTTCTCACTTCATTTAGCAGGTGCTTCTTCAATTCTTGGAGCT
ATTAATTTTATTACCACAATCATTAATATACGATCAACTGGATTAAGCTTAGAACGAATAC
CTTTATTTGTTTGATCTGTATTAATTACAGCATTCTTACTTTTACTTTCTTTACCAGTTTTA
GCTGGAGCAATTACAATATTATTAACCGATCGAA

21. 边缘革蜱 *Dermacentor marginatus* Schulze，1776

国内分布：吉林、内蒙古、山西、新疆（阿勒泰、博乐、布尔津、巩留、哈巴河、霍城、察布查尔、石河子、塔城、新源、昭苏、和田）。

国外分布：土耳其、叙利亚、伊朗、阿富汗，欧洲和北非一些国家。

CO Ⅰ 参考序列：BIN（Cluster ID），AAL1447；长度，732 bp。

TATTCGAATAGAACTCAGCCAGCCTGGTACATTAATTGGAAATGATCAAATTTATAA
TGTAATTGTTACTGCTCATGCCTTTATTATAATTTTCTTTATAGTAATACCTATTATAATTG
GAGGGTTCGGAAACTGACTAGTTCCAATCATATTAGGTGCTCCAGATATAGCTTTCCCA
CGAATAAATAACATAAGATTCTGATTACTCCCACCTTCATTATTCTTGTTGGTTAATTCCT
CTTTAATTGAATCAGGAGCAGGAACCGGATGAACAGTTTACCCTCCTTTATCCTCTAAT
CTATCACATGGTCCTTCAGTAGATTTAGCAATTTTCTCTCTTCATTTAGCAGGAGCA
TCATCTATTTTAGGGCAATTAATTTTATTACCACAATTATTAATATACGATCAATCGGAAT
AACACTTGAACGAATACCCTTATTTGTATGATCAGTACTAATTACTGCAATTTTACTTTTA
CTTTCTTTACCTGTTTTAGCAGGTGCAATTACTATATTACTAACTGATCGAAATTTTAATA
CATCATTCTTTGATCCTTCAGGAGGAGGAGATCCAATCTTATATCAACATTTATTCTGATT
TTTTGGCCACCCTGAGGTTTATATTTTAGTTCTACCAGGATTTGGAATAATTTCGCAAATT
ATTTGTTTTAGAACAGGAAAAAAGAGCCTTTTGGAAATTTAGGAATAATTTATGCAAT

AGCAGCAAT

22. 达吉斯坦草蜱 *D. daghestanicus* Olenev，1929

同物异名：*D. niveus* Neumann，1897。

国内分布：新疆（巴楚、疏附、和田）、西藏、内蒙古、甘肃。

国外分布：欧洲、西亚、中亚一些国家及蒙古。

CO I 参考序列：BIN（Cluster ID），ACQ4081；长度，704 bp。

TCAACAAATCATAAAGATATTGGAACAATATATTTAATTTTTGGAAGCTGATCCGGA
ATAGTAGGAATGAGAATAAGAATTCTTATTCGAATAGAATTAAGACAACCTGGAACATT
AATTGGCAATGATCAAATTTATAATGTAATTGTCACTGCTCATGCATTTATTATAATTTTT
TTATGGTTATGCCTATTATAATTGGTGGGTTTGGAAATTGGCTTGTTCCTATTATATTAG
GTGCCCCAGATATAGCCTTCCCTCGTATAAATAATATAAGATTTTGGTTACTTCCACCTT
CTTTATTTTTATTAGTAAATTCATCTTTAATTGAGTCAGGGGCAGGAACTGGTTGAACTG
TTTATCCACCTTTATCTTCCAATTTATCCCATTATGGTCCCTCAGTAGATTTAGCAATTTTT
TCCCTTCATTTAGCGGGAGCATCATCAATTTTAGGAGCAATTAATTTTATTACCACAATTA
TTAACATACGATCGATTGGTATAACTCTTGAACGTATACCTTTATTTGTATGATCAGTACT
AATTACTGCAATTTTACTTTTACTTTCATTACCTGTTTTAGCAGGTGCAATTACTATATTAT
TAACTGATCGAAATTTTAATACTTCATTTTTTGACCCTTCAGGAGGCGGTGATCCAATTT
TATACCAACATTTATTTTGATTTTTGGTCACCCTGAAGT

23. 草原草蜱 *D. nuttalli* Olenev，1929

同物异名：*D. birulai kukunoriensis* Olenev，1929。

国内分布：新疆（巴楚、疏附、和田）、西藏。

国外分布：俄罗斯、蒙古、朝鲜。

CO I 参考序列：BIN（Cluster ID），ACQ5660；长度，658 bp。

AACAATATATTTAATTTTTGGAAGATGAGCTGGAATAATAGGAATAAGAATAAGAA
TTCTTATTCGAATAGAACTTAGCCAACCTGGGACATTAATTGGAAATGATCAAATTTATA
ACGTAATTGTTACTGCTCACGCTTTCATTATAATTTTTTTATAGTTATACCTATTATAATC
GGGGGGTTTGGAAATTGGCTTGTCCCAATTATATTAGGTGCTCCAGATATAGCTTTTCC
CCGAATAAATAATATAAGGTTCTGATTACTTCCACCTTCACTATTCTTATTAATCAATTCT
TCTTTAATTGAATCAGGAGCAGGGACTGGTTGAACAGTTTACCCTCCTTTATCTTCCAAT
TTATCACATTATGGCCCTTCAGTAGATTTAGCAATTTTCTCTCTTCATTTAGCAGGAGCAT
CATCAATTCTAGGAGCAATTAATTTTATTACTACAATTATTAACATACGATCAATTGGAAT
AACTCTTGAACGTATACCTTTATTTGTTTGATCAGTATTAATTACTGCAATTTTACTTTTAC
TTTCCTTACCTGTTTTAGCAGGGGCAATTACCATATTATTAACAGATCGAAATTTTAATAC
ATCATTCTTTGACCCTTCAGGGGGGGGAGATCCAATTTTATATCAACATCTATTT

24. 网纹革蜱 *D. reticulatus* Fabricius，1794

同物异名：*D. pictus* Hermann，1804。

国内分布：内蒙古、新疆（哈巴河）。

国外分布：俄罗斯、波兰、匈牙利、捷克、斯洛伐克、罗马尼亚、南斯拉夫、德国、瑞士、比利时、法国、西班牙、英国。

CO Ⅰ 参考序列：BIN（Cluster ID），AAL1453；长度，658 bp。

AACTATATATCTAATTTTTGGAAGATGAGCAGGAATAATAGGAATAAGAATAAGAA
TTCTTATTCGAATAGAACTAAGACAACCCGGAACATTAATTGGGAATGATCAAATTTAC
AATGTAATTGTAACCGCTCACGCATTTATTATAATTTTCTTCATAGTCATACCTATTATAA
TTGGTGGTTTCGGAAATTGACTTGTTCCAATTATACTAGGAGCCCCTGATATAGCTTTTC
CACGTATAAATAATATAAGATTTTGATTACTCCCTCCTTCTTTATTTTTACTAATTAATTCT
TCCTTAATTGAATCAGGAGTAGGGACAGGGTGAACTGTCTATCCTCCCTTATCTTCTAAT
CTATCACATTATGGACCTGCCGTAGACTTAGCAATTTTTCTCTTCATTTAGCCGGAGCT
TCATCAATTTTAGGTGCAATTAATTTTATTACAACAATTATTAATATACGATCAATTGGAAT
AACTCTTGAACGAATACCTTTATTTGTATGATCAGTATTAATTACTGCATTTCTTTTATTAT
TATCTTTGCCTGTATTAGCAGGAGCCATTACTATATTATTAACTGATCGAAATTTCAATAC
TTCATTTTTTGATCCTTCAGGAGGAGGAGATCCTATTTTATACCAACATTTATTT

25. 森林革蜱 *D. silvarum* Olenev，1927

国内分布：北京、河北、辽宁、内蒙古、山西、贵州（贵阳）、黑龙江（虎林）、吉林（和龙、九台）、山东（平度、青岛、栖霞、潍坊、莱州）、新疆（阿勒泰、新源）。

国外分布：俄罗斯、蒙古、朝鲜。

CO Ⅰ 参考序列：BIN（Cluster ID），AAL1447；长度，704 bp。

TCAACAAATCATAAAGATATTGGAACAATATATTTAATTTTTGGAAGATGAGCTGGA
ATAATAGGAATAAGAATAAGAATTCTTATTCGAATAGAACTCAGCCAGCCTGGTACATT
AATTGGAAATGATCAAATTTATAATGTAATTGTTACTGCTCATGCCTTTATTATAATTTTC
TTTATAGTAATACCTATTATAATTGGAGGGTTTGGAAACTGACTAGTTCCAATCATATTAG
GTGCTCCAGATATAGCTTTCCCACGAATAAATAACATAAGATTCTGATTACTCCCACCTT
CATTATTCTTGTTGGTTAATTCCTCTTAATTGAATCAGGAGCAGGAACCGGATGAACA
GTTTACCCTCCTTTATCCTCTAATCTGTCACACTATGGTCCTTCAGTAGATTTAGCAATTT
TCTCTCTTCATTTAGCAGGAGCATCATCTATTTTAGGGGCAATTAATTTTATCACCACAAT
TATTAATATACGATCAATCGGAATAACACTTGAACGAATACCTTTATTTGTATGATCAGTA
CTAATTACTGCAATTTACTTTTACTTTCTTTACCTGTTTTAGCAGGTGCAATTACTATATT
ACTAACTGATCGAAATTTTAATACATCATTCTTTGACCCTTCAGGAGGAGGAGATCCAAT
CTTATATCAACATTTATTCTGATTTTTTGGTCACCCTGAAGT

26. 中华革蜱 *D. sinicus* Schulze，1931

国内分布：北京、河北、吉林、辽宁、黑龙江、山东、山西、新疆。

国外分布：未见报道。

CO Ⅰ 参考序列：BIN（Cluster ID），ACS6430；长度，865 bp。

ATTTTACCGCGATGAATATACTCTACAAATCATAAAGACATTGGAACAATATATTTA
ATTTTTGGGAGCTGAGCTGGAATAATAGGGATAAGAATAAGAATTCTTATTCGCATAGA
ACTTAGTCAACCTGGGACACTAATTGGAAATGATCAAATTTATAACGTAATTGTTACTG
CTCACGCTTTCATTATAATTTTTTTTATAGTTATACCTATTATAATTGGGGGGTTCGGAAAT
TGACTTGTCCCAATTATATTAGGTGCTCCAGATATAGCTTTTCCCCGAATAAATAATATAA
GATTCTGATTACTTCCACCTTCATTATTTTTATTAATCAATTCTTCTTTAATTGAATCAGGA
GCAGGGACTGGTTGAACAGTTTACCCTCCTTTATCTTCTAATTTATCACATTATGGCCCT
TCAGTAGATTTAGCAATTTTCTCTCTTCATTTAGCAGGAGCATCATCAATTCTAGGAGCA
ATTAATTTCATTACTACAATTATTAACATACGATCAATTGGGATAACTCTTGAACGTATAC
CTTTATTTGTCTGATCAGTATTAATTACTGCAATTTTACTTTTACTTTCCTTACCTGTTTTA
GCAGGGGCAATTACCATATTATTAACAGATCGAAATTTTAATACATCATTCTTTGACCCTT
CAGGAGGAGGAGATCCAATCTTATATCAACATCTATTTTGATTTTTTGGGCACCCCGAGG
TATACATTTTAATCCTTCCAGGATTTGGAATAATTTCACAAATTATTTGCTTTAGAACAGG
TAAAAAAGAACCTTTTGGAAACTTAGGAATAATTTATGCAATAGCAGCAATTGGTTTAC
TTGGATTTATTGTATGAGCCC

27. 囊形扇头蜱 *Rhipicephalus bursa* Canestrini & Fanago，1877

国内分布：新疆、云南。

国外分布：俄罗斯，中东、东南欧和北非的一些国家。

CO I 参考序列：BIN（Cluster ID），ADB0344；长度，688 bp。

ATACTGGGATTAAGTATAAGAATATTAATCCGTCTTGAATTAAGACAACCTGGGAG
ATTAATTGGCAATGACCAAATTTATAATGTCATTGTAACAGCTCATGCATTTATTATAATT
TTTTTTATAGTAATACCAATTATAATTGGGGGATTTGGCAATTGACTTGTACCTATTATAT
TAGGTGCTCCTGACATAGCCTTCCCACGAATAAATAATATGAGATTTTGACTCTTACCTC
CTTCTTTATTTTTATTAATTAATTCCTCTTAGTTGAATCAGGGGCAGGGACAGGGTGAA
CTGTATACCCTCCTTTATCATCAAATCTATCTCATTATGGCCCTTCTGTAGATTTAGCTATT
TTCTCTTTACATCTTGCTGGTGCATCATCAATTTTAGGTGCAATTAATTTCATTACAACTA
TTTTAAATATACGGTCAATTGGAATAAGTATAGAACGCATACCATTATTTGTATGATCTGT
ATTAATTACTGCTATTCCTTTACTTTTATCTTTACCTGTATTAGCAGGTGCCATTACAATAC
TATTAACAGACCGAAATTTTAATACTTCATTCTTTGATCCTTCAGGAGGAGGAGATCCAA
TTTTATATCAACATTTATTTTGATTTTTTGGCCACCCTGAGGTATATATTTTAATTCTACCA
GGATTTGGAATAATTTCTCAAA

28. 镰形扇头蜱 *R. haemaphysaloides* Supine，1897

同物异名：*R. haemaphysaloides niger* Supino，1897；*R. haemaphysaloides ruber* Supino，1897；*R. paulopunctatus* Neumann，1897；*R. haemaphysaloides var. expedia* Neumann，1904。

国内分布：福建（泉州、厦门）、海南（保山、霸王岭、大茅洞、吊罗山、琼中、三农、通什）、湖北（应城）、江苏、台湾、西藏、浙江、云南（保山、车里、耿马、河口、昆明、蔓耗、勐腊、双江、普洱市思茅区、西盟）。

国外分布：印度、斯里兰卡、缅甸、印度尼西亚及中南半岛。

CO Ⅰ参考序列：BIN（Cluster ID），ACQ3315；长度，590 bp。

TTAGGGTTAAGAATAAGAATACTAATCCGAATAGAACTAGGGCAACCTGGAACTTT
AATTGGTAACGATCAAATTTACAATGTAATTGTAACAGCCCACGCATTTATTATAATTTTT
TTATAGTTATACCAATCATAATCGGAGGGTTTGGAAACTGATTAGTCCCCATTATGTTA
GGTGCACCAGATATAGCATTTCCACGAATAAATAATATAAGATTTTGATTACTTCCTCCTT
CATTATTTATATTAATTAATTCTTCATTAGTTGAATCAGGAGCTGGAACGGGATGGACAG
TTTATCCTCCTCTATCTTCTAACCTATCCCACTACGGACCTTCTGTAGATTAGCCATTTT
CTCTCTTCATTTAGCCGGAGCATCTTCAATTTTAGGTGCAATTAATTTTATTACTACCATC
ATTAATATACGATCTATTGGTATAACAATAGAACGAATACCTCTATTTGTTTGATCAGTTTT
AATTACCGCTATTTTATTACTTTTATCTCTTCCTGTACTTGCAGGTGCTATTACAATATTAT
TAACAGATCGAAATTTCAATACCTCATTTTTTGATCCTTCTGGAGG

29. 血红扇头蜱 *R. sanguineus* （Latreille，1806）

国内分布：北京、福建、广东、河北、河南、辽宁、山西、台湾、贵州（贵阳）、江苏（苏州）、新疆（巴楚、喀什、疏附、塔城）、云南（西双版纳）。

国外分布：日本、印度等亚洲国家，以及欧洲、非洲、大洋洲、美洲。

CO Ⅰ参考序列：BIN（Cluster ID），AAI0467；长度，626 bp。

ACTTAGTATAAGAATATTAATTCGTATAGAATTAGGACAACCTGGAACTTTAATTG
GAAATGATCAGATTTATAATGTAATCGTAACAGCACATGCATTTATTATAATTTTTTTAT
AGTTATACCAATCATAATCGGAGGATTTGGAAATTGATTAGTCCCTATCATATTGGGTGC
CCCAGATATAGCATTTCCACGAATAAATAATATAAGATTTTGACTTTTACCTCCTTCACT
ATTTTTATTAATTAACTCTTCATTAATTGAATCTGGAGCTGGTACAGGATGAACAGTTTA
CCCTCCTCTATCTTCAAATTTATCACATTATGGCCCTTCAGTAGATTTAGCTATTTTTTCT
CTTCATCTTGCTGGTGCTTCTTCAATTTTAGGTGCAATTAACTTTATTACAACTATTGTA
AACATACGATCAATTGGAATAACAATAGAACGTATACCATTATTTGTTTGATCTGTTTTA
ATTACAGCTATTTTATTACTTTTATCTTACCTGTATTAGCAGGTGCCATTACAATATTGT
TAACTGATCGAAACTTTAATACATCATTTTTTGATCCTTCAGGGGGAGGAGATCCAATT
TTATATCAACATTTATTTTGATTTTTG

30. 图兰扇头蜱 *R. turanicus* Pomerantzev，1940

国内分布：新疆（巴楚、喀什、霍城、和田）。

国外分布：俄罗斯、伊朗、尼泊尔、印度，以及其他一些中亚、欧洲和北非的国家。

CO Ⅰ参考序列：BIN（Cluster ID），AAX8978；长度，840 bp。

ATTTTACCGCGATGAATATATTCTACTAATCACAAAGACATTGGAACAATATATTTAA
TTTTTGGAGCATGATCCGGGATATTAGGATTAAGAATAAGAATATTAATTCGAATAGAGT

TAGGACAACCTGGAACTTTAATTGGAAATGATCAAATCTATAATGTAATTGTAACAGCT
CATGCATTTATTATAATTTTTTTATAGTAATACCAATCATAATTGGAGGATTTGGAAACT
GACTAGTGCCCATTATATTAGGAGCTCCGGACATAGCATTTCCACGAATAAATAATATAA
GATTTTGATTACTTCCTCCCTCATTATTCTTATTAATTAATTCTTCACTGATTGAATCTGGA
GCAGGGACAGGATGAACTGTCTATCCTCCTTTATCCTCAAATTTATCGCATTATGGACCA
TCAGTAGATTTAGCTATCTTCTCTCTTCATCTCGCTGGTGCTTCTTCAATTTTAGGTGCAA
TTAATTTTATTACAACTATTGTAAACATACGATCCATTGGAATAACAATAGAACGAATACC
ATTATTCGTTTGATCTGTTTTAATCACCGCTATTTTATTGCTTCTATCTTTACCTGTTTTAG
CAGGTGCCATTACGATATTATTAACTGATCGAAATTTCAACACTTCATTTTTTGACCCTTC
AGGAGGAGGTGACCCAATTTTATATCAACATTTATTTGATTTTTTGGTCATCCTGAAGT
ATATATTTTAATTTTACCAGGATTTGGTATAATTTCTCAAATCATCTGCTATAATACTGGAA
AAAAGAGCCTTTTGGAAATCTAGGTATAATTTATGCTATAGCGGCAATTGGA

第七章 蝇 类

第一节 蝇类种类、危害、鉴定方法和意义

一、蝇类种类与危害

双翅目在国外亦被称为真蝇,目前全球此类昆虫已超过15万种。双翅目昆虫(蝇、蚊和蠓)形态、生态和生活史在进化过程中的表现及食性的多样性使其适应不同的生物环境,几乎遍布所有的生物圈。

我国把双翅目中的环裂亚目(Cyclorrhapha)统称为蝇类,全世界已知的蝇类有6万余种,有瓣蝇类全世界已知2.3万余种,我国已知3700余种。

从波罗的海新生代岩层的琥珀中发现的一只花蝇和一只寄蝇是已知最早的有瓣蝇类化石,将有瓣蝇类出现的时间推进到了始新世(约4千万年前)。关于有瓣蝇类的系统分类有很多不同的观点,目前学者们广泛认可McAlpine(1987年)根据成虫腹板愈合程度及下侧片是否具鬃列等特征,将有瓣蝇类分为3个总科,即虱蝇总科(Hippoboscoidea)、蝇总科(Muscoidea)(又称家蝇组 muscoid grade)及狂蝇总科(Oestroidea)。2017年,Michelsen和Pape将麦氏蝇独立为乌鲁鲁蝇科(Ulurumyiidae)。Evenhuis等认为应将丽蝇科(Calliphoridae)中的鼻蝇亚科(Rhiniinae)升级为鼻蝇科(Rhiniidea);一些学者支持将丽蝇科中的墨丽蝇亚科(Mesembrinellinae)升级为墨丽蝇科(Mesembrinellinae)。本文将以有瓣蝇类分为3总科18科的分类系统为基础展开讨论(表7-1)。

表7-1 有瓣蝇分类

蝇总科 Muscoidea
 厕蝇科 Fanniidae Schnabl & Dziedzicki,1911
 蝇科 Muscidae Macquart,1834
  芒蝇亚科 Atherigoninae Skidmore,1985
  点蝇亚科 Azeliinae Robineau-Desvoidy,1830
  秽蝇亚科 Coenosiinae Townsend,1892
  蝇亚科 Muscinae Macquart,1834

续表

   圆蝇亚科 Mydaeinae Verrall，1888
   棘蝇亚科 Phaoniinae Malloch，1917
  花蝇科 Anthomyiidae Robineau-Desvoidy，1830
  粪蝇科 Scathophagidae Robineau-Desvoidy，1830
狂蝇总科 Oestroidea Leach，1815
  丽蝇科 Calliphoridae Brauer & Bergenstamm，1889
   迷蝇亚科 Ameniinae Brauer & Bergenstamm，1889
   孟蝇亚科 Bengaliinae Brauer & Bergenstamm，1889
   丽蝇亚科 Calliphorinae Brauer & Bergenstamm，1889
   金蝇亚科 Chrysomyinae Roback，1951
   麻丽蝇亚科 Helicoboscinae Rognes，1986
   绿蝇亚科 Lucilinae Brues Melander & Carpenter，1954
   乌丽蝇亚科 Melanomyinae Townsend，1919
   粉蝇亚科 Polleniinae Brauer & Bergenstamm，1889
   阜蝇亚科 Phumosiinae Colless & McAlpine，1970
  墨丽蝇科 Mesembrinellidae Shannon，1926
  须蝇科 Mystacinobiidae Holloway，1976
  狂蝇科 Oestridae Leach，1815
   疽蝇亚科 Cuterebrinae Rodhain，1927
   皮蝇亚科 Hypodermatinae Rondani，1856
   胃蝇亚科 Gasterophilinae Rodhain & Bequaert，1919
   狂蝇亚科 Oestrinae Leach，1815
  鼻蝇科 Rhiniidae Bauer & Bergenstamm，1889
  邻寄蝇科 Rhinophoridae Robineau-Desvoidy，1863
  麻蝇科 Sarcophagidae Macquart，1834
   蜂麻蝇亚科 Miltogramminae Brauer & Bergenstamm，1889
   野蝇亚科 Paramacronychiinae Rohdendorf，1928
   麻蝇亚科 Sarcophaginae Macquart，1834
  寄蝇科 Tachinidae Robineau-Desvoidy，1830
   长足寄蝇亚科 Dexiinae Macquart，1834
   追寄蝇亚科 Exoristinae Robineau-Desvoidy，1863
   突颜寄蝇亚科 Phasiinae Rondani，1862
   寄蝇亚科 Tachininae Robineau-Desvoidy，1830
  乌鲁鲁蝇科 Ulurumyiidae Michelsen & Pape，2017
虱蝇总科 Hippoboscoidea Samouelle，1819
  舌蝇科 Glossinidae Theobald，1903
  虱蝇科 Hippoboscidae Samouelle，1819
  蝠蝇科 Streblidae Kolenati，1863
  蛛蝇科 Nycterbidae Westwood，1838
 Mormotomyiidae 科，1936

（一）蝇总科（家蝇组）

目前已知约 8000 个物种，我国已知约 2100 种，种数约占世界的 27%，包括厕蝇科、蝇科、花蝇科、粪蝇科 4 个科。

1. 厕蝇科　全世界已知 5 属（约 370 种，我国已报告 140 余种），分别为澳厕蝇属（*Australofannia* Pont，1977）、宽额厕蝇属（*Euryomma* Stein，1899）、扁尾厕蝇属（*Piezura* Rondani，1866）、厕蝇属（*Fannia* Robineau-Desvoidy，1830）、新厕蝇属（*Zealandofannia* Domínguez & Pont，2014）。其中厕蝇属种数最多，约占该科总种数的 95%，该科广泛分布于世界各地，以北半球居多。其幼虫以降解的有机质（粪便或动物尸体等）为食，在生态系统中扮演着分解者的角色，有些种类可造成人蝇蛆病。

2. 蝇科　全世界已知约 4500 种，是有瓣蝇类中仅次于寄蝇科的一个大科。我国有 1200 余种蝇科昆虫，占该科总种数超过 1/4。蝇科分布于除南极洲以外的各个大洲；幼虫大部分种类为腐食性，少数为捕食性、吸血性和植食性（取食花粉和花蜜）。

3. 花蝇科　目前全球已知约 2000 种，中国共记录花蝇科 40 属 678 种，呈世界性分布。偏好林地或潮湿生境；幼虫植食性为主，少数为盗猎寄生性、寄生性或粪食性。

该科有些种类的幼虫常取食植物的地下部分（根或块茎等），俗称根蛆，常导致蔬菜和粮食的减产减收，是重要的地下害虫；有时也常危害作物的地上部分（嫩茎和叶片等），严重影响作物生长，甚至导致作物绝收，如菠菜潜叶蝇对菠菜、甜菜等的危害。

粪食性的花蝇幼虫常孳生于人、畜粪便中，成蝇常与粪便接触，也会在水果及垃圾上驻足和停留，因此可传播一些卫生疾病，给人类的生活和健康造成影响，如横带花蝇（*Anthomyia illocata*）、粪种蝇（*Adia cinerella*）等。

4. 粪蝇科　全世界已知约 400 种，中国约有 30 种。该科蝇类除南极洲和澳洲暂无分布记录，其他地区皆有分布；有些种类的幼虫以动物粪便或腐殖质为食，有些种类幼虫为植食性（植物的叶、茎、未成熟的花头等），少数种类为捕食性（小型无脊椎动物或石蛾卵块）。

（二）狂蝇总科

已知约 15 000 种。该类群有粪食性、嗜尸性、拟寄生性、盗猎寄生性和专性寄生性，下分为丽蝇科、墨丽蝇科、须蝇科、狂蝇科、鼻蝇科、邻寄蝇科、麻蝇科、寄蝇科、乌鲁鲁蝇科共 9 个科；该类群在医学、兽医学、法医昆虫学及保护生物学领域都有重要作用。

1. 丽蝇科　全球已知 1500 余种，广布于世界各地。取食范围极广，有腐食性、植食性及吸血性。例如，吸食雏鸟血液的原丽蝇（*Protocalliphora* spp.），吸食疣猪、鬣狗等动物血液的燥蝇属（*Auchmeromyia* spp.）等。此外，孟蝇亚科等特化为与白蚁相关的类群。

2. 墨丽蝇科　已知仅 36 种，仅分布于环境条件良好的新热带界潮湿的原生林，因此该类群为生态指示类群，成虫取食腐烂的动物组织或植物果实，幼虫生态习性未知。

3. 须蝇科　目前仅知新西兰蝠蝇（*Mystacinobia zelandica* Holloway）1 属 1 种。该种仅发现于新西兰短尾蝠蝠巢内，成虫无翅、眼退化、爪极度特化，附着于寄主蝙蝠的皮毛。仅取食蝙蝠粪并利用蝙蝠进行迁移。

4. 狂蝇科　已知 4 亚科 170 余种，分别为疽蝇亚科、皮蝇亚科、胃蝇亚科、狂蝇亚科，均为脊椎动物专性内寄生蝇类。4个亚科间在雌性产卵和幼虫选择寄生部位等生物学特征方面具有明显的不同。胃蝇亚科产卵于奇蹄类等哺乳动物的口、颊、颈等位置，幼虫寄生于消化系统部位；狂蝇亚科是唯一的卵胎生类群，雌性成虫将一龄幼虫产入奇蹄类、偶蹄类等动物鼻腔内，并寄生于其鼻咽腔和颅腔中；皮蝇亚科产卵于啮齿类、偶蹄类等动物体表，幼虫发育后转移到寄主的真皮层下；疽蝇亚科主要产卵于啮齿类（也有寄生于有袋类和灵长类的情况）寄主活动频繁的生境中，幼虫寄生于其真皮层下。狂蝇昆虫寄主专一性极高，如马鼻狂蝇的幼虫寄生在马属动物的鼻腔、鼻窦、咽部黏膜及附近腔窦中。

5. 鼻蝇科　已知约400种，仅分布于气候温暖的地区，该科生活史除了 *Villeneuviella spp.* 会导致蝇蛆病外，均与白蚁或粪便相关，也有相关报道在直翅目昆虫卵块中培育出了鼻蝇。

6. 邻寄蝇科　有170余个已知物种，广泛分布于世界各地。目前已知它们均为鼠妇（Woodlouse）的内寄生虫，一龄和二龄幼虫以血淋巴为食，三龄幼虫则破坏组织并且在寄主体内化蛹。

7. 麻蝇科　全世界已知3000余种，中国已知300余种。分布地遍及南极洲以外的大陆，幼虫食性有腐食性、营拟寄生或盗猎寄生生活。其下分为3个亚科：蜂麻蝇亚科、野蝇亚科和麻蝇亚科。

该科蝇类与人类的生产、生活息息相关，是重要的病媒昆虫和畜牧害虫，如白头亚麻蝇［*Sarcophaga albiceps*（Meigen，1826）］可传播诸如细菌性痢疾、肠炎等消化道疾病；污蝇属（*Wohlfahrtia spp.*）幼虫使家畜患蝇蛆症，严重影响家畜生长、繁殖，给畜牧业带来严重的经济损失。

麻蝇除了给人类带来危害外，还有一些有利的作用。麻蝇是重要的法医昆虫、天敌昆虫、实验昆虫及传粉昆虫，可根据尸体上麻蝇幼虫的孳生情况推断死亡时间；有些物种寄生于直翅目（Orthoptera）、鳞翅目（Lepidoptera）等农林业害虫，还包括一些陆生软体动物等；麻蝇易饲养、繁殖快、周期短等优点使其成为重要的实验昆虫，如以棕尾别麻蝇（*S. peregrina* Robineau-Desvoidy）进行对重金属反应适应、温度与生长发育关系、储存蛋白基因克隆等方面的生物学研究；麻蝇成虫有访花习性，可携带并传播花粉。此外，大部分的麻蝇幼虫也是生态系统中的重要分解者。

8. 寄蝇科（Tachinidae）　寄蝇科昆虫是双翅目物种多样性最大的科之一，世界寄蝇科有4亚科58族1500属约8500个有效种；中国记录有1250余种。该类群分布广泛，包括沙漠、森林、草地、山脉、冻原特殊环境等几乎所有的野外生境都有分布。该科幼虫主要寄生于鳞翅目、鞘翅目、膜翅目等近200种寄主和少数节肢动物体内（蜈蚣、蜘蛛），是许多农林业害虫的天敌。其对生态系统的平衡稳定起重要调节作用。

9. 乌鲁鲁蝇科　1979年Ferrar在澳大利亚南部发现该科的麦氏蝇，该蝇类在有瓣蝇类中的系统地位一直存在争议，2017年Michelsen和Pape才将其确立为独立的科。

（三）虱蝇总科

全球已知807个物种被描述，分为舌蝇科、虱蝇科、蝠蝇科、蛛蝇科及Mormotomyiidae科。

该总科成虫具吸血口器；幼虫在母体孵化后并不马上产出，而是仍寄居于母体的阴道膨大而形成的"子宫"，由母体的附腺（子宫腺）供给养分，直至幼体接近蛹时才产出，刚产出的幼虫即在母体外化蛹，这种特殊的生殖方式称为腺养胎生（adenotrophic viviparity），也曾因此称为蛹生类（Pupipara）。现有大量证据表明其隶属于有瓣蝇类。

1. 舌蝇科　该科蝇类又称采采蝇，仅分布在非洲界，是锥虫病主要的传播媒介，病媒生物学者对其广泛关注，采采蝇通过吸食人或动物的血液完成锥形虫的传播过程，使其感染昏睡病。主要表现为发热、淋巴结发炎及中枢神经系统受损，以及由其导致的明显乏力、消瘦等。昏睡病已成为阻碍畜牧业、农业、交通运输业发展的重要因素之一。

2. 虱蝇科　除南极洲外，其他地区均有其分布记录，主要寄生于偶蹄类、食肉类和鸟类等脊椎动物体表，吸食血液。

3. 蝠蝇科　仅南极洲未有分布，成虫吸食翼手类动物血液为生。

4. 蛛蝇科　仅南极洲未报道，成虫吸食翼手类动物血液为生，几乎不离开寄主。

5. Mormotomyiidae 科　仅发现 1 个物种，即 *Mormot-omyia hirsuta* Austen，1936，分布于非洲肯尼亚，幼虫孳生于蝙蝠粪，可能吸蝙蝠血。

二、蝇类鉴定方法和意义

蝇类种类繁多，对其分类是科学认识蝇类的基础，鉴定蝇类可以掌握世界蝇类资源，为植物保护、昆虫保护的多样性提供科学依据，对指导害虫防治、生态保护、研究生物进化等都具有重要的理论和现实意义。

第二节　蝇类基因鉴定技术及应用

一、蝇类基因鉴定技术

蝇类隶属于双翅目，是痢疾杆菌、伤寒、脊髓灰质炎、肝炎等多种疾病病原的传播媒介。在国境口岸进行蝇类监测是蝇类及其传染病预防和控制的重要手段，其中蝇类的种类鉴定是监测工作的重要环节，也是识别外来入侵种类的基础。目前大多数口岸对蝇类的鉴定主要依据成虫的形态特征，由于传统的形态学鉴定对媒介生物的形态完整性要求高，而非成虫期的高度相似性和某些特征在不同发育时期的不稳定性更增加了形态学鉴定的难度，不能保证其鉴定的准确性，且口岸查验往往难以获得完整或合适龄期的标本，需要应用分子生物学鉴定手段对其进行补充。

目前比较常见的病媒蝇类的基因鉴定技术有 RAPD、DNA 条形码、PCR-RFLP、微卫星技术、ISSR 等。其中，DNA 条形码技术由于物种鉴定数字化、鉴定过程无限制、对样本的形态完整性要求不高等特点，目前已广泛用于多地口岸国境的媒介蝇类鉴定。例如，通过对丽蝇科、蝇科、麻蝇科等 3 科 6 属 7 种共 77 个蝇类样本进行测定，显示同一物种不同个体间的序列相似度高达 99%，序列间同种个体差异不超过 1%，而种间的序列差异超过7.74%。因此，利用该技术对媒介蝇类进行鉴定完全可行。目前，福州、成都等地的国境口岸已使用该技术对多个种类的媒介蝇类进行鉴定。此外，Malviya等通过RAPD技术对家蝇和东方溜蝇进行了研究，确定这两个物种之间的亲缘关系距离。中南大学Sannaa利用PCR-RFLP使用不同长度的CO Ⅰ和CO Ⅱ基因片段顺利鉴定埃及地区的4种麻蝇。Schroeder等通过PCR-RFLP快速鉴定了人尸体上的几种丽蝇幼虫，为推断人体死亡的具体时间提供了帮助。应斌武用微卫星对嗜尸性蝇类舍蝇进行了有效鉴定。

此外，还有实时荧光PCR等鉴定技术，目前已成熟应用于实蝇科、果蝇科等媒介蝇类近缘阶元的种类鉴定，也为媒介蝇类的鉴定提供了很好的借鉴。

二、蝇类鉴定中常用的基因种类

在昆虫纲基因鉴定相关的系统学研究中会经常使用线粒体DNA（mtDNA）和核糖体DNA（rDNA），线粒体内码的基因多用于讨论种间等稍低阶元的系统发育关系，常用基因有12S rDNA、16S rDNA、CO Ⅰ、CO Ⅱ、ND1、ND2和ND5等；核糖体基因进化较慢，多用来探讨稍高阶元的系统学问题，如28S rDNA可用于种级到科级间的物种鉴定，18S rDNA可以很好地解决在族、亚族和属级水平的分类问题。媒介蝇类主要包括的类群有蝇科、丽蝇科、粪蝇科、花蝇科、厕蝇科等有瓣蝇类，在其系统学研究中常用的基因如下。

（一）线粒体基因

由于线粒体基因的高拷贝数、严格的母系遗传及较快的变异速度（约是核基因变异速度的10倍），线粒体基因在蝇类物种鉴定、种间差异等较低阶元的系统发育研究方面被广泛应用。其中常见的有以下几种。

1. CO Ⅰ基因　全称为细胞色素c氧化酶亚基Ⅰ（cytochrome c oxidase subunit Ⅰ）基因，该基因中长度约700bp的片段区域被认为是DNA条形码编码的理想区域。足以用于对目前已知的1000万种生物进行鉴定，且其种内的遗传差异很小，种间差异又足够大到可以区分物种，使之适用于低阶元的昆虫系统发育研究。DNA条形码技术即主要利用CO Ⅰ基因对物种进行鉴定。很多媒介蝇类的系统发育及物种鉴定均使用该基因进行研究，如王颖、赵峰等利用该基因对烟台地区的横带花蝇、夏厕蝇等16种蝇类及成都机场常见的13种媒介蝇类进行快速鉴定，基因鉴定结果与形态学鉴定结果一致；岳巧云等利用CO Ⅰ基因条形码技术鉴定口岸截获的双翅目蛹，使之不再需要长达数周的培养，缩短了检测周期，提高了口岸通关效率。Wells等利用该基因对丽蝇科种类进行系统发育分析，发现种内差异小于1%，种间差异大于3%；Harvey等对南非和澳大利亚东海岸种群CO Ⅰ序列研究的结果表明最大种内差异为0.8%，最小种间差异为3%。Archana等在印度地区通过DNA条形码及形态特征成功鉴定了5种不同蝇类。Chen等通过CO Ⅰ基因成功鉴定出中国台湾的8种丽蝇。

蝇类鉴定一般使用CO Ⅰ基因的通用引物，序列为如下。

L490：5′-GGTCAACAAATCATAAAGATATTGG-3′，

HCO2198：5′-TAAACTTCAGGGTGACCAAAAAATCA-3′

2. CO Ⅱ基因　全称为细胞色素c氧化酶亚基Ⅱ（cytochrome c oxidase subunit Ⅱ）基

因，基因长度在 670～690bp，编码 226～229 个氨基酸，在 mtDNA 中的位置比较保守。同样适用于较低阶元的物种鉴定，有研究显示 CO Ⅱ 基因的核苷酸和氨基酸序列的进化速率比其他 2 种亚基（CO Ⅰ、CO Ⅲ）高。Sanaa Mohamed 使用该基因成功鉴定两个地区 3 科 14 种蝇类。Singh 和 Achint 基于 CO Ⅱ 基因鉴定了来自印度旁遮普邦的 5 种兽间媒介蝇类。CO Ⅱ 基因有时会和 CO Ⅰ 基因一起用于分类学研究，如 Schroeder 等通过 CO Ⅰ 和 CO Ⅱ 基因采用特定酶切的方法鉴别尸体上的丽蝇幼虫；丽蝇科的一些嗜尸性种类也可通过 CO Ⅰ +CO Ⅱ 全基因序列分析方法进行准确鉴定。

3. Cytb 基因和 ND1 基因　Ctyb（细胞色素 b）基因为蛋白质编码基因，进化速度适中、序列变异较丰富，适合研究从种内到种间甚至科间的系统发育关系。该基因序列作为系统分类指标，已广泛用于各级生物系统学研究。ND1 基因作为分子标记也多用于遗传多样性及系统学分析。白鹏分别以 Cytb 和 ND1 基因为研究对象，对中国 3 个地区的 6 种嗜尸性蝇类的进化关系进行了研究，得出的结果与其他学者用其他遗传标记的结果一致，同时也符合形态学分类的结果。

（二）核糖体基因

1. 16S rDNA　是编码 16S rRNA 的 DNA 序列。首先，该基因参与生物蛋白质的合成过程，且在生物进化的漫长历程中保持不变，可作为生物演变的时钟。其次，该基因既含有高度保守的序列区域，又有中度保守和高度变化的序列区域，因而它适用于进化距离不同的各类生物的亲缘关系研究。最后，该基因的分子量大小适中，便于序列分析。16S rDNA 基因已被用来进行麻蝇科、家蝇科及部分丽蝇科的种类鉴定。由于序列短、扩增容易且基因序列的分子鉴定结果与形态学分类鉴定结果一致，该基因在嗜尸性蝇类鉴定中应用较多。

2. 28S rDNA　是编码 28S rRNA 的 DNA 序列。该基因具有重要的生物学功能，是真核生物染色体上编码核糖体大亚基的基因，在进化上比较保守，是研究生物系统发育较好的分子标记。Yusseffvanegas 等应用 28S rDNA 基因序列成功对丽蝇科属种进行鉴定。Zajac 等基于 CO Ⅰ 部分序列和 28S rDNA 基因对泰国北部 13 种不同的法医相关重要蝇类进行鉴定。也有研究表示该遗传标记对某些蝇类的鉴定有效性较低，如国内的翟仙敦等单独使用 28S rDNA 基因无法准确区分 5 种洛阳地区的嗜尸性麻蝇，仍需结合 CO Ⅰ 基因的结果。

第三节　常见蝇类基因鉴定数据

1. 粪种蝇　*Adia cinerella*（Fallén，1825）

国内分布：天津、河北、山西、内蒙古、辽宁、吉林、黑龙江、上海、江苏、浙江、安徽、福建、山东、河南、湖北、湖南、广东、四川、贵州、云南、西藏、陕西、甘肃、青海、宁夏、新疆、台湾。

国外分布：欧洲（如俄罗斯）、非洲（北部）、亚洲（如朝鲜、日本、印度、尼泊尔、阿拉伯半岛及中亚各国）、北美。

CO Ⅰ参考序列：BIN（Cluster ID），AAG2452；长度，653 bp。

CTATATTTCATTTTTGGAGCTTGATCAGGTATAGTAGGGACTTCATTAAGTATTCTAA
TTCGAGCTGAATTAGGACACCCTGGAGCTTTAATTGGAGATGATCAAATTTATAATGTAA
TTGTAACAGCTCATGCTTTTATTATAATTTTCTTTATAGTAATGCCTATTATAATTGGAGGA
TTTGGAAACTGATTAGTTCCTCTTATACTAGGTGCTCCTGATATAGCTTTCCCTCGAATAA
ATAATATAAGTTTTTGACTTTTACCTCCTGCATTAACATTATTATTAGTAAGTAGTATAGTA
GAAAATGGGGCTGGGACAGGATGAACTGTTTACCCACCTTTATCTTCTAATATTGCTCA
CGGTGGAGCTTCTGTTGATTTAGCTATTTTCTCTTTACATTAGCTGGAATTTCATCAATT
TTAGGTGCTGTAAATTTTATTACAACTGTTATTAATATACGATCAACAGGAATTACTTTTG
ATCGAATACCATTATTTGTTTGATCAGTAGTTATTACAGCTTTATTACTTTTATTATCTTTA
CCAGTTTTAGCTGGAGCTATTACTATATTATTAACAGATCGAAATTTAAATACTTCATTCT
TTGATCCAGCAGGAGGAGGAGATCCTATTTTATATCAACATTTATT

2. 横带花蝇 *Anthomyia illocata* Walker，1856

国内分布：北京、河北、吉林、辽宁、内蒙古、山东、河南、陕西、江苏、上海、浙江、湖北、湖南、福建、台湾、广东、广西、四川。

国外分布：朝鲜、日本、菲律宾、印度尼西亚、尼泊尔、泰国、印度、斯里兰卡。

CO Ⅰ参考序列：BIN（Cluster ID），ACD8455；长度，658 bp。

AACTTTATATTTCATTTTTGGAGCTTGAGCAGGTATAGTAGGTACATCTTTAAGAATT
TTAATTCGAGCAGAATTAGGTCATCCTGGGGCTTTAATTGGAAATGATCAAATTTATAAC
GTAATTGTTACAGCTCATGCTTTTATTATAATTTTTTTTATAGTAATACCTATTATAATTGGA
GGATTTGGTAACTGATTAGTTCCTTTAATATTGGGAGCTCCAGACATAGCATTCCCCCGA
ATAAATAATATAAGTTTTTGACTTTTACCTCCAGCATTAACTTTATTATTAGTAAGTAGTAT
AGTAGAAAACGGAGCTGGGACAGGATGAACTGTTTACCCACCTTTATCATCAAATATTG
CTCATGGTGGAGCTTCTGTAGATTTAGCTATTTTTTCTTTACACTTAGCAGGAATTTCTTC
TATTTTAGGAGCTGTAAATTTTATTACAACTGTAATTAATATACGTTCTACAGGAATTACT
TTTGACCGAATACCTTTATTTGTCCGATCAGTAGTAATTACAGCTTTATTATTATTGTTATC
TTTACCAGTATTAGCAGGTGCTATTACTATATTATTAACAGACCGAAATTTAAATACTTCA
TTTTTTGACCCTGCAGGAGGAGGTGACCCAATTTTATATCAACATTTATTT

3. 灰地种蝇 *Delia platura*（Meigen，1826）

国内分布：河北、四川、天津、福建、辽宁、浙江、上海、北京、黑龙江、重庆、新疆、山东。

国外分布：朝鲜、日本、德国，北美洲、非洲。

CO Ⅰ参考序列：BIN（Cluster ID），AAA3453；长度，614 bp。

AACTTTATATTTTATTTTTGGAGCATGATCAGGAATGGTGGGAACCTCATTAAGTAT
TTTAATTCGAGCTGAATTGGGGCACCCTGGAGCATTAATTGGAGATGATCAAATTTATA

219

ATGTAATTGTAACAGCTCATGCTTTTATTATAATTTTCTTTATAGTAATACCTATTATAATT
GGAGGGTTCGGAAATTGACTAGTTCCTTTAATATTAGGTGCCCCAGATATAGCCTTCCCT
CGAATAAATAATATGAGTTTTTGACTTCTACCCCCCGCATTAACTTTATTGTTGGTAAGA
AGTATAGTAGAAAATGGAGCTGGGACAGGATGAACTGTTTACCCTCCCTTATCTTCTAA
TATTGCCCATGGTGGAGCTTCTGTTGATTAGCAATTTTTTCTTTGCATTTAGCAGGAAT
TTCATCAATTTTAGGAGCCGTAAACTTTATTACAACTGTAATTAATATACGATCTACAGG
AATTACCTTTGACCGAATACCTTTATTTGTTTGATCAGTAGTAATTACAGCATTACTCCT
TTTACTGTCTTTACCAGTATTAGCTGGTGCTATCACTATATTATTAACAGATCGAAATCTA
AATACATCATTTTTGA

4. 绯胫纹蝇 *Graphomya rufitibia* Stein，1918

国内分布：北京、天津、河北、山西、辽宁、吉林、上海、江苏、浙江、福建、江西、山东、河南、湖北、湖南、广东、广西、海南、云南、陕西、台湾。

国外分布：朝鲜、日本、缅甸、印度、斯里兰卡、巴基斯坦、印度尼西亚及澳洲区。

COⅠ参考序列：BIN（Cluster ID），ACA4642；长度，649 bp。

GAGCTTGATCAGGAATAGTCGGAACTTCTTTAAGAATTTTAATTCGAACTGAACTT
GGACACCCTGGTGCATTAATTGGAAATGACCAAATTTATAATGTAATTGTTACAGCACAT
GCCTTTATTATAATTTTCTTTATAGTTATACCAATTATAATTGGAGGATTTGGAAATTGAC
TAGTTCCTTTAATACTTGGAGCTCCAGATATAGCCTTTCCACGAATAAATAATATAAGTTT
TTGACTTTTACCTCCTGCATTAACTCTTTTATTAGCCAGTAGAATAGTCGAAAACGGAGC
TGGAACTGGTTGAACTGTTTACCCTCCTTTATCTACTAATATCGCTCATGGAGGAGCTTC
TGTTGACTTAGCTATTTTTTCTCTTCATTTAGCCGGAATTTCCTCAATTTTAGGAGCTGTT
AATTTTATCACAACTGTAATTAATATACGATCAACAGGAATTACATTTGATCGAATACCTT
TATTTGTCTGATCTGTAGCAATCACTGCACTTTTACTTTTACTATCACTTCCTGTTTTAGC
TGGTGCAATTACTATATTACTTACAGACCGAAATTTAAATACTTCATTTTTCGATCCAGCA
GGAGGAGGAGACCCAATTTTATATCAACATTTATTTTGATTTTTGG

5. 肥喙家蝇 *Musca crassirostris* Stein，1903

国内分布：上海、江苏、福建、广东、广西、海南、四川、云南、台湾。

国外分布：土库曼斯坦、伊朗、土耳其、巴勒斯坦、埃及、希腊、塞浦路斯及南亚各国。

COⅠ参考序列：BIN（Cluster ID），AAF6544；长度，588 bp。

ACTTTATATTTTATCTTCGGAGCTTGATCTGGTATAGTTGGAACTTCATTAAGAATTT
TAATTCGAGCTGAATTAGGACACCCTGGTGCCCTAATTGGTGATGACCAAATTTATAATG
TTATTGTAACAGCTCATGCTTTTATTATAATTTTCTTTATAGTTATACCTATTATAATTGGAG
GATTTGGAAATTGATTGGTTCCTTTAATGTTAGGAGCTCCTGATATAGCATTCCCTCGAAT
AAATAATATAAGTTTCTGACTTTTACCACCTGCTTTAACCTTATTATTAGTTAGAAGTATG
GTAGAAAAGGGAGCTGGAACAGGATGAACTGTTTACCCACCTCTATCTTCTATTATTGC
TCATGGAGGAGCTTCTGTTGATTTAGCTATTTTTTCGCTTCATTTAGCTGGAATTTCTTCA

ATTTTAGGAGCAGTAAATTTCATTACAACTGTTATTAATATACGAGCTACTGGAATTACAT
TTGACCGAATACCTTTATTTGTTTGATCAGTTGTAATTACTGCTTTATTACTTTTACTTTCT
CTTCCAGTTTTAGCCGGTGCTATTACTATATTATTAACAGAC

6. 家蝇 *Musca domestica* Linnaeus，1758

国内分布：全国性分布，但在青藏高原海拔较高地区未发现。

国外分布：世界性分布。

CO Ⅰ 参考序列：BIN（Cluster ID），AAA6020；长度，658 bp。

TACTTTATATTTTATCTTCGGAGCATGATCTGGTATAGTAGGAACATCATTAAGAATT
TAATTCGAGCTGAATTAGGACACCCTGGTGCTCTAATTGGAGACGATCAAATTTATAAT
GTTATTGTAACAGCTCATGCTTTTATTATAATTTTCTTTATAGTAATACCTATTATAATTGG
AGGGTTTGGAAATTGATTAGTTCCTTTAATATTAGGAGCTCCAGATATAGCATTCCCTCG
AATGAATAATATAAGTTTTTGATTATTACCTCCTGCATTAACTCTATTATTAGTAAGAAGTA
TAGTAGAAAAGGGAGCTGGAACAGGTTGAACTGTTTATCCACCTTTATCATCAATTATT
GCTCATGGTGGAGCTTCAGTTGATTTAGCTATTTTCTCTCTTCACTTAGCAGGAATTTCT
TCAATTTTAGGAGCAGTAAATTTTATTACAACTGTTATTAACATACGATCAACAGGAATT
ACATTCGATCGAATGCCTTTATTTGTTTGATCAGTTGTAATTACTGCATTATTATTATT
ATCTCTTCCTGTTCTTGCTGGAGCTATTACTATACTATTAACTGATCGAAATTTAAATACT
TCATTCTTTGACCCAGCTGGAGGAGGTGATCCAATTCTTTATCAACACTTATTC

7. 市蝇 *Musca sorbens* Wiedemann，1830

国内分布：广西、湖南、江苏、天津、广东、安徽、福建、宁夏、辽宁、宁波、浙江、上海、重庆、新疆、山东。

国外分布：日本、朝鲜、韩国、泰国、柬埔寨、缅甸、蒙古、俄罗斯、阿塞拜疆，夏威夷群岛、非洲。

CO Ⅰ 参考序列：BIN（Cluster ID），AAA6020；长度，658 bp。

TACTTTATATTTTATCTTTGGAGCATGATCTGGTATAGTAGGGACTTCATTAAGAATT
TAATTCGAGCTGAATTAGGACACCCTGGTGCTCTAATTGGTGACGATCAAATTTATAAT
GTTATTGTAACTGCTCATGCTTTTATTATAATTTTCTTTATAGTTATACCTATTATAATTGGA
GGATTTGGAAATTGATTAGTTCCTTTAATATTAGGAGCTCCTGATATAGCATTTCCTCGAA
TGAATAATATAAGTTTCTGACTTTTACCTCCTGCTTTAACTCTATTATTAGTTAGAAGTAT
AGTAGAAAAGGGAGCTGGTACAGGATGAACTGTTTACCCACCTTTATCTTCAATTATTG
CTCATGGAGGAGCTTCTGTTGATTTAGCTATTTTCTCTCTTCATTAGCTGGAATTTCTTC
AATTTTAGGAGCAGTAAATTTTATTACTACTGTAATTAATATACGAGCTACTGGTATTACA
TTTGATCGAATACCTTTATTTGTTTGATCAGTTGTAATTACTGCTTTATTACTTCTTCTTTC
TTACCTGTATTAGCCGGAGCTATTACTATATTATTAACAGACCGAAATTTAAATACTTCA
TTCTTTGACCCAGCTGGAGGAGGAGATCCTATTCTTTACCAACACTTATTC

8. 狭额腐蝇 *Muscina angustifrons*（Loew，1858）

国内分布：河北、山西、辽宁、吉林、黑龙江、安徽、江西、山东、河南、广西、四川、陕西、甘肃、新疆。

国外分布：日本、朝鲜、俄罗斯。

CO Ⅰ 参考序列：BIN（Cluster ID），ACD5887 长度，1536 bp。

TCGCAACAATGGTTATTCTCTACTAATCATAAGGATATTGGTACTTTATATTTTATTT
TTGGAGCTTGATCAGGAATAGTAGGAACTTCCTTAAGTATTTTAGTACGTGCTGAGTTA
GGACATCCTGGTGCCCTAATTGGAGATGATCAAATTTATAATGTAATTGTAACAGCTCAT
GCTTTTATTATAATTTTTTTATAGTAATACCAATTATAATTGGAGGATTTGGTAATTGAC
TAGTTCCTTTAATACTAGGAGCTCCAGATATAGCCTTTCCTCGAATAAATAATATAAGTT
TTTGACTTCTACCTCCTGCATTAACATTACTCCTAGTAAGTAGAATAGTTGAAAAGGGA
GCTGGTACTGGCTGAACTGTTTACCCTCCTCTTTCTTCTAATATTGCTCATAGAGGAGCT
TCAGTAGATTTAGCAATTTTTTCTTTACATTTAGCTGGAATTTCATCTATTTTAGGAGCTG
TAAATTTTATTACAACTGTAATTAATATACGCTCTACAGGTATTACATTTGATCGAATACCT
TTATTTGTTTGATCAGTAGTAATTACAGCTTTACTTCTTCTTTTATCTTTACCTGTATTAGC
AGGAGCAATTACTATATTATTAACTGATCGAAATTTAAATACTTCATTTTTTGATCCTGCT
GGAGGAGGAGATCCTATTCTTTACCAACATTTATTTTGATTCTTTGGACACCCTGAAGTA
TATATTTTAATTTTACCTGGATTCGGAATAATTTCTCATATTATTAGTCAAGAATCAGGGA
AAAAAGAAACTTTTGGTGCTCTAGGAATAATTTATGCTATATTAGCTATTGGATTACTAG
GATTTATTGTTTGAGCTCATCATATATTTACTGTTGGAATAGATATTGATACTCGAGCTTAT
TTCACTTCAGCTACTATAATTATTGCTGTACCTACTGGAATTAAAATTTTTAGTTGATTAG
CTACTTTATATGGAGCTCAATTATCTTATTCACCAGCTATTTTGTGATCTTTAGGATTTGTA
TTTTTATTTACTGTTGGAGGATTAACAGGAGTAGTTCTTGCTAATTCTTCATTAGATATTA
TTCTTCATGATACTTATTATGTAGTTGCTCATTTCCATTATGTATTATCTATAGGAGCTGTAT
TTGCTATTATAGCTGGATTTATTCATTGATATCCTTTATTTACAGGATTAACCTTAAATAAC
ACTTTACTAAAAGTCAATTTTTAATTATATTTATTGGAGTAAATTTAACCTTTTTCCCTC
AACATTTTTAGGTTTAGCTGGAATACCTCGACGTTATTCTGACTATCCAGATGCTTATAC
AACATGAAATATTTTTCCACTATTGGCTCAACAATTTCATTATTAGGAATCTTATTATTCT
TTTATATTATTTGAGAAAGTTTAATTTTACAACGACAAGTAATTTTTCCAATTCAATTAAA
TTCATCCATTGAATGATTACAAAATACTCCACCTGCAGAACATAGTTATAATGAATTGCC
TTTATTAACTAATTTC

9. 厩腐蝇 *Muscina stabulans*（Fallén，1817）

国内分布：北京、天津、河北、山西、内蒙古、辽宁、吉林、黑龙江、上海、江苏、浙江、山东、河南、四川、云南、西藏、陕西、甘肃、青海、新疆。

国外分布：古北界、新北界、新热带界、澳洲界和东洋界局部地带，以及非洲界的肯尼亚和南非。

CO Ⅰ 参考序列：BIN（Cluster ID），AAF6582；长度，588 bp。

ACTTTATATTTTATTTTTGGAGCTTGATCAGGAATAGTAGGAACTTCCCTAAGTATC
CTAGTACGAACTGAATTAGGACACCCTGGCGCCTTAATTGGAGATGACCAAATTTACA
ATGTAATTGTAACAGCCCATGCTTTTATTATAATTTTTTTATAGTAATACCTATTATAATT
GGAGGATTTGGAAATTGATTAGTCCCTTTAATATTAGGAGCACCAGATATAGCATTTCCC
CGAATAAATAATATAAGTTTTTGACTTTTACCACCCGCATTAACATTATTACTTGTAAGTA
GTATAGTGGAAAAGGGAGCTGGTACTGGCTGAACCGTTTACCCCCCTTTATCTTCTAATA
TTGCTCATGGAGGAGCTTCTGTAGATTAGCAATTTTTTCTCTACATTAGCAGGAATTT
CTTCAATTTTAGGAGCTGTAAATTTTATTACGACTGTAATCAATATACGATCTACAGGTAT
TACATTTGACCGAATACCTTTATTTGTTTGATCAGTAGTAATTACAGCGTTACTTCTTCTT
TTATCTTTACCTGTTTTAGCTGGAGCGATTACAATATTATTAACAGAT

10. 古铜黑蝇 *Ophyra aenescens*（Wiedemann，1830）

国内分布：大连、上海、天津、南京、宁波。

国外分布：丹麦、挪威、德国、捷克、波兰、匈牙利、法国、罗马尼亚、希腊、马耳他、意大利、西班牙、加那利群岛、美国、中美洲、南美洲及澳洲界。

CO Ⅰ 参考序列：BIN（Cluster ID），AAK3419；长度，653 bp。

TTTGGAGCATGATCCGGAATAATTGGGACTTCATTAAGAATTTTAATTCGAGCTGA
ATTAGGTCACCCAGGTGCTCTTATTGGAGATGATCAAATTTATAATGTAATTGTAACAGC
TCATGCTTTTATTATAATTTTCTTTATAGTAATACCAATTATAATTGGAGGATTTGGAAAT
TGATTAGTTCCATTAATATTAGGAGCTCCTGATATAGCTTTCCCTCGAATAAATAATATAA
GTTTTTGATTATTACCACCTGCACTAACTTTATTATTAGTTAGAAGAATAGTAGAAAATG
GGGCTGGTACAGGTTGAACTGTTTACCCTCCTTTATCTTCTAATATTGCTCATGGAGGAG
CTTCTGTTGATTTAGCAATTTTCTCTTTACATTAGCAGGAATTTCTTCTATTTTAGGAGC
AGTAAATTTTATTACTACTGTAATTAATATACGATCTACTGGAATTACATTTGATCGAATAC
CATTATTTGTTTGATCAGTAGTTATTACTGCTCTTTTATTATTATCTCTTCCAGTTTTAG
CAGGAGCTATTACTATATTATTAACTGATCGAAATTTAAATACTTCATTCTTTGACCCAGC
AGGTGGAGGAGATCCAATTTTATATCAACATTTATTCTGATTTTTTGG

11. 斑蹠黑蝇 *Ophyra chalcogaster*（Wiedemann，1824）

国内分布：北京、河北、山西、辽宁、吉林、上海、江苏、浙江、安徽、福建、江西、山东、河南、湖北、湖南、广东、广西、海南、四川、云南、台湾。

国外分布：朝鲜、日本、印度、斯里兰卡、菲律宾、印度尼西亚、塞班岛、所罗门群岛、美国。

CO Ⅰ 参考序列：BIN（Cluster ID），AAW9286；长度，744 bp。

TATTGGTACATTATATTTCATTTTCGGAGCATGATCAGGAATAATTGGAACATCATTA
AGAATTCTAATTCGAGCTGAATTAGGTCATCCAGGAGCATTAATTGGTGATGATCAAATT
TATAATGTAATTGTTACAGCTCATGCATTTATTATAATTTTCTTTATAGTAATACCTATTATA

ATTGGAGGATTTGGAAATTGACTTGTTCCTTTAATATTAGGTGCTCCTGATATAGCTTTTC
CTCGAATAAATAATATAAGTTTTTGATTATTGCCCCCTGCTTTAACATTATTATTAGTTAGT
AGAATAGTAGAAACGGAGCTGGAACAGGTTGAACTGTTTACCCTCCTTTATCATCTAA
TATTGCTCATGGAGGAGCTTCTGTAGATTAGCAATTTTCTCTCTTCATTAGCTGGAATT
TCATCTATTTAGGAGCTGTAAATTTTATTACTACTGTAATTAATATACGATCAACTGGAA
TTACTTTTGATCGAATACCATTATTTGTATGATCTGTAGTAATTACAGCTTTATTATTCTT
TTATCATTACCTGTTTTAGCTGGAGCTATTACTATATTATTAACAGATCGAAATCTTAATAC
TTCATTTTTTGACCCTGCGGGTGGAGGAGATCCAATTTTATATCAACATTATTTTGATTT
TTTGGTCATCCAGAAGTTTACATTTTAATTCTTCCAGGATTTGGAATAATTTCTCATATTA
TTAGTCAAGAATC

12. 银眉黑蝇 *Ophyra ignava*（Harris，1780）

国内分布：河北、山西、内蒙古、辽宁、吉林、黑龙江、上海、江苏、浙江、江西、山东、广西、四川、陕西、新疆。

国外分布：朝鲜、日本、叙利亚，欧洲、北非、北美洲。

CO Ⅰ参考序列：GenBank 登录号，MH427837.1；长度，642 bp。

GGAATAATTGGAACTTCATTAAGAATTTTAATTCGAGCAGAATTAGGTCACCCAGG
AGCATTAATTGGTGATGATCAAATTTATAATGTAATTGTTACAGCTCATGCATTTATTATA
ATTTTTTTTATAGTAATACCTATTATAATTGGAGGATTTGGAAACTGATTAGTACCCCTAA
TACTAGGAGCTCCAGATATGGCATTTCCTCGAATAAATAATATAAGCTTTTGATTATTACC
TCCTGCTTTAACATTATTATTAGTAAGTAGAATAGTAGAAAACGGAGCTGGTACAGGAT
GAACTGTTTACCCTCCCTTATCATCTAATATTGCTCATGGTGGAGCTTCTGTTGATTTAGC
TATTTTTCTCTTCATTAGCTGGAATTTCATCTATTCTAGGTGCAGTAAATTTTATTTCTA
CTGTAATTAATATACGATCAACTGGAATTACCTTTGATCGAATACCTTTATTTGTTTGATC
TGTAGTAATTACTGCTCTTTTATTATTATTATCATTACCTGTATTAGCAGGAGCTATTACTAT
ATTATTAACTGATCGAAATTTAAATACATCATTTTTTGATCCTGCTGGAGGAGGAGATCC
AATTTTATATCAACATTATTTTGATTTTTTGGTCAC

13. 裸芒综蝇 *Synthesiomyia nudiseta* Van der Wulp，1883

国内分布：辽宁、上海、广东。

国外分布：日本、印度，非洲、美洲。

CO Ⅰ参考序列：BIN（Cluster ID），AAH9692；长度，658 bp。

AACATTGTATTTTATTTTGGAGCATGATCTGGAATAGTAGGAACTTCTTTAAGAAT
TTTAATTCGTGCTGAATTAGGACATCCTGGAGCACTTATTGGAGATGATCAAATTTATA
ATGTAATTGTTACAGCCCACGCTTTTATTATAATTTTTTTATAGTAATACCTATTATAATT
GGAGGATTTGGAAATTGATTAGTTCCTTTAATACTAGGAGCTCCTGATATAGCTTTTCCT
CGAATAAATAATATAAGTTTTTGACTTCTTCCTCCTGCTTTAACATTACTATTAGTAAGT
AGAATAGTAGAAAATGGAGCTGGAACTGGTTGAACTGTTTACCCTCCTTTATCTTCAAA

TATTGCACATGGAGGAGCCTCAGTAGATTTAGCTATTTTTTCTCTTCACTTAGCAGGAA
TTTCTTCTATTTTAGGTGCAGTAAATTTTATTACAACAGTAATTAATATACGATCAACAG
GTATTACATTTGATCGAATACCTTTATTCGTTTGATCTGTAGTAATTACAGCTTTATTATTA
TTATTATCATTACCTGTACTTGCAGGAGCAATTACTATATTATTAACAGACCGAAACCTA
AATACTTCATTTTTTGATCCAGCTGGAGGAGGAGATCCAATTTTATATCAACATTTATTT

14. 巨尾阿丽蝇 *Aldrichina grahami*（Aldrich，1930）

国内分布：黑龙江、吉林、辽宁、内蒙古、北京、天津、河北、陕西、山东、河南、陕西、宁夏、甘肃、青海、江苏、安徽、浙江、湖北、江西、湖南、福建、台湾、广东、海南、广西、四川、贵州、云南、西藏。

国外分布：俄罗斯、朝鲜、韩国、日本、巴基斯坦、印度、美国。

CO I 参考序列：BIN（Cluster ID），AAE1809；长度，1000 bp。

TTATTATTAGTAAGTAGTATAGTAGAAAACGGAGCTGGAACAGGATGAACTGTTTA
CCCACCATTATCTTCTAATATTGCACATGGAGGAGCTTCTGTTGATTAGCTATTTTTC
TTTACATTAGCAGGAATTTCTTCAATTTTAGGAGCTGTAAATTTTATTACAACAGTAAT
TAATATACGATCAACTGGAATTACCTTTGATCGAATACCATTATTTGTATGATCAGTAGT
AATCACAGCTTTATTACTTTTATTATCTTTACCAGTATTAGCAGGTGCTATTACTATATTAT
TAACAGACCGAAATCTTAATACTTCATTCTTTGATCCCGCCGGAGGAGGAGACCCAATT
TTATATCAACATTTATTCTGATTTTTGGTCACCCTGAAGTTTATATTCTAATTTTACCKGG
ATTTGGAATAATTTCTCATATTATTAGCCAAGAATCAGGAAAAAAGGAAACTTTTGGTTC
ATTAGGAATAATTTATGCTATATTAGCTATTGGTTTATTAGGATTTATTGTATGAGCCCACC
ATATATTCACAGTAGGAATAGACGTTGATACCCGAGCTTATTTTACATCAGCTACTATAAT
TATTGCCGTTCCAACAGGAATTAAAATTTTTAGTTGATTAGCAACTCTTTACGGAACGCA
ATTAAATTCTTCCCCAGCTACTCTATGAGCTTTAGGGTTTGTCTTTTTATTTACAGTAGGG
GGATTAACTGGAGTTATTTTAGCTAATTCTTCAGTAGATATTATTCTTCATGATACATATTA
TGTAGTTGCTCATTTCCATTATGTATTATCTATAGGAGCTGTATTTGCTATTATAGCAGGAT
TGTTCATTGATACCCTTTATTTACAGGATTAACATTAAATAATAAAATATTAAAAGTCA
ATTACTATTATATTTATTGGAGTTAATATCACATTTTTCCCTCAACATTTCTTAGGTTTAG
CAGGAATACCTCGACGATACTCAGATTATC

15. 螳丽蝇 *Calliphora augur*（Fabricius，1775）

国内分布：未见报道。

国外分布：澳大利亚。

CO I 参考序列：BIN（Cluster ID），AAE0718；长度，639 bp。

CGAGCTTATTTACCTCAGCTACTATAATTATTGCGGTACCAACTGGAATTAAAATTT
TCAGTTGATTAGCAACTCTTTATGGAACTCAATTAAACTATTCACCAGCTACTTTATGAG
CTTTAGGATTTGTATTTTTATTTACAGTAGGAGGATTAACTGGAGTTGTTTTAGCTAACTC
TTCCGTAGATATTATCCTTCATGATACTTATTATGTAGTTGCTCATTTCCATTATGTTTTATC

AATAGGAGCTGTATTTGCCATTATAGCAGGATTTGTTCATTGATACCCTCTATTTACAGGT
TTAACTTTAAATGGAAAAATACTAAAAGTCAATTTACTATTATATTTATTGGAGTAAATA
TTACATTTTTTCCTCAACACTTTTTAGGATTAGCAGGAATACCTCGACGATATTCAGATTA
TCCAGATGCATACACAACTTGAAATGTAATTTCTACTATTGGATCAACAATTTCATTACTA
GGAATTTTATTTTCTTTTTATTGTTTGAGAAAGTTTAGTTTCACAACGTCAAGTCTTAT
ACCCTGTTCAATTAAATTCATCAATTGAATGACTACAAAATACCCGCCAGCTGAACATA
GTTATTCTGAACTACCTTTATTAACTAACTTC

16. 反吐丽蝇 *Calliphora vomitoria*（Linnaeus，1758）

国内分布：黑龙江、吉林、辽宁、内蒙古、天津、河北、山西、山东、河南、陕西、宁夏、甘肃、青海、新疆、江苏、上海、安徽、浙江、湖北、江西、湖南、福建、台湾、广东、四川、贵州、云南、西藏。

国外分布：俄罗斯、蒙古、朝鲜、日本、阿富汗、印度、尼泊尔、菲律宾、西班牙、瑞典、丹麦、摩洛哥、北美洲。

CO I 参考序列：BIN（Cluster ID），AAA8931；长度，658 bp。

TACTTTATACTTTATTTTTGGAGCTTGATCAGGAATGATTGGAACTTCATTAAGAAT
TTAATTCGAGCTGAACTAGGGCATCCTGGAGCATTAATTGGAGATGACCAAATTTATA
ATGTAATTGTTACAGCTCATGCTTTTATTATAATTTTTTTTATAGTAATGCCAATTATAATT
GGAGGGTTTGGAAATTGACTAGTTCCTTTAATATTAGGAGCCCCAGATATAGCATTCCC
TCGAATAAATAATATAAGTTTCTGACTTTTACCTCCTGCATTAACTTTACTATTAGTAAGT
AGTATAGTAGAAAACGGAGCTGGAACTGGATGAACTGTTTATCCACCTTTATCTTCTAAT
ATTGCACATGGAGGAGCTTCTGTTGATTAGCTATTTTTCTTTACATTTAGCAGGAATTT
CTTCAATTCTAGGAGCTGTAAATTTTATTACTACAGTTATTAATATACGATCAACAGGTAT
TACCTTCGACCGAATACCGTTATTTGTTTGATCAGTAGTAATTACAGCCTTATTACTTTTA
TTATCTTTACCAGTATTAGCAGGAGCTATTACTATATTATTAACAGATCGAAATCTTAATA
CTTCATTCTTTGACCCAGCAGGAGGAGGAGACCCAATTTTATACCAACACTTATTT

17. 大头金蝇 *Chrysomya megacephala*（Fabricius，1794）

国内分布：黑龙江、吉林、辽宁、内蒙古、北京、天津、河北、山西、山东、河南、陕西、宁夏、甘肃、青海、新疆、江苏、上海、安徽、浙江、湖北、江西、湖南、福建、台湾、广东、海南、广西、四川、贵州、云南、西藏。

国外分布：朝鲜、韩国、日本、孟加拉、越南、泰国、菲律宾、马来西亚、印度尼西亚、巴布亚、新几内亚、瓦努阿图、毛里求斯，西非地区、南美洲。

CO I 参考序列：BIN（Cluster ID），AAA5667；长度，598 bp。

CTTTTACCTCCTGCATTAACTTTATTATTAGTAAGTAGTATAGTAGAAAATGGGGCTG
GAACAGGATGAACTGTTTACCCACCTTTATCTTCTAATATTGCTCATGGAGGAGCATCAG
TTGATTTAGCTATTTTCTCTTTACACTTAGCAGGAATTTCTTCAATTTTAGGAGCTGTAAA
TTTTATTACAACTGTAATTAATATACGATCTACAGGAATTACATTTGATCGAATACCTTTAT

TTGTATGATCTGTAGTTATTACTGCTCTATTATTATTATTATCTTTACCAGTATTAGCTGGA
GCTATTACTATATTATTAACTGACCGAAATCTAAATACTTCATTCTTTGATCCAGCAGGAG
GAGGAGATCCTATTTTATATCAACATTTATTTTGATTCTTTGGACATCCTGAAGTTTATATT
TTAATTTTACCTGGATTCGGAATAATTTCTCATATTATTAGTCAAGAATCAGGAAAAAG
GAAACTTTCGGATCTTTAGGAATGATTTATGCTATACTAGCTATTGGTCTATTAGGATTTA
TTGTATGAGCTCACCACATGTTTACTGTTGGAATAGACGTAGACACACGAG

18. 肥躯金蝇 *Chrysomya pinguis* （Walker，1858）

国内分布：辽宁、内蒙古、北京、山西、山东、河南、陕西、宁夏、甘肃、江苏、上海、安徽、浙江、湖北、江西、湖南、福建、台湾、广东、海南、广西、四川、贵州、云南、西藏。

国外分布：朝鲜、韩国、日本、印度、孟加拉、越南、泰国、斯里兰卡、菲律宾、马来西亚、印度尼西亚。

CO Ⅰ 参考序列：BIN（Cluster ID），ADX6516；长度，841 bp。

GCTTTTATTATATATTTCTTTATAGTAATGCCAATTATAATTGGAGGATTTGGAAATTG
ATTAGTTCCTTTAATATTAGGAGCTCCAGATATGGCTTTCCCACGATTAAATAATATAAG
TTTCTGACTTTTACCTCCTGCATTAACTTTATTATTAGTAAGTAGTATAGTAGAAAATGG
GGCTGGAACAGGATGAACTGTTTACCCACCTTTATCTTCTAATATTGCTCATGGAGGAG
CATCAGTTGATTAGCTATTTTCTCTTTACATTTAGCAGGAATTTCTTCAATTTTAGGAG
CTGTAAACTTCATTACAACTGTAATTAATATACGATCTACAGGAATTACATTTGATCGAAT
ACCTTTATTTGTATGATCTGTAGTTATTACTGCTCTATTATTATTATTATCTTTACCAGTATT
AGCCGGAGCTATTACTATATTATTAACTGACCGAAATTTAAATACTTCATTCTTCGACCCA
GCAGGAGGAGGAGACCCTATTTTATACCAACATTATTCTGATTCTTTGGACACCCTGA
AGTTTATATTTTAATTTTACCTGGATTCGGAATAATTTCTCATATTATTAGTCAAGAATCA
GGAAAGAAGGAAACTTTCGGGTCTTTAGGAATGATTTATGCTATACTAGCTATTGGTCTA
TTAGGATTTATTGTATGAGCTCACCACATATTTACTGTTGGAATAGACGTAGATACTCGA
GCTTATTTCACCTCAGCTACAATAATTATTGCTGTACCAACTGGAATTAGAATTTTCAGT
TGATTAGCAACTCTTTACGGAACACATTTAAATTATTCCCCAGCTACTTTATGAGCTT

19. 绯颜裸金蝇 *Achaetandrus rufifacies* （Macquart，1843）

国内分布：山东、河南、江苏、上海、安徽、浙江、江西、福建、台湾、广东、海南、广西、四川、贵州、云南。

国外分布：日本、巴基斯坦、印度、越南、印度尼西亚、巴布亚新几内亚、斐济、马绍尔群岛共和国、新喀里多尼亚、瓦努阿图、澳大利亚、美国、南美洲。

CO Ⅰ 参考序列：BIN（Cluster ID），ACH4950；长度，841 bp。

GCTTTTATTATAATTTTTTTTATAGTAATACCAATTATAATTGGAGGGTTTGGAAATT
GATTAGTTCCTTTAATATTAGGAGCCCCAGATATAGCATTCCCTCGAATAAATAATATAA
GTTTCTGACTTTTACCTCCTGCATTAACTTTACTATTAGTAAGTAGTATAGTAGAAAACG
GAGCTGGAACTGGATGAACTGTTTATCCACCTTTATCTTCTAATATTGCACATGGAGGA

GCTTCTGTTGATTTAGCTATTTTTCTTTACATTTAGCAGGAATTTCTTCAATTTTAGGAG
CTGTAAATTTTATTACTACAGTTATTAATATACGATCAACAGGTATTACCTTCGACCGAAT
ACCATTATTTGTTTGATCAGTAGTAATTACAGCCTTATTACTTTGTTATCTTTACCAGTAT
TAGCAGGAGCTATTACTATATTATTAACAGATCGAAATCTTAATACTTCATTCTTTGATCC
AGCAGGAGGAGGAGATCCAATTTTATACCAACACTTATTTTGATTTTTGGTCATCCTGA
AGTTTATATTTTAATTTTACCTGGATTTGGAATAATTTCACATATTATTAGTCAAGAATCA
GGAAAGAAGGAAACTTTTGGTTCATTAGGAATAATCTATGCTATATTAGCTATTGGATTAT
TAGGATTCATTGTATGAGCTCATCATATATTTACAGTAGGAATAGACGTTGATACACGAG
CTTATTTTACATCTGCAACTATAATTATTGCTGTACCAACAGGAATTAAAATTTTTAGTTG
ATTAGCAACTCTTTATGGTACTCAATTAAATTCTTCCCCAGCTACTCTATGAGCTT

20. 瘦叶带绿蝇 *Hemipyrellia ligurriens* (Wiedemann, 1830)

国内分布：河南、陕西、江苏、上海、浙江、湖北、江西、福建、台湾、广东、海南、广西、四川、贵州、云南、西藏。

国外分布：朝鲜、韩国、日本、印度、孟加拉、泰国、斯里兰卡、菲律宾、马来西亚、印度尼西亚、新加坡、巴布亚新几内亚、澳大利亚、新西兰。

CO I 参考序列：BIN (Cluster ID), ACD4657；长度, 752 bp。

TCGCAACAATGGTTATTTTCAACTAATCATAAAGATATTGGAACTTTATACTTCATT
TTTGGAGCTTGATCTGGAATAATTGGAACTTCACTAAGAATTCTAATTCGAGCTGAATT
AGGACACCCTGGAGCTTTAATTGGAGATGACCAAATTTATAATGTAATTGTAACAGCAC
ATGCTTTTATTATAATTTTTTTTATAGTAATACCAATTATAATTGGAGGATTTGGAAATTGA
TTAGTTCCTTTAATACTAGGAGCCCCAGATATAGCATTCCCTCGAATAAATAATATAAGT
TTTTGACTCCTGCCTCCTGCACTAACTTTATTATTAGTAAGCAGTATAGTAGAAAACGG
AGCTGGAACAGGATGAACAGTTTACCCTCCTTTATCTTCTAATATTGCTCACGGAGGAG
CTTCTGTAGATTAGCTATTTTCTCTTTACATTTAGCAGGAATTTCTTCAATTTTAGGAGC
TGTAAATTTTATTACAACAGTAATTAATATACGATCAACAGGAATTACTTTTGACCGAAT
ACCTCTATTTGTTTGATCTGTAGTAATTACAGCTCTATTACTTTTATTATCATTACCAGTAT
TAGCCGGAGCTATTACAATACTTTTAACAGACCGAAACTTAAATACTTCATTCTTTGACC
CAGCAGGAGGAGGAGACCCAATTTTATACCAACACCTATTCTGATTCTTTGGTCACCCT
GAAGTATATATTTTAATTTTACCTGGATTTGGAAT

21. 南岭绿蝇 *Lucilia bazini* Seguy, 1934

国内分布：河南、陕西、甘肃、江苏、上海、浙江、湖北、江西、湖南、福建、台湾、广东、海南、四川、贵州、云南、西藏。

国外分布：朝鲜、韩国、日本。

CO I 参考序列：BIN (Cluster ID), ABZ3731；长度, 1170 bp。

GGTACTTTATACTTTATTTTTGGAGCATGATCTGGAATAATTGGGACTTCACTAAGA
ATTTTAATTCGAGCTGAATTAGGACACCCCGGAGCATTAGTTGGAGATGACCAAATTTA

TAATGTAATTGTTACAGCTCATGCCTTTATTATAATTTTCTTTATAGTAATACCAATTATAA
TTGGAGGATTTGGAAATTGATTAGTTCCTTTAATATTAGGAGCCCCAGATATAGCATTCC
CTCGAATAAATAATATAAGATTTTGACTCTTACCTCCTGCATTAACTTTATTGTTAGTAA
GTAGTATAGTAGAAAACGGAGCTGGAACAGGATGAACAGTTTACCCACCTTTATCATCT
AATATCGCTCATGGAGGAGCTTCTGTTGATTAGCTATTTTTCCCTTCATTAGCAGGAA
TTTCTTCAATTTTAGGAGCTGTAAATTTTATTACTACAGTTAATAATATACGATCAACAGG
AATTACATTTGATCGAATACCTTTATTTGTTTGATCTGTAGTAATTACAGCTTTATTACTTC
TATTATCATTACCAGTATTAGCCGGAGCTATCACAATATTATTAACTGATCGAAACCTTAA
TACTTCATTCTTTGACCCAGCAGGAGGAGGAGACCCAATTTTATATCAACATTTATTTG
ATTTTTGGACATCCTGAAGTTTATATTTTAATTTTACCTGGATTTGGAATAATTTCTCATA
TTACTAGTCAAGAGTCAGGGAAAAAGGAAACATTTGGTTCATTAGGAATAATTTATGCT
ATATTAGCTATTGGATTATTAGGATTTATTGTATGAGCTCATCATATATTTACAGTTGGAAT
AGACGTAGATACTCGAGCTTATTTTACTTCAGCTACTATAATTATTGCTGTACCAACTGG
AATTAAAATTTTTAGTTGACTAGCAACTCTTTATGGAACTCAACTAAACTATTCTCCCGC
TACTTTATGAGCCTTAGGATTTGTACTCCTATTCACTGTAGGAGGATTAACTGGAGTTGT
TTTAGCTAATTCTTCAGTTGATATTATTTTACATGATACATACTATGTAGTAGCTCATTTCC
ACTACGTACTATCAATAGGAGCTGTATTCGCTATTATAGCAGGATTTGCACATTGATACCC
TTTATTTACAGGATTAACTTTA

22. 铜绿蝇 *Lucilia cuprina* （Wiedemann，1830）

国内分布：辽宁、山西、山东、河南、陕西、宁夏、甘肃、江苏、上海、安徽、浙江、湖北、江西、湖南、福建、台湾、广东、海南、广西、四川、贵州、云南、西藏。

国外分布：朝鲜、韩国、日本、阿富汗、巴基斯坦、印度、越南、老挝、泰国、菲律宾、马来西亚、新加坡、印度尼西亚、斐济、巴布亚新几内亚、沙特阿拉伯、埃及、美国、澳大利亚，近东地区、非洲。

CO I 参考序列：BIN（Cluster ID），AAA6618；长度，658 bp。

AACTTTATATTTTATTTTTGGAGCTTGATCCGGAATAATTGGAACTTCTTTAAGAATT
CTAATTCGAGCTGAATTAGGACACCCTGGAGCTTTAATTGGAGATGATCAAATTTATAAT
GTAATTGTTACAGCTCATGCTTTTATTATAATTTTTTTTATAGTAATGCCAATTATAATTGG
AGGATTTGGAAATTGATTAGTTCCATTAATACTAGGAGCTCCAGATATAGCATTCCCTCG
AATAAATAATATAAGTTTTTGACTTTTACCTCCTGCATTAACTTTATTATTAGTTAGTAGTA
TAGTAGAAAACGGAGCTGGAACAGGATGAACAGTTTACCCTCCCCTATCTTCTAATATT
GCTCATGGAGGAGCTTCTGTTGATTAGCTATTTTCTCTCTTCATTAGCAGGAATTTCTT
CAATTTTAGGAGCTGTAAATTTTATTACTACAGTTATTAATATACGATCAACAGGAATTAC
TTTTGATCGAATACCTTTATTTGTTTGATCAGTAGTAATTACAGCTTTATTGCTTTTATTAT
CATTACCAGTATTAGCAGGAGCTATTACAATACTTTTAACAGACCGAAATCTTAATACAT
CATTCTTTGATCCTGCAGGAGGAGGAGATCCAATTTTATACCAACATTTATTT

23. 亮绿蝇 *Lucilia illustris*（Meigen，1826）

国内分布：黑龙江、吉林、辽宁、内蒙古、北京、天津、河北、山西、山东、河南、陕西、宁夏、甘肃、青海、新疆、江苏、上海、浙江、湖北、江西、湖南、四川、贵州。

国外分布：蒙古、朝鲜、韩国、日本、印度、缅甸、欧洲、北美洲。

CO Ⅰ 参考序列：BIN（Cluster ID），AAA6618；长度，658 bp。

TACTTTATACTTTATTTTTGGAGCTTGATCCGGTATAATCGGAACTTCATTAAGAAT
TTTAATTCGAGCTGAATTAGGACACCCTGGTGCATTAATTGGAGATGACCAAATTTATA
ATGTAATTGTTACAGCTCATGCTTTTATTATAATTTTCTTTATAGTAATGCCAATTATAATT
GGAGGATTTGGAAATTGATTAGTTCCTTTAATATTAGGAGCTCCAGATATAGCATTCCC
TCGAATAAATAATATAAGATTTTGACTTTTACCTCCTGCATTAACTTTACTATTAGTAAGT
AGTATAGTAGAAAACGGAGCTGGAACAGGATGAACAGTTTACCCTCCTTTATCATCTAA
TATCGCTCATGGAGGAGCTTCTGTTGATTAGCTATTTTTTCTCTTCATTTAGCAGGAATT
TCATCAATTTTAGGAGCTGTAAATTTTATTACTACAGTTATTAATATACGATCAACAGGGA
TTACTTTTGATCGAATACCTTTATTCGTTTGATCAGTAGTAATTACAGCTTTATTACTTTTA
TTATCATTACCAGTATTAGCTGGAGCTATTACTATACTTTTAACTGATCGAAATCTTAATA
CTTCATTCTTTGATCCAGCAGGAGGAGGAGACCCAATTTTATACCAACATTTATTT

24. 巴浦绿蝇 *Lucilia papuensis* Macquart，1842

国内分布：河北、河南、陕西、宁夏、甘肃、江苏、上海、安徽、浙江、湖北、江西、福建、台湾、广东、广西、四川、贵州、云南、西藏。

国外分布：朝鲜、韩国、日本、印度、尼泊尔、泰国、斯里兰卡、老挝、菲律宾、马来西亚、印度尼西亚、密克罗尼西亚、巴布亚新几内亚、瓦努阿图、澳大利亚。

CO Ⅰ 参考序列：BIN（Cluster ID），AAF0222；长度，656 bp。

TGGAGCATGATCTGGAATAATTGGAACTTCGTTAAGAATTTTAGTACGAGCTGAAT
TAGGACATCCTGGAGCATTAATTGGAGATGATCAAATTTATAATGTAATTGTTACAGCCC
ATGCTTTTATTATAATTTTCTTTATAGTAATACCCATTATAATTGGAGGATTTGGAAATTG
ATTAGTTCCTTTAATACTAGGAGCCCCAGATATAGCATTTCCTCGAATAAATAATATAAG
ATTTTGACTTTTACCTCCTGCATTAACTTTATTATTAGTAAGTAGTATAGTAGAAAATGG
AGCTGGAACAGGATGAACAGTTTACCCACCTTTATCATCTAATATCGCTCATGGAGGAG
CTTCTGTTGATTAGCTATTTTTTCTCTCCATTTAGCAGGGATTTCTTCAATTTTAGGGG
CTGTAAATTTTATCACTACAGTTATTAATATACGATCAACAGGAATCACTTTTGATCGAA
TACCTCTATTTGTTTGATCAGTAGTAATTACAGCTTTATTACTTTTATTATCATTACCAGTA
TTGGCAGGAGCTATTACAATACTATTAACTGATCGAAATCTTAACACATCATTCTTCGAT
CCAGCAGGAGGAGGAGATCCAATTCTATACCAACATTTATTTTGATTTTTTGGTCACC

25. 紫绿蝇 *Lucilia porphyrina*（Walker，1856）

国内分布：山西、山东、河南、陕西、宁夏、甘肃、江苏、上海、浙江、湖北、江西、湖南、福建、台湾、广东、海南、广西、四川、贵州、云南、西藏。

国外分布：朝鲜、韩国、日本、印度、泰国、斯里兰卡、菲律宾、马来西亚、印度尼西亚、巴布亚新几内亚、澳大利亚。

CO I 参考序列：BIN（Cluster ID），AAC3449；长度，1534 bp。

TCGCAACAATGATTATTTTCAACTAATCATAAGATATTGGTACTCTATATTTTATTTT
TGGAGCTTGATCTGGTATGATCGGAACTTCATTAAGAATTTTAATTCGAGCTGAATTAGG
ACACCCTGGTGCACTAATTGGAGATGACCAAATTTATAATGTAATTGTTACAGCCCACG
CTTTTATTATAATTTTTTTATAGTAATACCAATTATAATTGGAGGATTTGGAAATTGATTA
GTTCCTTTAATACTAGGAGCACCAGATATAGCCTTCCCTCGACTAAATAATATAAGATTT
TGACTTTTACCTCCTGCACTAACTTTATTATTAGTAAGTAGTATAGTAGAAAACGGAGCT
GGAACAGGATGAACAGTTTACCCCCCCTTATCATCTAATATTGCTCATGGAGGAGCTTCT
GTTGATTTAGCTATTTTTTCTCTTCATTTAGCAGGGATTTCATCAATTCTAGGAGCCGTAA
ATTTCATTACTACAGTTATTAATATACGATCAACAGGAATTACCTTTGACCGAATACCCTT
ATTTGTCTGATCAGTAGTAATTACAGCTTATTACTTTTATTATCACTACCAGTATTAGCA
GGAGCTATTACTATACTTTTAACTGACCGAAACCTTAATACTTCATTTTTTGATCCAGCA
GGAGGAGGAGATCCAATTTTATACCAACATCTATTTTGATTCTTTGGTCACCCAGAAGTT
TATATTTTAATTTTACCTGGATTCGGAATAATTTCCCATATTATTAGTCAAGAATCAGGAA
AGAAGGAAACATTTGGATCATTAGGGATAATTTATGCTATATTAGCTATTGGATTATTAGG
ATTCATTGTATGAGCTCATCATATATTTACTGTAGGGATAGACGTTGATACACGAGCTTAT
TTCACTTCAGCTACTATAATTATTGCGGTACCTACTGGGATTAAAATTTTTAGTTGATTAG
CAACTCTTTACGGAACCCAATTAAATTACTCTCCAGCTACATTATGAGCTTTAGGATTTG
TATTTTTATTCACAGTAGGAGGACTAACTGGAGTTGTTTTAGCTAATTCTTCAGTTGATAT
TATTTTGCATGATACATACTATGTAGTAGCTCACTTCCATTATGTACTTTCAATAGGAGCC
GTATTTGCTATTATAGCAGGATTTGTTCATTGATACCCCTTATTTACAGGATTAACTTTAA
ATGCAAAAATATTAAAAAGTCAATTTACTATTATATTTATTGGAGTAAATTTAACTTTCTT
TCCTCAACATTTTTTAGGATTAGCTGGAATACCACGACGATACTCAGATTATCCAGACGC
TTACACAACTTGAAATGTAATTTCTACAATTGGATCAACAATTTCTCTTTTAGGAATTTTA
TTCTTCTTCTTTATTGTTTGAGAAAGTCTTGTTTCTCAACGTCAAGTTTTATTTCCTGTTC
AATTAAATTCATCAATTGAATGACTACAAAATACTCCACCAGCTGAACATAGTTATTCTG
AATTACCTTTATTAACTAATT

26. 丝光绿蝇 *Lucilia sericata*（Meigen，1826）

国内分布：黑龙江、吉林、辽宁、内蒙古、北京、天津、河北、山西、山东、河南、陕西、宁夏、甘肃、青海、新疆、江苏、上海、安徽、浙江、湖北、江西、湖南、福建、台湾、广东、海南、广西、四川、贵州、云南、西藏。

国外分布：蒙古、朝鲜、韩国、日本、巴基斯坦、印度、斯里兰卡、沙特阿拉伯，欧洲、大洋洲、南美洲、北美洲、北非地区、南非。

CO I 参考序列：BIN（Cluster ID），AAG6746；长度，476 bp。

ATTGGAGATGATCAAATTTATAATGTAATTGTKACAGCTCATGCTTTTATTATAATTT
TTTTTATAGTAATGCCAATTATAATTGGAGGATTTGGAAATTGATTAGTTCCATTAATACT
AGGAGCTCCAGATATAGCATTCCCTCGAATAAATAATATAAGTTTTTGACTTTTACCTCC
TGCATTAACTTTATTATTAGTTAGTAGTATAGTAGAAAACGGAGCTGGAACAGGATGAA
CAGTTTACCCTCCTCTATCTTCTAATATTGCTCATGGAGGAGCTTCTGTTGATTTAGCTA
TTTTCTCTCTTCATTTAGCAGGAATTTCTTCAATTTTAGGAGCTGTAAATTTTATTACTAC
AGTTATTAATACGATCAACAGGAATTACTTTTGATCGAATACCTTTATTTGTTTGATCA
GTAGTAATTACAGCTTTATTACTTTTATTATCATTACCAGTATTAGCAGGAGCTAT

27. 粗野粉蝇 *Pollenia rudis*（Fabricius，1794）

国内分布：无。

国外分布：印度、土耳其、德国、法国、加拿大、美国、新西兰、澳大利亚、北非地区。

CO Ⅰ 参考序列：BIN（Cluster ID），ABY0051；长度，658 bp。

TACTTTATATTTTATTTTCGGAGCATGATCAGGAATAGTAGGTACCTCTTTAAGAAT
CTTAATTCGAGCAGAATTAGGACACCCTGGAGCATTGATCGGTGATGACCAAATTTATA
ATGTAATTGTAACAGCTCATGCTTTTGTTATAATTTTTTTTATAGTAATACCTATTATAATT
GGAGGATTCGGAAATTGACTTGTTCCTTTAATATTAGGAGCACCTGACATAGCATTCCC
TCGAATAAATAATATAAGTTTTTGACTTTTACCTCCTGCACTTACGCTTCTATTAGTGAG
CAGTATAGTGGAAAATGGAGCTGGGACAGGATGAACTGTTTACCCTCCTCTATCTTCTA
ATATTGCTCATGGAGGGGCTTCTGTTGACTTAGCTATTTTTTCACTTCATTTAGCAGGGA
TTTCCTCAATTTTAGGAGCAGTAAATTTTATTACAACTGTAATTAATACGATCTACAG
GTATCACATTTGACCGAATACCTTTATTTGTTTGATCTGTAGTAATCACAGCACTATTACT
TCTTTTATCTTTACCAGTATTAGCAGGAGCTATTACTATACTATTAACAGATCGAAATTTA
AATACTTCCTTTTTTGATCCTGCAGGAGGAGGTGATCCAATTTTATACCAACATTTATTT

28. 红尾粪麻蝇 *Sarcophaga africa*（Wiedemann，1824）

国内分布：北京、天津、河北、山西、内蒙古、辽宁、吉林、黑龙江、上海、江苏、浙江、山东、河南、湖南、广东、四川、云南、陕西、甘肃、青海、宁夏、新疆。

国外分布：朝鲜、日本、蒙古、埃及、以色列、黎巴嫩、叙利亚、土耳其、伊拉克、沙特阿拉伯、也门、伊朗、阿富汗、印度、尼泊尔，欧洲、亚洲北部、北美洲、南美洲。

CO Ⅰ 参考序列：BIN（Cluster ID），AAC1710；长度，658 bp。

AACTTTATATTTTATTTTCGGAGCTTGAGCAGGTATAGTAGGAACTTCATTAAGAAT
TCTTATTCGAGCAGAATTAGGTCACCCTGGTGCATTAATTGGTGATGATCAAATTTATAA
TGTAATTGTTACAGCCCATGCTTTCATTATAATTTTTTTTATAGTAATACCAATTATAATTG
GAGGATTTGGAAATTGATTAGTGCCAATTATACTAGGAGCTCCAGATATAGCCTTCCCT
CGGATAAACAATATAAGTTTTTGACTTTTACCTCCTGCATTAACATTGCTTCTAGTAAGT
AGTATAGTAGAAAATGGAGCTGGAACAGGTTGAACTGTATACCCTCCTTTATCTTCTAAT
ATTGCTCATGGAGGAGCTTCTGTTGATTTAGCTATTTTTTCTCTCCATTTAGCTGGAATTT

CTTCAATTCTAGGAGCAGTAAATTTTATTACTACAGTTATTAATATACGATCAACAGGAAT
CACTTTTGATCGAATACCTTTATTTGTATGATCTGTAGTAATCACAGCCCTACTTTTATTA
CTTTCTTTACCTGTACTTGCCGGAGCTATTACTATATTATTAACTGATCGAAATATTAATAC
TTCATTTTTTGACCCGGCAGGAGGAGGAGATCCTATTCTATATCAACATTTATTT

29. 白头亚麻蝇 *Parasarcophaga albiceps*（Meigen，1826）

国内分布：北京、天津、河北、山西、内蒙古、辽宁、吉林、黑龙江、江苏、浙江、福建、江西、山东、河南、湖北、广东、广西、海南、四川、云南、西藏、陕西、甘肃、宁夏、澳门、台湾。

国外分布：朝鲜、日本、缅甸、越南、印度、斯里兰卡、菲律宾、印度尼西亚、巴基斯坦、巴布亚新几内亚、所罗门群岛、澳大利亚、欧洲。

CO I 参考序列：BIN（Cluster ID），ABY5605；长度，588 bp。

ACTTTATACTTTATTTTTGGAGCTTGAGCAGGTATAGTAGGAACTTCATTAAGAATT
CTTATTCGAGCAGAATTAGGTCATCCTGGTGCATTAATTGGAGATGATCAAATTTATAAT
GTAATTGTTACAGCTCATGCTTTTATTATAATTTTTTTTATAGTAATACCAATTATAATTGG
AGGGTTTGGAAATTGACTAGTACCAATTATACTAGGAGCTCCAGACATGGCATTCCCTC
GAATAAATAATATAAGTTTTTGACTTTTACCTCCAGCATTAACATTGCTTCTAGTAAGTA
GTATAGTAGAAAACGGAGCTGGAACAGGATGAACTGTTTACCCTCCTTTATCTTCTAATA
TTGCTCACGGAGGAGCTTCTGTTGATTAGCTATTTTCTCTTTACATTTAGCTGGGATTTC
TTCAATTTTAGGAGCAGTAAATTTTATTACTACAGTTATTAACATACGATCTACAGGTATT
ACATTTGATCGAATACCTTTATTTGTTTGATCAGTAGTAATTACTGCTTTACTTTTATTATT
ATCTTTACCTGTCCTTGCAGGAGCAATTACAATATTATTAACTGAT

30. 短角酱麻蝇 *Liosarcophaga brevicornis*（Ho，1934）

国内分布：北京、天津、河北、辽宁、上海、江苏、浙江、福建、山东、河南、湖北、广东、广西、海南、四川、云南。

国外分布：朝鲜、日本、泰国、缅甸、马来西亚、俄罗斯、澳大利亚。

CO I 参考序列：BIN（Cluster ID），AAC4539；长度，645 bp。

ATATTTTATTTTCGGAGCTTGAGCAGGTATAGTAGGAACTTCATTAAGAATTCTTAT
TCGAGCAGAATTAGGTCATCCTGGAGCATTAATTGGAGATGATCAAATTTATAATGTAA
TTGTTACAGCTCATGCTTTTATTATAATTTTCTTTATAGTAATACCTATTATAATTGGAGGA
TTCGGAAACTGATTAGTACCAATTATATTAGGAGCCCCAGATATAGCTTTCCCTCGAATA
AATAATATAAGTTTTTGACTTTTACCCCCAGCATTAACATTACTAGTCAGTAGTATA
GTAGAAAATGGAGCTGGAACAGGATGAACTGTTTACCCTCCTTTATCTTCTAATATCGC
TCATGGAGGAGCTTCTGTTGACTTAGCTATTTTTCTTTACATTTAGCCGGAATTTCTTCA
ATTTTAGGAGCTGTAAATTTTATTACTACAGTAATTAATATACGATCAACTGGTATTACAT
TTGACCGAATACCATTATTTGTATGATCAGTAGTAATTACAGCTTTACTTTTATTACTATCT
TTACCTGTACTTGCTGGAGCAATTACTATATTATTAACTGATCGAAATATTAATACTTCATT

CTTTGACCCAGCAGGAGGAGGAGATCCTATTTTATATCAACA

31. 酱麻蝇 *Lisarcophaga dux*（Thomson，1869）

国内分布：北京、河北、内蒙古、辽宁、吉林、黑龙江、江苏、浙江、安徽、山东、福建、河南、湖北、广东、广西、海南、四川、云南、甘肃、宁夏、台湾。

国外分布：朝鲜、日本、泰国、缅甸、印度尼西亚、菲律宾、印度、斯里兰卡、美国、澳大利亚、巴布亚新几内亚、萨摩亚独立国。

COⅠ参考序列：BIN（Cluster ID），AAC4541；长度，657 bp。

ACTTTATACTTTATTTTCGGAGCTTGAGCAGGTATAGTAGGAACTTCACTAAGAATT
CTTATTCGAGCAGAATTGGGTCATCCTGGTGCATTAATTGGTGATGATCAAATTTATAAT
GTAATTGTTACAGCTCATGCCTTTATTATAATTTTTTTTATAGTTATACCAATTATAATTGG
AGGATTTGGAAATTGACTAGTACCAATTATACTAGGAGCTCCAGATATAGCATTCCCCC
GAATGAATAATATAAGTTTCTGACTTTTACCACCAGCATTAACATTATTACTAGTAAGCA
GTATAGTAGAAAATGGAGCTGGAACAGGATGAACTGTTTACCCTCCTTTATCTTCTAATA
TTGCTCATGGAGGAGCTTCTGTTGATTAGCTATTTTTTCATTACATTTAGCTGGAATCTC
TTCAATTCTAGGAGCAGTAAATTTTATTACTACAGTCATTAATATACGATCAACCGGTATT
ACATTTGATCGAATACCTTTATTTGTATGATCAGTAGTAATTGCATTACTTTTATTATT
ATCTTTACCTGTATTAGCTGGAGCAATTACTATATTATTAACTGATCGAAATATTAATACTT
CATTCTTTGACCCAGCAGGAGGAGGAGATCCTATTTTATATCAACATTTATTT

32. 黑尾黑麻蝇 *Helicophagella melanura*（Meigen，1826）

国内分布：北京、天津、河北、山西、内蒙古、辽宁、吉林、黑龙江、上海、江苏、浙江、安徽、福建、江西、山东、河南、湖北、湖南、广东、广西、海南、四川、贵州、云南、西藏、陕西、甘肃、青海、宁夏、新疆、台湾。

国外分布：朝鲜、日本、蒙古、马来西亚、印度、阿富汗、伊朗、伊拉克、巴勒斯坦、叙利亚、土耳其、埃及、摩洛哥、阿尔及利亚、突尼斯、毛里塔尼亚，欧洲、北美洲。

COⅠ参考序列：BIN（Cluster ID），ACB5109；长度，576 bp。

ACTTTATACTTTATTTTCGGAGCTTGAGCAGGTATAGTAGGAACTTCATTAAGAATT
CTTATTCGAGCAGAATTAGGTCATCCTGGTGCATTAATTGGAGATGATCAAATTTATAAC
GTAATCGTTACAGCTCATGCTTTTATTATAATTTTCTTTATAGTAATACCAATTATAATTGG
AGGGTTTGGAAATTGATTAGTACCAATTATACTAGGAGCCCCAGATATAGCTTTCCCTC
GAATAAATAATATAAGATTTTGACTTTTACCTCCAGCATTAACACTACTTCTAGTAAGCA
GTATAGTAGAAAACGGAGCTGGAACAGGATGAACTGTTTACCCTCCTTTATCATCTAATA
TTGCTCATGGAGGTGCTTCTGTTGATTAGCTATTTTCTCTCTTCATCTAGCTGGAATCTC
TTCAATTTTAGGAGCCGTAAATTTTATTACTACAGTTATTAATATACGATCTACAGGAATT
ACTTTTGATCGAATACCTTTATTTGTATGATCAGTAGTAATTACAGCTTTACTTCTATTACT
CTCATTACCTGTACTTGCGGGAGCAATTACTATA

33. 黄须亚麻蝇 *Parasarcophaga misera*（Walker，1849）

国内分布：北京、天津、河北、辽宁、吉林、江苏、浙江、安徽、福建、江西、山东、河南、湖北、广东、广西、海南、四川、云南、陕西、甘肃、台湾。

国外分布：朝鲜、日本、缅甸、印度、斯里兰卡、菲律宾，澳洲区。

CO I 参考序列：BIN（Cluster ID），AAC7580；长度，648 bp。

CTTTATACTTTATTTTCGGAGCTTGAGCAGGTATAGTAGGAACTTCACTAAGAATTC
TTATTCGAGCAGAATTAGGTCATCCTGGTGCATTAATTGGAGATGATCAAATTTATAATG
TAATTGTTACAGCTCATGCTTTTATTATAATTTTTTTTATAGTAATACCAATTATAATTGGA
GGATTTGGAAATTGACTTGTACCAATTATACTAGGAGCTCCAGATATAGCATTCCCTCG
AATAAATAATATAAGTTTTTGACTTTTACCTCCAGCATTAACATTACTTCTAGTAAGTAG
TATAGTAGAAAACGGAGCTGGAACAGGATGAACTGTTTACCCTCCTTTATCTTCTAATAT
TGCTCACGGAGGTGCTTCTGTTGATTAGCTATCTTCTCTTTACATTAGCTGGAATTTCT
TCTATTTTAGGAGCAGTAAATTTTATTACTACAGTTATTAATATACGATCTACAGGTATCA
CATTTGATCGAATACCTTTATTTGTATGATCTGTAGTAATTACTGCTTTACTTTTATTATTAT
CATTACCTGTTCTTGCTGGAGCAATTACAATGCTATTAACAGATCGAAACATTAATACTT
CATTTTTTGACCCAGCCGGAGGAGGAGACCCTATTTTATATCAAC

34. 棕尾别麻蝇 *Boettcherisca peregrina*（Robineau-Desvoidy，1830）

国内分布：北京、河北、山西、内蒙古、辽宁、吉林、黑龙江、上海、江苏、浙江、安徽、福建、江西、山东、河南、湖北、湖南、广东、广西、海南、四川、贵州、云南、西藏、陕西、甘肃、青海、宁夏、香港、台湾。

国外分布：朝鲜、日本、尼泊尔、泰国、菲律宾、马来西亚、印度尼西亚、印度、斯里兰卡、俄罗斯、澳大利亚、萨摩亚独立国、斐济、美国、塞舌尔。

CO I 参考序列：BIN（Cluster ID），ACH5421；长度，669 bp。

TTATTTTCGGAGCTTGAGCAGGTATAGTAGGAACTTCATTAAGAATTCTTATTCGAG
CAGAATTAGGTCACCCTGGTGCATTAATTGGGGATGACCAAATTTATAACGTAATTGTTA
CAGCTCATGCCTTTATTATAATTTTTTTTATAGTAATACCAATTATAATCGGAGGATTTGG
AAATTGACTGGTACCAATTATATTAGGAGCCCCAGATATAGCTTTTCCTCGAATAAATAA
TATAAGTTTTTGACTTTTACCTCCAGCATTAACACTACTTCTAGTAAGCAGCATAGTAGA
AAATGGAGCTGGAACAGGATGAACTGTTTACCCTCCTTTATCTTCTAATATTGCCCATGG
AGGTGCTTCTGTTGATTAGCTATCTTCTCCCTTCATTTAGCTGGAATTTCATCAATTTTA
GGAGCAGTAAATTTTATTACTACAGTTATTAATATACGATCTTCTGGTATTACATTTGATC
GAATGCCTTTATTTGTATGATCAGTAGTAATTACAGCTTTACTTTTATTACTTTCTTTACCC
GTTCTTGCCGGAGCAATTACAATATTATTAACTGATCGAAATATTAATACTTCATTTTTTG
ATCCTGCAGGAGGAGGAGACCCAATTCTATACCAACATCTATTTTGATTTTTTGGTCACC
CTGAAG

35. 绯角亚麻蝇 *Liopygia ruficornis*（Fabricius，1794）

国内分布：台湾、广东、海南、福建。

国外分布：日本、印度、斯里兰卡、泰国、马来西亚、印度尼西亚、菲律宾、美国、马里亚纳群岛、萨摩亚群岛、索科特拉岛、巴西，非洲。

CO Ⅰ 参考序列：BIN（Cluster ID），AAC7580；长度，658 bp。

AACTTTATATTTTATCTTCGGAGCTTGAGCAGGAATAGTAGGAACTTCACTAAGAAT
TCTTATTCGAGCAGAATTAGGTCATCCTGGTGCATTAATTGGAGATGACCAAATTTATAA
TGTAATTGTTACAGCTCATGCTTTTATTATAATTTTTTTATAGTAATACCAATTATAATTG
GAGGATTTGGAAACTGACTAGTTCCAATTATATTAGGAGCTCCAGATATAGCTTTTCCTC
GAATAAATAATATAAGTTTTTGACTTTTACCTCCAGCATTAACATTACTTCTAGTAAGTAG
TATAGTAGAAAACGGAGCTGGAACAGGATGAACTGTTTACCCTCCTTTATCATCTAATAT
TGCTCATGGAGGAGCTTCTGTTGATTAGCTATTTTTCTCTTCATTTAGCCGGAATTTCT
TCAATTTTAGGAGCAGTAAATTTTATTACTACAGTAATTAATATACGATCTACAGGAATTA
CCTTCGATCGAATACCTTTATTTGTTTGATCAGTAGTAATTACAGCTCTACTTTTACTTTTA
TCTTTACCTGTACTTGCAGGAGCTATTACTATATTATTAACTGACCGAAATATTAACACTT
CCTTCTTTGACCCAGCAGGAGGAGGAGACCCTATTTTATACCAACACTTATTT

36. 褐须亚麻蝇 *Parasarcophaga taenionota*（Wiedemann，1819）

国内分布：北京、河北、内蒙古、辽宁、吉林、江苏、浙江、福建、江西、山东、河南、湖北、广东、广西、海南、四川、云南、陕西、甘肃、台湾。

国外分布：朝鲜、印度、缅甸、菲律宾、马来西亚、印度尼西亚、斯里兰卡、俄罗斯、巴布亚新几内亚、澳大利亚。

CO Ⅰ 参考序列：BIN（Cluster ID），AAB4497；长度，552 bp。

CTTCTACCTCCAGCATTAACACTACTTCTAGTAAGTTCTATAGTAGAAAATGGGGCT
GGAACAGGATGAACTGTTTACCCTCCTTTATCTTCTAATATTGCTCACGGAGGAGCTTCT
GTTGATTAGCTATTTTCTCTTTACATTTGGCTGGAATTTCTTCAATTTTAGGAGCAGTTA
ATTTTATTACTACAGTTATTAATATACGATCTACAGGTATTACATTTGATCGAATACCTTTA
TTTGTATGATCAGTAGTAATTACTGCTTTACTTTTATTATTCTTTACCTGTACTTGCAGG
AGCTATTACAATATTATTGACTGATCGAAATATTAATACTTCATTCTTTGACCCAGCCGGA
GGAGGAGACCCTATTTTATATCAACATTTATTTTGATTTTTTGGACACCCTGAAGTTTATA
TTTTAATTTTACCTGGATTTGGAATAATTTCTCATATTATTAGTCAAGAATCAGGAAAGAA
GGAAACATTTGGATCACTAGGAATAATTTATGCAATATTAGCTATTGGACTTTTAGGATTC
ATTGTA

37. 立刺麻蝇 *Sinonipponia hervebazini*（Seguy，1934）

国内分布：辽宁、河南、甘肃、江苏、上海、浙江、江西、湖北、四川、贵州、云南、安徽、陕西。

国外分布：朝鲜、日本、俄罗斯。

5.8S rDNA 参考序列：GenBank，HM106517.1；长度，502 bp。

TGTGAACTGCAGGACACATGAACATCGACATTTTGAACGCATATCGCAGTCCATG
CTGTTATGTACTTTAATTTTTAATTAGAGTGCTGCTTGGACTACATATGGTTGAGGGTTG
TAAGACTATGCTAAATAAGTTGCTTAATAAATTTATATATTATATATATAAGTTTAAAGCA
CATATTGTATTATTGGATACTTTTTTTTTTAAAAAGTGTTCATAATACTAATAGCTAAA
GATACAAAACCTCTCTAATGAATAAAATCAGAGTATTTATATAATTCTCAGAAGTATATAA
TATAATTCTTTTTTTATTGAGGAAGGTCTAGCATAAAATGATTTTTATGAACTAGAATTGC
CTCTTTAATAAAAGAATTTTTTTTATTGTTATAAAAATGATAAAGAAATGATTTTATTCA
GAGGTTTATTGTATTTAAGAAATTTATAAAAATTATTATACAACCTCAACTCATATGGGAT
TACCCCCTGAATTTAAGCATA

38. 夏厕蝇 *Fannia canicularis*（Linnaeus，1761）

国内分布：黑龙江、吉林、辽宁、内蒙古、天津、河北、山西、山东、河南、陕西、宁夏、甘肃、青海、新疆、江苏、上海、安徽、浙江、湖北、湖南、福建、台湾、广东、四川、贵州、云南、西藏。

国外分布：朝鲜、日本、蒙古、俄罗斯、瑞典、全北界、非洲界、新热带界、澳洲界。

CO I 参考序列：BIN（Cluster ID），AAF7101；长度，658 bp。

AACATTATATTTTATTTTTGGTGCTTGATCTGGTATAGTAGGGACATCTTTAAGTATTT
TAATTCGAGCTGAATTAGGTCACCCTGGAGCTTTAATTGGTGATGATCAAATTTATAATG
TAATTGTTACAGCTCATGCCTTTATTATAATTTTTTTTATAGTTATACCTATTATAATTGGTG
GATTTGGTAATTGATTAGTACCTTTAATATTAGGAGCTCCTGATATAGCATTTCCTCGAAT
AAATAATATAAGATTTTGATTATTACCTCCAGCTTTAACTCTATTACTAGTAAGAAGTATA
GTAGAAAATGGAGCTGGTACTGGTTGAACTGTTTACCCTCCACTTTCATCTAACATTGC
TCATAGAGGAGCTTCAGTTGATTTAGCAATTTTTTCTCTTCATCTAGCCGGTATTTCATCT
ATTTTAGGAGCTGTAAATTTTATTACAACTGTAATTAATATACGATCTACTGGAATTACAT
TGATCGAATACCTTTATTTGTTTGATCAGTAGTAATTACAGCTTTATTATTACTTTTATCT
TTACCAGTACTAGCAGGAGCTATTACTATATTATTAACAGATCGAAATCTTAATACCTCAT
TTTTTGACCCTGCAGGAGGAGGAGATCCTATTCTTTATCAACATTTATTT

39. 元厕蝇 *Fannia prisca* Stein，1918

国内分布：北京、河北、山西、辽宁、吉林、黑龙江、上海、江苏、浙江、江西、山东、河南、湖南、广东、广西、四川、贵州、云南、陕西、甘肃、台湾。

国外分布：朝鲜、俄罗斯、日本、马来西亚。

CO I 参考序列：BIN（Cluster ID），ACJ6083；长度，658 bp。

AACTTTATACTTTATTTTTGGTGCATGATCTGGAATAGTAGGAACATCTTTAAGTATT
TAATTCGAGCTGAATTAGGTCACCCTGGAGCTTTGATTGGAGATGATCAAATTTATAAT
GTAATTGTTACAGCTCATGCCTTTATTATAATTTTTTTTATAGTTATACCAATTATAATTGGT
GGATTTGGTAATTGACTAGTTCCTTTAATATTAGGAGCTCCTGATATAGCATTTCCTCGAA

TAAACAATATAAGATTTTGATTACTACCACCAGCTTTAACTTTATTACTAGTAAGTAGTAT
AGTGGAAAATGGAGCTGGTACTGGTTGAACTGTTTACCCTCCATTATCATCTAACATTGC
TCATGGAGGTGCTTCAGTTGATTTGGCAATTTTCTCTCTTCATCTTGCAGGAATTTCATC
AATTTTAGGAGCTGTAAACTTTATTACAACTGTTATTAATATACGATCAACTGGAATTACA
TTTGATCGAATACCTTTATTCGTTTGATCTGTAGTAATTACAGCTTTATTACTTCTTCTATC
TTTACCAGTTTTAGCTGGAGCTATTACTATATTATTAACAGACCGAAATCTTAATACTTCA
TTTTTTGACCCTGCTGGAGGTGGAGATCCTATTCTTTATCAACATTTATTT

参考文献

卜云，郑哲民，2005. CO Ⅱ基因在昆虫分子系统学研究中的作用和地位. 昆虫知识，42(1): 18-22.

蔡继峰，廖生，刘敏，等，2005. 嗜尸性苍蝇中mtDNA中CO Ⅰ和CO Ⅱ基因序列检测及法医学应用. 四川大学学报（医学版），36(3): 393-396.

成新跃，周红章，张广学，2000. 分子生物学技术在昆虫系统学研究中的应用. 动物分类学报，(2): 121-133.

戴金霞，2005. 线粒体Cyt-b基因与昆虫分子系统学研究. 四川动物，24(2): 222-225.

董辉，高松，苏红田，等. 2004. 一种蝗虫新天敌——野蝇属寄生蝇（双翅目：麻蝇科）. 中国生物防治，20: 90-92.

董俊斌，赵一萍，芒来，等. 2017. 马鼻狂蝇病的研究进展. 黑龙江畜牧兽医，(9): 64-66.

范滋德，1988. 中国经济昆虫志：第37册 双翅目花蝇科. 北京：科学出版社：1-377.

范滋德，2008. 中国动物志：第49卷 双翅目蝇科. 北京：科学出版社.

耿合员，何江，王渊，等，2020. 样本采集与处理条件对中华按蚊转录组测序结果的影响. 寄生虫与医学昆虫学报，27(3): 143-150.

韩成香，2008. 棕尾别麻蝇贮存蛋白基因克隆及寄生对其表达的影响. 杭州：浙江大学.

呼和巴特尔，白音巴图，杜跃峰，1994. 黑须污蝇（*Wohlfahrtia, magnifica*, Schiner.1862）生活习性的观察与研究. 内蒙古农牧学院学报，15(2): 1-4.

黄留玉，2010. PCR最新技术原理、方法及应用. 北京：化学工业出版社.

瞿逢伊，钱国正，1993. 蚊科三十八个已知属的系统发育数值分析. 昆虫学报，36(1): 103-109.

李学博，宁淑华，张贵芹，等，2015. 常见嗜尸性蝇类蛹壳样品在种属分子鉴定中的应用. 中国寄生虫学与寄生虫病杂志，33(1): 35-39.

梁国栋，2001. 最新分子生物学实验技术. 北京：科学出版社.

刘吉起，赵奇，许汴利，2013. 蜱类研究进展. 中国媒介生物学及控制杂志，24(2): 186-188.

刘宁，2018. 外国识华蝇总科（Muscoidea）昆虫简史. 沈阳：沈阳师范大学.

刘倩颖，陈峰，叶松，等，2014. 不同方法对陈旧鼠标本DNA提取效果比较. 中国国境卫生检疫杂志，37(6): 384-387.

陆宝麟，1997. 中国动物志昆虫纲第八、九卷双翅目蚊科（上卷）. 北京：科学出版社：2-4.

潘程莹，胡婧，张霞，等，2006. 斑腿蝗科Catantopidae七种蝗虫线粒体COI基因的DNA条形码研究. 昆虫分类学报，(2): 103-110.

屈伸，刘国志，2008. 分子生物学实验技术. 北京：化学工业出版社.

师永霞，相大鹏，李祖海，等，2008. 广东国境口岸不同蚊种CO Ⅰ序列分析和分子鉴定方法. 中国国境卫生检疫杂志，31(2): 103-107.

石坚，郭亚东，匡栩源，等，2012. 应用16S rDNA短序列片段鉴定常见嗜尸性丽蝇. 法医学杂志，28(4): 281-286.

史慧勤，赵彤言，朱礼华，等，2003. 微小按蚊复合体rDNA ITS2序列差异及遗传多态性研究. 寄生虫与医学昆虫学报，10(2): 83-88.

宋社吾，赵彤言，董言德，等，2002. 几种蚊虫线粒体 DNA-16S rRNA 序列及其相互关系的研究. 动物分类学报，27(4): 665-671.

宋社吾，赵彤言，蒋书楠，等，2003. 我国尖音库蚊复合组蚊虫核糖体 DNA 第 2 内转录间隔区序列测定与分析. 寄生虫与医学昆虫学报，10(2): 74-82.

孙晓明，蔡继峰，应斌武，等，2006. 16S rDNA 序列分析在嗜尸性蝇类鉴定中的应用. 法医学杂志，22(1): 36-38.

汪海洋，时燕薇，刘小山，等，2010. 不同温度条件下棕尾别麻蝇的生长发育及其在法医学上的意义. 环境昆虫学报，32(2): 166-172.

王磊，甘绍伯，2011. 传播热带病的媒介昆虫. 中国热带医学，11(10): 1171-1174.

王剑峰，乔格侠，2007. DNA 条形编码在蚜虫类昆虫中的应用. 动物分类学报，32(1): 153-159.

王明福，刘林，2008. 厕蝇科系统学研究历史与现状. 昆虫知识，(6): 876-883.

王明福，张东，李鑫，2017. 基于形态性状的中国厕蝇科系统发育研究. 沈阳师范大学学报（自然科学版），35(1): 1-13.

吴国星，2005. 棕尾别麻蝇对重金属的反应及适应机制的研究. 杭州：浙江大学.

吴国星，高熹，叶恭银，等，2007. 取食重金属铜对棕尾别麻蝇亲代及子代生长发育与繁殖的影响. 昆虫学报，(10): 1042-1048.

吴国星，朱家颖，高熹，等，2010. 重金属镉与铜在棕尾别麻蝇体内的积累和排泄研究. 环境昆虫学报，32(3): 347-352.

吴乃虎，2008. 基因工程原理. 2 版. 北京：科学出版社.

吴乃虎，张方，黄美娟，2006. 基因工程术语. 北京：科学出版社.

吴荣泉，张建庆，方义亮，等，2014. DNA 条形码技术在福建省蝇类鉴定中的应用. 中国媒介生物学及控制杂志，25(6): 514 -517.

徐保海，2011. 中国虱蝇总科记述（昆虫纲：双翅目）. 中国人兽共患病学报，27(1): 67-71, 75.

杨立，蔡继峰，文继舫，等，2010. 中国 14 省不同地区常见嗜尸性苍蝇 mtDNA 中 CO Ⅰ 基因序列检测. 中南大学学报，35(8) : 819-825.

应斌武，2005. 法医昆虫种属鉴定的分子生物学方法研究. 成都：四川大学.

余道坚，章桂明，陈志粦，等，2006. SYBR Green 实时荧光 PCR 快速鉴定辣椒实蝇. 植物检疫，20(1): 10-14.

岳巧云，邱德义，黄艺文，等，2011. 应用 DNA 条形码技术鉴定未知双翅目蛹. 中国国境卫生检疫杂志，34(5): 343-347.

岳巧云，邱德义，聂维忠，等，2015. 国境口岸医学媒介昆虫 DNA 条形码鉴定操作规程：SN/T 4278-2015. 北京：中国标准出版社.

翟仙敦，赵琳琳，郑哲，等，2017. 洛阳地区 5 种嗜尸性麻蝇分子鉴定研究. 中国法医学杂志，32(5): 443-447, 452.

张春田，2016. 东北地区寄蝇科昆虫. 北京：科学出版社.

张际文，2015. 中国国境口岸医学媒介生物鉴定图谱. 天津：天津科学技术出版社.

赵锋，谭玲，陈海，等，2011. 成都机场口岸常见媒介蝇类的分子鉴定. 旅行医学科学，17(3): 51-55.

赵胜荣，高宇，罗金燕，等，2012. 菠菜潜叶蝇的识别与防治. 中国蔬菜，(19): 28-29.

郑彬，汤林华，马雅军，等，2005. 微小按蚊 A、C 的 PCR 和同工酶鉴别比较研究. 中国寄生虫学与寄生虫病杂志，23(2): 78-81.

周国利，朱颜，郭彦，等，2003. 视黄醇结合蛋白基因的研究发展. 聊城大学学报（自然科学版），16(4): 37-

参考文献

42, 97.

周淑姮，肖方震，刘维俊，等，2020. CO Ⅰ 基因 DNA 条形码技术在福建省蜱类鉴定中的应用. 中国人兽共患病学报，36(1): 25-31.

朱丹丹，王翠玲，魏东红，等，2017. 福建省泉州口岸 5 种常见麻蝇分子鉴定研究. 医学动物防制，33(6): 656-658.

Aly SMA, 2013. 基于不同长度的 CO Ⅰ 和 CO Ⅱ 基因片段分子鉴定嗜尸性双翅目昆虫. 长沙：中南大学.

Andersen JJ, Light JE, 2012. Phylogeography and subspecies revision of the hispid pocket mouse, Chaetodipus hispidus (Rodentia: Heteromyidae). Mammal, 93(4): 1195-1215.

Archana M, Souza PED', Ojha R, et al, 2016. DNA barcoding of flies commonly prevalent in poultry farms of Bengaluru District. Journal of Entomology and Zoology Studies, 4(4)：230-235.

Ausubel FM, Kingston RE, Seidman JG, et al, 2005. 精编分子生物学实验指南. 4版. 马学军，舒跃龙，译. 北京：科学出版社.

Brun R , Blum J, Chappuis F, et al, 2010. Human African trypanosomiasis.Lancet, 375(9709): 148-159.

Cabrini I, Grella MD, Andrade CFS, et al, 2013. Richness and composition of Calliphoridae in an Atlantic Forest fragment: implication for the use of dipteran species as bioindicators. Biodivers Conserv, 22: 2635-2643.

Capinera JL, 2008. Congo Floor Maggot, Auchmeromyia senegalensis (luteola) (Diptera: Calliphoridae)//Capinera J L. Encyclopedia of Entomology Dordrecht: Springer.

Chanda A, Callaway C, 2018. Computational modeling of blast induced whole-body injury: a review. J Med Eng Technol, 42(2): 88-104.

Chao LL, Wu WJ, Shih CM, 2009. Molecular analysis of Ixodes granulatus, a possible vector tick for Borrelia burgdorferi sensu lato in Taiwan. Exp Appl Acarol, 48(4): 329-344.

Chitimia L, Lin RQ, Cosoroaba I, et al, 2010. Genetic characterization of ticks from southwestern Romania by sequences of mitochondrial cox1 and nad5 genes. Exp Appl Acarol 52(3): 305-311.

Chu HL, Li CX, Guo XX, et al, 2016. The phylogenetic relationships of known mosquito(Diptera: Culicidae) mitogenomes. Mitochondrial DNA A, 29(1): 1-5.

Colwell DD, 2006. Life Cycle Strategies//Colwell D D, Hall M J R, Scholl P J, The oestrid flies: Biology, host-parasite relationships, impact and management. Oxfordshire: CABI.

Courtney GW, Pape T, Skevington JH, et al, 2009. Biodiversity of Diptera//Adler PH, Foottit RG. insect Biodiversity: science and society. Oxford: Blackwell publishing, Oxford, 185-222.

Cywinska A, Hunter FF, Hebert PDN, 2006. Identifying Canadian mosquito species through DNA barcodes.Med Vet Entomol, 20(4): 413-424.

Elias M, Hill RI, Willmott KR, et al, 2007. Limited performance of DNA barcoding in a diverse community of tropical butterflies.Proc. Biol Sci, 274(1627): 2881-2889.

Gibson NJ, 2006. The use of real-time PCR methods in DNA sequence variation analysis. Clin Chim Acta, 363(1-2): 32-47.

Guo YD, Cai JF, Chang YF, et al, 2011. Identification of forensically important sarcophagidflies(Diptera: Sarcophagidae) in China, based on COI and 16S rDNA gene sequences. J Forensic Sci, 56(6): 1534-1540.

Guo YD, Cai JF, Li X, et al, 2010. Identification of the forensically important sarcophagid flies Boerttcherisca peregrina, Parasarcophagaalbiceps and Parasarcophaga dux (Diptera: Sarcophagidae) based on CO Ⅱ gene in China. Trop Biomed, 27(3): 451-460.

Guo YD, Cai JF, Meng FM, et al, 2012. Identification of forensically important flesh flies based on a shorter fragment of the cytochrome oxidase subunit I gene in China. Med Vet Entomol, 26(3): 307-313.

Hall BG, 2005. Comparion of the accuracies of sevel phylogenetic methods using protein and DNA sequences. Mol Bilo Evol, 22(3): 792-802.

Hall MJR, Adams ZJO, Wyatt NP, et al, 2009. Morphological and mitochondrial DNA characters for identification and phylogenetic analysis of the myiasis-causing flesh flyWohlfahrtia magnifica and its relatives, with a description of Wohlfahrtia monegrosensis sp. n. Wyatt & Hall. Med Vet Entomol, 23(s1): 59-71.

Jordaens K, Sonet G, Richet R, et al, 2013. Identification of forensically important sarcophaga species (Diptera: Sarcophagidae) using the mitochondrial COI gene. Int J Legal Med, 127(2): 491-504.

Kumar S, Stecher G, Li M, et al, 2018. MEGA X: molecular evolutionary genetics analysis across computing platforms. Mol Biol Evol, 35(6): 1547-1549.

Kumar S, Stecher G, Tamura K, 2016. MEGA7: molecular evolutionary genetics analysis version 7.0 for bigger datasets. Mol Biol Evol, 33(7): 1870-1874.

Kutty SN, Pape T, Pont A, et al, 2008. The Muscoidea (Diptera: Calyptratae) are paraphyletic: evidence from four mitochondrial and four nuclear genes. Mol Phylogenet Evol, 49(2): 639-652.

Kutty SN, Bernasconi MV, Šifner F, 2007. Sensitivity analysis, molecular systematics and natural history evolution of Scathophagidae (Diptera: Cyclorrhapha: Calyptratae). Cladistics, 23(1): 64-83.

Kutty SN, Pape T, Wiegmann BM, et al, 2010. Molecular phylogeny of the Calyptratae (Diptera: Cyclorrhapha) with an emphasis on the superfamily oestroidea and the position of Mystacinobiidae and McAlpine's Fly. Syst Entomol, 35(4): 614-635.

Labruna MB, Naranjo V, Mangold AJ, et al, 2009. Allopatric speciation in ticks: genetic and reproductive divergence between geographic strains of Rhipicephalus (Boophilus) microplus. BMC Evol Biol, 9: 46.

Lambkin CL, Sinclair BJ, Pape T, et al, 2013. The phylogenetic relationship among infraorders and subfamilies of Diptera based on morphological evidence. Syst Entomol, 38(1): 164-179.

Lecompte E, Aplin K, Denys C, et al, 2008. Phylogeny and biogeography of African Murinae based on mitochondrial and nuclear gene sequences, with a new tribal classification of the subfamily. BMC Evol Biol, 8: 199.

Li X, Cai JF, Guo YD, et al, 2010. The availability of 16S rRNA for the identification of forensically important flies (Diptera: Muscidae) in China. Trop Biomed, 27(2): 155-166.

Loureiro LO, Engstrom MD, Lim BK, 2020. Optimization of genotype by Sequencing data for phylogenetic purposes. MethodsX, 7: 100892.

Ma J, Li SZ, Xu JN, 2006. Molecular identification and phylogeny of the maculatus group of Anopheles mosquities(Diptera: Culicidae) based on nuclear and mitochondial DNA sequences. Acta Trop, 99(2-3): 272-280.

Marinho MAT, Wolff M, Ramos-Pastrana Y, et al, 2017. The first phylogenetic study of mesembrinellidae (Diptera: Oestroidea) based on molecular data: clades and congruence with morphological characters. Cladistics, 33(2): 134-152.

Michelsen V, Pape T, 2017. Ulurumyiidae - a new family of calyptrate flies (Diptera). Syst Entomol, 42(4): 826-836.

Montgelard C, Forty E, Arnal V, et al, 2008. Suprafamilial relationships among Rodentia and the phylogenetic effect of removing fast-evolving nucleotides in mitochondrial, exon and intron fragments. BMC Evol Biol, 8: 321.

Morita A, Nakayama T, Doba N, et al, 2007. Genotyping of triallelic SNPs using TaqMan PCR. Mol Cell Probes,

21(3): 171-176.

Morlan J, Baker J, Sinicropi D, 2009. Mutation detection by real-time PCR: a simple, robust and highly selective method. PLoS One, 4(2): e4584.

O'Hara JE. 2016. World genera of the Tachinidae (Diptera) and their regional occurrence.Version 9.0.PDF document.93 pp.

O'Hara JEO. Shima H, Zhang C, 2009. Annotated catalogue of the Tachinidae (Insecta: Diptera) of China. Zootaxa, 2190(2190): 1-217.

Oliver GR, Hart SN, Klee EW, 2015. Bioinformatics for clinical next generation sequencing. Clin Chem, 61(1): 124-135.

Pape T , Blagoderov V , Mostovski MB, 2011 . Order Diptera Linnaeus, 1758. Zootaxa, 3148(3148): 222-229.

Percequillo AR, Weksler M, Costa LP, 2011. A new genus and species of rodent from the Brazilian Atlantic Forest (Rodentia: Cricetidae: Sigmodontinae: Oryzomyini), with comments on oryzomyine biogeography. Zool J Linn Soc, 161(2): 357-390.

Petersen FT , Meier R , Kutty SN , et al, 2007. The phylogeny and evolution of host choice in the Hippoboscoidea (Diptera) as reconstructed using four molecular markers. Mol Phylogenet Evol, 45(1): 111-122.

Pevsner J, 2006. 生物信息学与功能基因组学 . 孙之荣 , 译 . 北京 : 北京化工出版社 .

Poinar G, Zavortink J, Pike T, et al, 2000. Paleoculicis minutus (Diptera: Culicidae) n. gen., n. sp., from Cretaceous Canadian amber, with a summary of described fossil mosquitoes. Acta Geologica Hispanica, 35(1): 119-130.

Rowe KC, Reno ML, Richmond DM, et al, 2008. Pliocene colonization and adaptive radiations in Australia and New Guinea (Sahul): multilocus systematics of the old endemic rodents (Muroidea: Murinae). Mol Phylogenet Evol, 47(1): 84-101.

Ruiz-Ponte C, Carracedo A, Barros F, 2006. Duplication and deletion analysis by fluorescent real-time PCR-based genotyping. Clin Chim Acta, 363(1-2): 138-146.

Simarro PP , Jannin J , Cattand P, 2008. Eliminating human african trypanosomiasis: where do we stand and what comes next? Plos Med, 5(2): e55.

Singh D, Achint R, 2017. Molecular identification of some Indian Muscid flies (Diptera: Muscidae) based on mitochondrial gene CO Ⅱ . Int J Zool Studies, 2(6): 101-105.

Song K, Ren J, Reinert G, et al, 2014. New developments of alignment-free sequence comparison: measures, statistics and next-generation sequencing. Brief Bioinform, 15(3): 343-353.

Sze TW, Pape T , Toole DK, 2008. The first blow fly parasitoid takes a head start in its termite host (Diptera: Calliphoridae, Bengaliinae; Isoptera: Macrotermitidae). Syst Biodivers, 6(1): 25-30.

Vial L, Durand P, Arnathau C, et al, 2006. Molecular divergences of the Ornithodoros sonrai soft tick species, a vector of human relapsing fever in West Africa. Microbes Infect, 8(11): 2605-2611.

Wang G, Li C, Guo X, et al, 2014.Molecular phylogenetic analysis of the subgenera *Anopheles and Cellia* (Diptera: Culicidae) based on nuclear ribosomal sequences.Afr Entomol, 22(3): 660-669.

Wang G, Li CX, Zheng W, et al, 2017. An evaluation of the suitability of CO Ⅰ & CO Ⅱ gene variation for reconstructing the phylogeny of, and identifying cryptic species in, anopheline mosquitoes (Diptera Culicidae). Mitochondrial DNA A DNA Mapp Seq Anal, 28(5): 769-777.

Wang MM, Michelsen V, Li K, et al, 2014. Supplementary catalogue of the Anthomyiidae(Diptera) of China. Zookeys, (453): 71-109.

Wiegmann BM, Trautwein M, Winkler I S, et al, 2011. Episodic radiations in the fly tree of life. Proc Natl Acad

Sci U S A, 108(14): 5690-5695.

Williams KA, Lamb J, Villet MH, 2016. Phylogenetic radiation of the greenbottle flies (Diptera, Calliphoridae, Luciliinae). ZooKeys, (568): 59-86.

Wolff M, Kosmann C, 2016. Families Calliphoridae and Mesembrinellidae. Zootaxa, 4122(1): 856-875.

Yusseff-Vanegas S, Agnarsson I, 2016. Molecular phylogeny of the forensically important genus Cochliomyia (Diptera: Calliphoridae). Zookeys, (609): 107-120.

Zajac BK, Sontigun N, Wannasan A, et al, 2016. Application of DNA barcoding for identifying forensically relevant Diptera from northern Thailand. Parasitol Res, 115(6): 2307-2320.

Zhang D, Zhang M, Li ZJ, et al, 2015. The Sarcophagidae (Insecta: Diptera) described by Chien-ming Chao and Xue-zhong Zhang. Zootaxa, 3946(4): 451-509.

Zielezinski A, Vinga S, Almeida J, et al, 2017. Alignment-free sequence comparison: benefits, applications, and tools. Genome Biol, 18(1): 186.